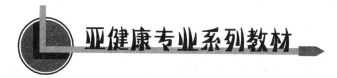

睡眠亚健康学

主　编　何清湖　魏育林

副主编　周运峰　刘燕辉　张　明

　　　　王　超　贾跃进　桂立新

　　　　曹　淼

U0307790

中国中医药出版社

·北京·

图书在版编目（CIP）数据

睡眠亚健康学/何清湖，魏育林主编 . —北京：中国中医药出版社，2018.6

亚健康专业系列教材

ISBN 978 - 7 -5132 - 4942 - 3

Ⅰ.①睡… Ⅱ.①何… ②魏… Ⅲ.①睡眠障碍 - 诊疗 - 医学院校 - 教材

Ⅳ.①R749.7

中国版本图书馆 CIP 数据核字（2018）第 090356 号

中国中医药出版社出版

北京市朝阳区北三环东路 28 号易亨大厦 16 层

邮政编码　100013

传真　010 - 64405750

三河市同力彩印有限公司印刷

各地新华书店经销

开本 787 × 1092　1/16　印张 18.25　字数 444 千字

2018 年 6 月第 1 版　2018 年 6 月第 1 次印刷

书号　ISBN 978 - 7 - 5132 - 4942 - 3

定价　99.00 元

网址　www.cptcm.com

社 长 热 线　010 - 64405720

购 书 热 线　010 - 89535836

维 权 打 假　010 - 64405753

微信服务号　zgzyycbs

微商城网址　https://kdt.im/LIdUGr

官 方 微 博　http://e.weibo.com/cptcm

天猫旗舰店网址　https://zgzyycbs.tmall.com

如有印装质量问题请与本社出版部联系(010 - 64405510)

《睡眠亚健康学》编委会

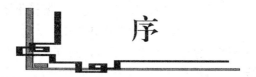

序

医学朝向健康已是不争的事实了，健康是人全面发展的基础。在我国为实现"人人享有基本医疗卫生服务"的目标，提高国民健康水平，促进社会和谐发展，必须建立比较完善的覆盖城乡居民的基本医疗卫生制度和服务网络，推动卫生服务利用的均等化，逐步缩小因经济社会发展水平差异造成的健康服务不平等现象。有鉴于我们是发展中的人口大国，是穷国办大卫生，长期存在着有限的卫生资源与人民群众日益增长的医疗保健需求之间的矛盾，医疗卫生体系面临着沉重的压力。为了缓解这种矛盾和压力，国家提出了医疗卫生保健工作"重点前移"和"重心下移"的发展战略，以适应新时期大卫生的根本要求。中医药是整体医学，重视天人相应、形神一体，以辨证论治为主体，以治未病为核心，在医疗卫生保健过程中发挥着重大的作用。毋庸置疑，亚健康是健康医学的主题之一，致力于亚健康专门学问的系统研究，厘定亚健康的概念，规范亚健康防治措施与评价体系，编写系列教材培育人才，对于弘扬中医药学原创思维与原创优势具有重要的现实意义，确是一项功在千秋的大事业，对卫生工作重点移向维护健康，重心移向广大民众，尤其是九亿农民，从而大幅提高全民健康水平也有积极的作用。

回顾 20 世纪西学东渐，知识界的先驱高举科学民主的旗帜，破除三纲五常，推进社会改革，无疑对国家民族的繁荣具有积极意义。然而二元论与还原论的盛行也冲击着传统的优秀的中华文化，致使独具深厚文化底蕴的中医药学随之停滞不前，甚而有弃而废之的噪声。幸然，清华与西南联大王国维、陈寅恪、梁启超、赵元任与吴宓等著名学者大师虽留学西洋，然专心研究哲学文史，大兴国学之风，弘扬中华文化之精髓，其功德至高至尚，真可谓"与天壤同久，共三光而永光"，令吾辈永远铭记。中医中药切合国情之需，民众渴望传承发扬。当今进入 21 世纪已是东学西渐，渗透融合儒释道精神，以整体论为指导的中医药学，其深化研究虽不排斥还原分析，然而提倡系统论与还原论的整合，将综合与分析、宏观与微观、实体本体论与关系本体论链接，共同推动生物医药科学的发展，为建立统一的新医学、新药学奠定基础。晚近，医界学人与管理者共识：治中医之学，必当遵循中医自身的规律，然则中医自身规律是什么？宜广开言路，做深入思考与讨论。我认为中医学是自然哲学引领下的整体医学，其自身规律是自适应、自组织、自调节、自稳态的目标动力系统，其生长发育、维护健康与防治疾病均顺应自然。中国古代自然哲学可用太极图表达，其平面是阴阳鱼的示意图。其阐释生命科学原理是动态时空、混沌一气、高速运动着的球体，边界不清，色泽黑白不明。人身三宝精、气、神体现"大一"，蛋白质组学、基因组学对生命本质的研究体现"小一"，论大一而无外，小一而无内；大一寓有小一，小一蕴育大一；做大一拆分为小一分析，做小一容汇为大一综合。学习运用"大一"与"小一"的宇宙观，联系人体健康的维护和疾病的防治，尤其对多因素多变量的现代难治病进行辨证论治的复杂性干预的方案制定、疗效评价与机理发现具有指导作用。

哲学是自然科学与社会科学规律的总结，对文化艺术同样重要。当代著名画家范曾先生讲，"中国画是哲学，学哲学出智慧，用智慧作画体现'大美'"。推而广之，西方科学来自实验，以逻辑思维为主体，体现二元论、还原论的方法学；东方科学观察自然，重视形象思维与逻辑思维相结合，体现一元论、系统论的方法学。当下中医药的科学研究是从整体出发的拆分，拆分后的微观分析，再做实验数据的整合，可称作系统论引导下的还原分析。诚然时代进步了，牛顿力学赋予科学的概念，到量子力学的时代不可测量也涵盖在"科学"之中了。同样中医临证诊断治疗的个体化，理法方药属性的不确定性，正是今天创新方法学研究的课题。中医学人必须树立信心，弘扬原创的思维。显而易见，既往笼罩在中医学人头上"不科学"的阴霾今天正在消散，中医药学的特色优势渐成为科技界的共识，政府积极扶持，百姓企盼爱戴，在全民医疗卫生保健事业中，中医药将发挥无可替代的作用。

《亚健康专业系列教材》编委会致力于亚健康领域学术体系的深化研究，从理念到技术，从基础到临床，从预防干预到治疗措施，从学术研究到产业管理等不同层面进行全方位的设计，突出人才培养，编写了本套系列教材。丛书即将付梓，邀我作序实为对我的信任。感佩编著者群体辛勤耕耘，开拓创新的精神，让中医学人互相勉励，共同创造美好的未来。谨志数语，爰为之序。

王永炎

2009年2月

（王永炎 中国工程院院士 中国中医科学院名誉院长）

前　言

　　亚健康状态是一种人体生命活力和功能的异常状态，不仅表现在生理功能或代谢功能的异常，也包含了心理状态的不适应和社会适应能力的异常，其最大的特点就是尚无确切的病变客观指征，但却有明显的临床症状。这种处于健康和疾病之间的状态，自 20 世纪 80 年代被苏联学者称为"第三状态"这个新概念以来，得到国内越来越多学者的认同与重视，并将其称为"亚健康状态"。亚健康主要表现在三个方面，即身体亚健康、心理亚健康和社会适应能力亚健康。亚健康是一个新概念，"亚健康"不等于"未病"，是随着医学模式与健康概念的转变而产生的，而"未病"的概念是与"已病"的概念相对而言的，既非已具有明显症状或体征的疾病，亦非无病，而是指机体的阴阳气血、脏腑功能失调所导致的疾病前态或征兆。未病学主要讨论的是疾病的潜伏期、前驱期及疾病的转变或转归期等的机体变化，其宗旨可概括为"未病先防，既病防变"，从这一点上看可以说中医"未病"的内涵应当是包括了亚健康状态在内的所有机体阴阳失调但尚未致病的状态。总体上讲，亚健康学是运用中医学及现代医学与其他学科的理论知识与技能研究亚健康领域的理论知识、人群状态表现、保健预防及干预技术的一门以自然科学属性为主，涉及心理学、社会学、哲学、人文科学等多个领域的综合学科。

　　随着社会的发展和科学技术的进步，人们完全突破了原来的思维模式。医学模式也发生了转变，从原来的纯"生物医学模式"转变为"社会－心理－生物医学模式"，使得西医学从传统的"治疗型模式"转变为"预防、保健、群体和主动参与模式"；另外，世界卫生组织对健康提出了全面而明确的定义："健康不仅是没有疾病和虚弱，而且是身体上、心理上和社会适应能力上三方面的完美状态。"从而使对健康的评价不仅基于医学和生物学的范畴，而且扩大到心理和社会学的领域。由此可见，一个人只有在身体和心理上保持健康的状态，并具有良好的社会适应能力，才算得上是真正的健康。随着人们的观念进一步更新，"亚健康"这个名词已经越来越流行，你有时感觉心慌、气短、浑身乏力，但心电图却显示正常；不时头痛、头晕，可血压和脑电图却没有什么问题，这时你很可能已经处于"亚健康"状态。

　　据中国国际亚健康学术成果研讨会公布的数据：我国人口 15% 属于健康，15% 属于非健康，70% 属于亚健康，亚健康人数超过 9 亿。中国保健协会对全国 16 个省、直辖市辖区内各百万人口以上的城市调查发现，平均亚健康率是 64%，其中北京是 75.31%，上海是 73.49%，广东是 73.41%，经济发达地区的亚健康率明显高于其他地区。面对亚健康状态，一般西医的建议都是以改善生活方式或工作环境为主，如合理膳食、均衡营养以达到缓解症状的目的，但是需要的时间比较长，且依赖个人的自律。而中医的特色在于可以不依赖西医的检测，只根据症状来调整。它的理念是"整体观念，辨证论治"，随着被治疗者的年龄、性别、症状等的不同，调理和干预的方法也各不相同。中医更强调把人当作一个整体，而不是"头痛医头，脚痛医脚"。因为亚健康状态本身就是一种整体功能失调的表现，所以中医有其独到之处。中医理论认为，健康的状态就是"阴平阳秘，精神乃治"，早在《黄帝内经》中就有"不治已病治未病"的论述，因此调整阴阳平衡是让人摆脱亚健康状态的总体大法。

社会需求是任何学科和产业发展的第一推动力，因此，近几年来亚健康研究机构和相关服务机构应运而生，蓬勃发展。但由于亚健康学科总体发展水平还处于起步阶段，目前的客观现状还是亚健康服务水平整体低下，亚健康服务手段缺乏规范，亚健康服务管理总体混乱，亚健康专业人才严重匮乏，尤其是亚健康专业人才的数量匮乏和质量低下已成为制约亚健康事业发展的瓶颈。突出中医特色，科学构建亚健康学科体系，加强亚健康专业人才的培养，是促进亚健康事业发展的一项重要工作。由此，我们在得到国家中医药管理局的专题立项后，在中和亚健康服务中心和中国中医药出版社的支持下，以中华中医药学会亚健康分会、湖南中医药大学为主，组织百余名专家、学者致力于亚健康学学科体系构建的研究，并着手编纂亚健康专业系列教材，以便于亚健康人才的培养。该套教材围绕亚健康的中心主题，以中医学为主要理论基础，结合现代亚健康检测技术和干预手段设置课程，以构筑亚健康师所必备的基础知识与能力为主要目的，重在提升亚健康师的服务水平，侧重培训教材的基础性、实用性和全面性。读者对象主要为亚健康师学员和教师；从事公共健康的专业咨询管理人员；健康诊所经营管理人员；从事医疗、护理及保健工作人员；从事保健产品的生产及销售工作人员；从事公共健康教学、食品教学的研究与宣教人员；大专院校学生及相关人员；有志于亚健康事业的相关人员。

亚健康专业系列教材第一批和第二批包括16门课程，具体为：

第一批：

（1）《亚健康学基础》，为亚健康学科体系的主干内容之一。系统介绍健康与亚健康的概念、亚健康概念的形成和发展、亚健康的范畴、亚健康的流行病学调查、未病学与亚健康、亚健康的中医辨证、中医保健养生的基本知识、亚健康的检测与评估、健康管理与亚健康、亚健康的综合干预、亚健康的研究展望等亚健康相关基础理论。

（2）《亚健康临床指南》，为亚健康学科体系的主干内容之一。针对亚健康人群常见症状、各种证候群和某些疾病倾向，介绍相对完善的干预方案，包括中药调理、饮食调理、针灸调理、推拿按摩、运动调理、心理调理、音乐调理等。

（3）《亚健康诊疗技能》，为亚健康学科体系的主干内容之一。介绍临床实用的亚健康诊疗技能，如各种中医常见诊断方法、常用心理咨询的一般理论与方法技巧、各种检测仪器与干预设备、针灸、火罐、水疗、推拿按摩、刮痧、整脊疗法、气功等。

（4）《中医学基础》，为亚健康学科体系的辅修内容之一。系统介绍中医的阴阳学说、五行学说、气血津液学说、藏象学说、病因病机学说、体质学说、经络学说、治则与治法、预防和养生学说、诊法、辨证等中医基础理论。

（5）《中医方药学》，为亚健康学科体系的辅修内容之一。着重介绍与亚健康干预关系密切的常用中药和常用方剂的功效、主治、适应证及注意事项等。

（6）《中医药膳与食疗》，为亚健康学科体系的辅修内容之一。以中医药膳学为基础，重点介绍常见亚健康状态人群宜用的药膳或食疗方法及禁忌事项。

（7）《保健品与亚健康》，为亚健康学科体系的辅修内容之一。介绍亚健康保健品的研发思路及目前市场常用的与亚健康相关的保健品。

（8）《足疗与亚健康》，为亚健康学科体系的辅修内容之一。着重介绍亚健康足疗的基本概念、机理、穴位、操作手法及适应的亚健康状况。

（9）《亚健康产品营销》，为亚健康学科体系的辅修内容之一。介绍一般的营销学原理、方法与语言沟通技巧，在此基础上详细介绍亚健康产品营销技巧。

（10）《亚健康管理》，为亚健康学科体系的辅修内容之一。包括国家的政策法规、亚健康服务机构的行政管理、亚健康服务的健康档案管理等。

第二批：

（11）《亚健康刮痧调理》，为亚健康学科体系的辅修内容之一。介绍了刮痧的基础知识和基本手法，并详细阐述了常见亚健康的刮痧调理方法。

（12）《亚健康经络调理》，为亚健康学科体系的辅修内容之一。介绍了经络的基础知识和经络调理的基础手法，并系统阐述了不同经络亚健康的推拿、按摩、点穴手法。

（13）《亚健康芳香调理》，为亚健康学科体系的辅修内容之一。以芳香疗法为基础，重点介绍了芳香疗法的基础知识、精油的配制及使用，以及如何运用芳香疗法调理亚健康。

（14）《亚健康音乐调理基础》，为亚健康学科体系的辅修内容之一。主要介绍了西方音乐治疗、中医五音治疗的基础知识和基本原理，并介绍了亚健康音乐调理的方法与疗效评估方法。

（15）《亚健康中医体质辨识与调理》，为亚健康学科体系的辅修内容之一。以体质学说为基础，重点介绍了体质学说在亚健康学中的运用、亚健康体质的调理与预防。

（16）《少儿亚健康推拿调理》，为亚健康学科体系的辅修内容之一。介绍了少儿推拿手法、穴位及少儿常见亚健康的推拿调理。

在前两批共 16 本教材编写基本完成的基础上，编委会陆续启动了第三批教材的编写，内容主要涉及亚健康学与其他学科形成的交叉学科及亚健康学的临床运用。第三批教材计划包括：《皮肤亚健康学》《睡眠亚健康学》《中医蜂疗与亚健康》《亚健康红外技术调理》《亚健康红外热成像测评》《营养代餐与减脂》《儿童亚健康学》《亚健康整脊调理》等。

在亚健康学学科体系构建的研究和亚健康专业系列教材的编纂过程中，得到了王永炎院士的悉心指导，在此表示衷心感谢！由于亚健康学科体系的研究与教材的编写是一项全新而且涉及多学科知识的艰难工作，加上我们的水平与知识所限，时间匆促，其中定有不尽如人意之处，好在任何事情均有从无到有，从不成熟、不完善到逐渐成熟和完善的过程，真诚希望各位专家、读者多提宝贵意见，权当"射矢之的"，以便第二版修订时不断进步。

何清湖

2018 年 2 月于湖南中医药大学

编写说明

睡眠是人不可或缺的生命活动，占据人一生时间的1/3，其重要性不言而喻。现代人由于工作压力大、人际交往多、作息不规律等多方面影响，睡眠问题越来越突出。睡眠亚健康如得不到有效调理，可进展为睡眠障碍。睡眠亚健康人群和睡眠障碍人群如不予积极干预，或失治误治，可导致情绪低落、工作能力下降、无法集中注意力而造成交通事故、生产事故等，造成生命和财产损失。

目前，我国睡眠医学发展缓慢，与我国现有数量众多的睡眠亚健康人群和睡眠障碍人群的巨大调治需求之间的矛盾突出。同时亚健康行业对睡眠亚健康的调理没有系统的理论作为指导，总体上失于规范，服务水平低下。中医药对调理睡眠有不可替代的优势。中医学有系统的睡眠学说，早在战国秦汉时期的《黄帝内经》中就有睡眠形成与保持的理论论述，此后历代医家在长期的医疗实践中不断地探索和总结，形成了其独特的理论体系。中医学运用朴素的阴阳理论、营卫生会等理论，已形成其独特且成体系的睡眠学说。

西医学对睡眠障碍主要采取对症治疗的方法，如失眠患者服镇静安神药物，睡眠呼吸暂停患者使用呼吸机或行手术治疗。这些方法都有较大的副作用，有的会降低患者的工作能力，甚至造成身体损伤，有的则治疗过程痛苦，患者难以坚持。中医有丰富的治疗手段，包括中药汤剂、针灸、推拿、音乐、导引等安全、毒副作用小的疗法。如能配合西医治疗，两者协同，能发挥更好的疗效。如何结合已高度发展的现代睡眠医学与系统的有中医特色的亚健康学，从而更好地调理睡眠亚健康人群，是促进人民健康的当务之急。睡眠亚健康学为中医亚健康学与睡眠医学之间的交叉融合学科，充分利用睡眠医学现有的理论、方法，结合历代中医有关睡眠医学的实践，对睡眠亚健康这一严重影响我国人民身心健康的亚健康状态的调理给予系统、规范的指导。

本书共包括七章内容：第一章"睡眠亚健康概述"，重点介绍健康与亚健康的概念、常见的亚健康分类方法和形成原因、睡眠健康与睡眠亚健康的概念；第二章"中医睡眠相关学说"，重点阐述睡眠相关的中医学说，如营卫生会、子午流注学说等；第三章"现代睡眠医学基础"，重点介绍现代睡眠医学相关基础知识；第四章"睡眠测评与判断"，重点介绍睡眠的测评与判断方法，突出实用、常用方法；第五章"睡眠亚健康调理技术和方法"，主要说明可运用于调理睡眠亚健康的方法，包括中医学常用方法及现代西医学相关方法；第六章"睡眠亚健康调理"，详细阐述了不同的睡眠亚健康其发生原因、判断依据、调理方法等；第七章"睡眠专科建设与运营"，主要介绍了睡眠专科建设与运营的相关内容。

　　本书在编写过程中，力求内容科学、方法实用、文字精练。但睡眠亚健康学是一门全新的交叉学科，同任何一门新兴学科一样，在其创立之初，学科的内涵与外延不够确切，部分定义、调理方法有待商榷，难免有一些错误和缺点，请广大专家、读者提出宝贵意见，以便再版时修订补充。

　　致谢：本书在编写、出版过程中得到了国家自然科学基金（编号：81273820）、安徽林兰药业有限公司桂立新先生、碧蓝上古（北京）医疗科技发展有限公司崔德亮先生、北京思迈莱福医疗器械有限责任公司张文先生的支持，在此一并表示衷心感谢。

《睡眠亚健康学》编委会

2018 年 2 月

目 录
CONTENTS

第一章 睡眠亚健康概述 ………………………………… 1

第一节 睡眠健康的概念 ………………………………… 1

一、睡眠健康概念的形成与发展 ………………………… 1

二、中医对睡眠健康的认识 ……………………………… 4

第二节 亚健康的概念及分类 …………………………… 5

一、亚健康概念的提出 …………………………………… 5

二、亚健康的分类 ………………………………………… 6

第三节 睡眠亚健康的概念、形成及分类 ……………… 9

一、睡眠亚健康的概念 …………………………………… 9

二、睡眠亚健康的发生原因 ……………………………… 9

三、睡眠亚健康的分类 …………………………………… 11

第二章 中医睡眠相关学说 ……………………………… 14

第一节 营卫生会学说 …………………………………… 14

一、概述 …………………………………………………… 14

二、营卫生会学说的基本内容 …………………………… 15

三、营卫生会与睡眠 ……………………………………… 17

第二节 子午流注学说 …………………………………… 20

一、概述 …………………………………………………… 20

二、子午流注学说的基本内容 …………………………… 21

三、子午流注与睡眠 ……………………………………… 24

第三节 体质学说 ………………………………………… 25

一、概述 …………………………………………………… 25

二、体质的基本内容 ……………………………………… 26

三、体质与睡眠 …………………………………………… 28

第四节 其他学说 ………………………………………… 30

一、六淫学说 ……………………………………………… 30

二、情志学说 ……………………………………………… 31

三、运气学说 ·· 32

四、中医睡眠养生学说 ·· 32

第三章 现代睡眠医学基础 ·· 35

第一节 正常睡眠和异态睡眠 ······································ 35

一、正常睡眠概述 ··· 35

二、健康睡眠标准 ··· 36

三、常见异态睡眠 ··· 36

四、睡眠与年龄及性别的关系 ··································· 38

第二节 睡眠的生理调节 ··· 40

一、睡眠与心血管活动 ·· 40

二、睡眠与呼吸 ··· 41

三、睡眠与内分泌 ··· 42

四、睡眠与胃肠功能 ··· 42

五、睡眠时的体温调节 ·· 43

第三节 睡眠和觉醒机制 ··· 43

一、睡眠 - 觉醒系统介绍及调节机制 ······················ 43

二、睡眠 - 觉醒其他调节机制 ································· 47

第四节 生物钟与昼夜节律 ·· 48

一、生物钟的概念及组成 ·· 48

二、昼夜节律系统（含生物钟与昼夜节律调控） ········· 49

第五节 睡眠分期与检测 ··· 51

一、睡眠分期介绍 ··· 51

二、主要检测方法 ··· 57

第六节 睡眠障碍与相关疾病 ·· 57

一、睡眠障碍的定义及其分类 ··································· 57

二、睡眠障碍与常见疾病 ·· 59

第四章 睡眠测评与判断 ·· 71

第一节 中医睡眠亚健康评估 ·· 71

一、失眠亚健康 ··· 71

二、呼吸相关性睡眠亚健康状态 ································ 72

三、嗜睡相关性睡眠亚健康状态 ································ 73

四、相关检查 ·· 75

第二节 睡眠质量评价 ··· 76

一、常用睡眠质量测评量表 ····································· 76

二、常用睡眠质量与睡眠状态评价技术 ····················· 82

第三节 常用心理卫生评定量表 ····································· 105

一、症状自评量表（SLC - 90） ······························· 105

二、抑郁自评量表（SDS） ······································ 113

三、焦虑自评量表（SAS） ······································ 115

　　四、汉密尔顿抑郁量表（HAMD）·································· 117

　　五、汉密尔顿焦虑量表（HAMA）································· 118

　第四节　人体整体生理功能测评································· 119

　　一、人体整体生理功能测评指标································ 119

　　二、人体整体生理功能测评案例································ 120

　第五节　其他睡眠测评技术·································· 121

　　一、便携式多导睡眠仪（PSG）································ 121

　　二、基于不同生理信号分析的睡眠测评技术····················· 122

　　三、睡眠测评技术的发展··································· 123

　第六节　睡眠亚健康判断标准································· 124

　　一、睡眠亚健康的中医诊断标准······························ 124

　　二、睡眠亚健康常用检测技术及应用·························· 126

　第七节　远程测评与远程干预指导····························· 128

　　一、远程测评与远程干预指导的概念·························· 128

　　二、远程测评的工作流程··································· 128

　　三、远程测评的优势····································· 130

第五章　睡眠亚健康调理技术和方法····························· 131

　第一节　方药和膏方调理··································· 131

　　一、概念·· 131

　　二、基本原理和分类····································· 131

　　三、调理原则及注意事项·································· 132

　　四、常用方药膏方····································· 132

　　附：睡眠亚健康石斛调理·································· 139

　第二节　西药调理······································ 143

　　一、概念·· 143

　　二、基本原理及分类····································· 143

　第三节　药膳食疗调理··································· 146

　　一、概念·· 146

　　二、基本特点及分类····································· 146

　　三、调理原则及注意事项·································· 147

　　四、常用药膳食疗····································· 147

　第四节　香薰调理······································ 151

　　一、概念·· 151

　　二、基本原理·· 152

　　三、调理原则及注意事项·································· 152

　　四、常用方法及方案····································· 153

　第五节　针灸调理······································ 158

　　一、概念·· 158

　　二、基本原理和分类····································· 159

三、调理原则及注意事项 ……………………………………………… 159

四、常用方案 …………………………………………………………… 162

五、典型案例（陆瘦燕医案） ………………………………………… 163

第六节 推拿调理 ……………………………………………………… 164

一、概念 ………………………………………………………………… 164

二、基本原理和分类 …………………………………………………… 164

三、调理原则及注意事项 ……………………………………………… 164

四、常用方法和方案 …………………………………………………… 165

第七节 运动导引调理 ………………………………………………… 169

一、概念 ………………………………………………………………… 169

二、基本原理和分类 …………………………………………………… 169

三、调理原则 …………………………………………………………… 170

四、常用方法及注意事项 ……………………………………………… 171

五、典型案例 …………………………………………………………… 175

第八节 情志调理 ……………………………………………………… 177

一、概念 ………………………………………………………………… 177

二、基本原理 …………………………………………………………… 177

三、调理原则 …………………………………………………………… 177

四、常用方法 …………………………………………………………… 178

第九节 音乐调理 ……………………………………………………… 179

一、概念 ………………………………………………………………… 179

二、基本原理和分类 …………………………………………………… 179

三、调理原则及注意事项 ……………………………………………… 180

四、常用方法和方案 …………………………………………………… 181

第十节 脾胃三位一体调理 …………………………………………… 184

一、概念 ………………………………………………………………… 184

二、基本原理 …………………………………………………………… 184

三、调理原则及注意事项 ……………………………………………… 185

四、调理方法 …………………………………………………………… 185

第十一节 红外调理 …………………………………………………… 187

一、概念 ………………………………………………………………… 187

二、基本原理和分类 …………………………………………………… 187

三、调理原则与注意事项 ……………………………………………… 188

四、常用方法和方案 …………………………………………………… 189

第十二节 能量场调理 ………………………………………………… 190

一、概念 ………………………………………………………………… 190

二、基本原理 …………………………………………………………… 190

三、调理原则及注意事项 ……………………………………………… 191

四、调理方法 …………………………………………………………… 191

第六章　睡眠亚健康调理 ··· 192

第一节　睡眠亚健康的调理原则 ··· 192

第二节　亚健康状态失眠 ··· 195

一、入睡困难 ··· 195

二、早醒 ··· 197

三、易醒 ··· 199

四、多梦 ··· 201

五、睡眠表浅 ··· 204

六、饮食性失眠 ··· 207

七、老年性失眠 ··· 209

八、焦虑性失眠 ··· 212

九、抑郁性失眠 ··· 214

十、睡眠觉醒时相提前 ··· 217

十一、睡眠觉醒时相延迟 ··· 219

十二、意识模糊性觉醒困难前期 ··· 223

第三节　呼吸性睡眠亚健康 ··· 226

一、原发性鼾症前期 ··· 226

二、成人阻塞型睡眠呼吸暂停低通气前期 ··································· 230

第四节　特发性睡眠增多 ··· 234

第五节　节律性亚健康状态失眠 ··· 237

一、时差性失眠 ··· 237

二、轮班性失眠 ··· 239

第六节　不宁腿倾向 ··· 242

第七节　亚健康态意识模糊性觉醒 ··· 244

第八节　梦呓 ··· 246

第九节　梦魇 ··· 248

第十节　夜间磨牙 ··· 251

第十一节　夜间遗尿 ··· 254

第七章　睡眠专科建设与运营 ··· 258

第一节　睡眠专科建设方案与要求 ··· 258

一、建设背景 ··· 258

二、建设内容与要求 ··· 259

第二节　睡眠专科运营模式与范例 ··· 265

一、睡眠专科运营模式 ··· 265

二、深圳市第二人民医院治未病中心失眠亚专科建设现状 ····················· 267

第一章　睡眠亚健康概述

第一节　睡眠健康的概念

一、睡眠健康概念的形成与发展

睡眠医学已发展成为一门新型的交叉医学学科，其知识涉及范围广，更新速度快，还存在大量未知领域，亟待广大专业人士对其进一步认识和应用。随着社会发展，生活和工作节奏的加快，人们出现的睡眠问题也越来越多。而良好睡眠是保证身心健康的重要基石。因此，维护睡眠健康、预防睡眠问题及治疗睡眠障碍应受到社会的高度重视。为唤起人们对睡眠质量的关注，国际精神卫生和神经科学基金会将每年 3 月 21 日定为"世界睡眠日"。

（一）睡眠概念的提出

睡眠是人类生命活动所必需的生理心理过程，人一生中的睡眠时间超过生命的 1/3。人体睡眠和觉醒交替出现，与昼夜节律保持一致。自古以来，人们努力探索睡眠的奥秘。不同时代对睡眠概念的诠释随着科学的发展和时代的变迁而有着不同的内涵。最初人们对睡眠的定义是：当人或者动物处于一种静止不动的状态。

20 世纪 30 年代，法国学者认为：睡眠是由于身体内部的需要，使感觉活动和运动性活动暂时停止，给予适当刺激就能使其立即觉醒的状态。

后来有学者运用脑电技术来研究睡眠，他们认为：睡眠是由于脑的功能活动而引起的动物生理性活动低下，给予适当刺激可使之达到完全清醒的状态。

随着脑电波记录等技术在睡眠中的应用研究，人们利用脑电图、肌电图等研究睡眠深度、睡眠状态与觉醒状态的本质，极大地促进了睡眠医学的研究与发展。近些年的研究认为：睡眠是一种主动过程，并有专门的中枢管理睡眠与觉醒，睡眠时人脑只是换了一个工作方式，使能量得到贮存，有利于精神和体力的恢复。

西医学认为睡眠是有机体生理活动的必要过程，是受睡眠－觉醒中枢主动调节的一种周期性的可逆的静息现象，以卧姿为主，对刺激的反应减弱，伴有一系列自主神经功能的改变，这种改变是可逆的。由于睡眠机制的复杂性，对睡眠概念的认识也有待于科学的进一步发展。

在睡眠过程中，脑电图发生各种不同变化，这些变化随着睡眠的深度而不同。根据睡眠时生理活动的不同参数，可将睡眠分为非快速眼动（non-rapid eye movement，NREM）睡眠和快速眼动（rapid eye movement，REM）睡眠两种状态，二者以是否有眼球阵发性快速运动及不同的脑电波特征相区别。2007 年，美国睡眠医学学会将睡眠过程分为清醒期（W）、浅睡眠期（N1、N2）、深睡眠期（N3）和快速眼动期（REM）。

现在更多的研究证明，睡眠并不是觉醒状态的简单终结，而是中枢神经系统产生的主动调节过程。机体脑桥中央水平与延髓尾侧之间存在特定睡眠诱导区，包括中缝核、孤束核、蓝斑及网状结构背内侧的神经元，即组成脑干上行网状抑制系统，与上行网状激活系统共同调节睡眠与觉醒的相互转化。随着生物化学技术的发展，相继发现一些神经递质、免疫因子、激素和神经肽类等物质都参与了睡眠与觉醒的调节过程。如中缝核头部的 5-羟色胺能神经元参与产生和维持 NREM 睡眠，蓝核尾部的去甲肾上腺素能神经元和低位脑干被盖部的乙酰胆碱能神经元，两者在中缝核尾部 5-羟色胺能神经元的触发下，产生 REM 睡眠，这三种神经递质的交互作用维持睡眠与觉醒，以及 NREM 睡眠和 REM 睡眠的周期性循环与交替。

（二）睡眠健康的内涵

1. 健康的内涵

世界卫生组织（WHO）在 1990 年对健康的阐述是：在躯体健康、心理健康、社会适应良好和道德健康四个方面皆健全。躯体健康是指人体生理功能正常；心理健康，就是一种良好的、持续的心理状态与过程，表现为个人具有生命的活力，积极的内心体验，良好的社会适应，能够有效地发挥个人的身心潜力，以及作为社会一员的积极的社会功能；社会适应良好是指个人心理活动和行为能适应当时复杂的环境变化，为他人理解和接受；道德健康的内容是指不能损坏他人的利益来满足自己的需要，能按照社会认可的行为道德来约束自己及支配自己的思维和行动，具有辨别真伪、善恶、荣辱的是非观念和能力。

2. 睡眠与健康的关系

生命都有节奏，地球以昼夜更替的节奏运转。生物要求得生存，必须与这种地球节奏合拍。生物体内结构适应以一昼夜为一个活动周期的活动规律。任何生物都必须使自己的生物节奏与地球节奏保持一致，昼出夜伏，白天清醒的时候活动，黑夜困倦的时候睡眠。

西医学研究证实：睡眠时进入肝脏的血流量是站立时 7 倍。肝脏血流量的增加，有利于增强肝细胞的功能，提高解毒能力，并加快蛋白质、糖、脂肪等营养物质的代谢，从而维持机体内环境的稳定。人在夜晚熟睡时，分泌的生长激素是白天的 5~7 倍，对儿童和青少年可促进生长发育，对中老年人可激活体内各种活性酶，加速新陈代谢，延缓衰老。在睡眠状态下，肌肉放松，心率减慢，血压降低，呼吸平缓，体温降低，各种分泌减少，代谢降低，使体内获得充分的营养供给，弥补耗损，修复损伤。在睡眠过程中，全身包括中枢神经系统都得到恢复和休息。神经元和相关组织恢复重建和再生需要机体的休息，而只有睡眠状态能提供这种休息。所以近年来医学研究人员根据对睡眠的研究结果提出了"健康来自睡眠"的新观点。

综上所述，睡眠是生命活动中不可缺少的重要生理功能，和人类健康的关系极为密切。由于健康是人类从事学习、工作和其他社会活动的基础，而睡眠活动是人类健康的基础，睡眠对健康的意义是任何其他方式都难以取代的。关爱健康，就必须关爱睡眠。睡眠是健康的保证，睡眠是天然的补药，睡眠的好坏是衡量人体健康状况的重要标志。

3. 睡眠健康的内涵

睡眠健康指人在睡眠活动中能够顺利完成保证身体健康的任务，使人在白天能够以健康的状态参与各类社会活动。睡眠健康包括良好的睡眠状态和适合于自己的睡眠单元时间。

（1）良好的睡眠状态

良好的睡眠状态是指人在整个睡眠过程中，人和自然保持着有机的统一和谐，人体的节律在天地的节律之中能够找到自己的平衡点，能够在大地的中心点和大自然中找到适合于自己的交叉点重合；把自己融入大自然当中去，在大自然的帮助下调整自己的睡眠节律，并从大自然中获得维持和提高生命质量的能量。这种能量是人类不能从食物和饮品中获取的，它可以大幅度提高人的精神生命系统和物质生命系统的质量和长度，人在睡眠状态中，精神生命系统的相对固定部分处于紧闭的绝对静止状态，物质生命系统白天积极工作的部分处于完全放松的相对静止状态。

（2）适合于自己的睡眠单元时间

适合于自己的睡眠单元时间是指具体到每一个人的不同的睡眠时间段。不同的环境、不同的季节、不同的年龄、不同的体质与性格等都是构成睡眠时间段存在个体差异的因素。

①年龄因素：一般而言，年龄越小，睡眠时间越长，次数也越多；老人睡眠深度变浅，质量不佳，应当增加必要的休息，尤以午睡为重要；由于男女性激素分泌有差异，一般女性比男性平均睡眠时间长。

②体质与性格因素：阳盛阴虚型的人睡眠时间较少，痰湿血瘀型的人睡眠时间相对多；肥人较瘦人的睡眠时间多；内向性格、思维类型的人睡眠时间较多，而外向性格、实干型的人睡眠时间较少。

③环境、季节因素：春夏宜晚睡早起，秋季宜早睡早起，冬季宜早睡晚起；阳光明媚的日子里一般人的睡眠时间短，气候恶劣天气里一般人的睡眠时间长；随地区海拔增高，一般人的睡眠时间稍稍减少；随纬度增加，一般人的睡眠时间稍有延长。

④其他影响睡眠的因素：睡眠时间的变化还与工作性质、体力消耗和生活习惯有关。

（三）睡眠的生理功能

睡眠对健康的意义是任何其他方式都难以取代的。睡眠对健康的重要作用可以概括为以下几个方面：

1. 消除疲劳，恢复能量

睡眠是消除身体疲劳的主要形式。睡眠时，人体各项生命活动明显减少，基础代谢率降低，耗能减少，此时副交感神经占优势，体内合成代谢占优势，有助于能量恢复和贮存。研究发现，细胞内 ATP 含量在自发睡眠的最初 3 小时内逐渐升高并达到高峰，且脑电波监测显示非快速眼动（NREM）睡眠活跃的 δ 波活动，ATP 迅速增加和 NREM 的 δ 节律脑电活动强度之间有显著的正相关关系。实验证明，通过温和处理阻止睡眠后，大鼠 ATP 水平升高时间延缓 3～6 小时，因此，ATP 的增加依赖于睡眠。

2. 保护大脑，提高脑力

研究发现，大脑在觉醒期间，代谢废物主要积聚在细胞间液，睡眠时，脑脊液沿着动脉周隙流入脑组织，与脑组织间液进行交换，并将细胞间液的代谢废物带至静脉周隙，随即排出大脑。白天觉醒状态时大脑脑内代谢产物不断积聚，睡眠时大脑可高效清除代谢产物，从而恢复大脑活力。另外，睡眠时血脑屏障的保护功能增强，使血液中的细菌或其他有害物质不易透过血脑屏障而进入大脑，从而保护大脑。睡眠不足者，表现为烦躁、激动或精神萎靡、注意力分散、记忆减退等精神神经症状，长期缺少睡眠则会导致幻觉。因此，睡眠有利于保护大脑。此外，大脑在睡眠状态中耗氧量大大减少，有利于脑细胞的能量贮存，可以恢复精力，提高脑力效率。

3. 增强免疫，康复机体

睡眠不仅是智力和体力的再创造过程，而且还是疾病康复的重要手段。很多人在感染期间会有嗜睡现象，充足的睡眠有助于机体从感染中康复。研究发现，部分剥夺睡眠大鼠在肠系膜淋巴中能检出活菌，持续剥夺大鼠80%的睡眠，2~3周后大鼠死亡，其血液样本中检测到多种致病菌。另外，正常人血浆的各种细胞因子水平与睡眠及觉醒周期密切相关。健康睡眠时能产生更多的抗原抗体，可增强机体抵抗力，睡眠还使各组织器官的自我修复加快。现代医学已把睡眠作为一种治疗手段，用来医治顽固性疼痛及精神疾病等。

4. 促进发育，加快生长

睡眠与儿童生长发育密切相关。婴幼儿在出生后相当长的时期内，大脑持续发育，需要更多的睡眠。婴儿睡眠中有一半是快速眼动睡眠期（REM），而早产儿REM可达80%，说明他们的大脑尚未成熟。儿童生长速度在睡眠状态下，尤其在慢波睡眠期，其血浆中的生长激素可持续数小时维持在较高水平，因此，保证睡眠的足够时间和质量能促进儿童身高的增长。

5. 延缓衰老，延长寿命

充足的睡眠，有助于维持人体的阴阳平衡。《素问·生气通天论》中记载："阴平阳秘，精神乃治；阴阳离决，精气乃绝。"其中"阴平阳秘，精神乃治"即指阴阳平衡，精神才能健康。阴阳调和，是最好的养生法度，有利于维护心理健康，延缓衰老，促进长寿。睡眠不足，易引发一系列身心症状，短期内表现为倦怠、注意力不集中、容易烦躁。长期睡眠不足则易出现情绪不稳定、焦虑、烦躁，甚至记忆力、思维能力减退，以及身体机能下降。近年来，许多调查资料显示，健康长寿的老年人均有一个良好而正常的睡眠。科学的睡眠能够延缓衰老，促进长寿。

二、中医对睡眠健康的认识

（一）中医对睡眠健康状态的描述

睡眠，本属"起居作息"范畴。早在两千多年前，《黄帝内经》说："故人卧，血归于肝，肝受血而能视，足受血而能步，掌受血而能握，指受血而能摄。""能"者，能量也。人之目视、足步、掌握、指摄等生命活动的能量，都是通过睡眠源源不断地积蓄起来，通过肝的作用不断满足生命活动的需要。

中医学认为，人的寤寐变化以人体营卫气的运行为基础，其中与卫气正常运行最为相关。《灵枢·口问》道："卫气昼日行于阳，夜半则行于阴。阴者主夜，夜者主卧；阳者主上，阴者主下。"《金匮要略心典》说："入窹则魂寓于目，寐则魂藏于肝。"这些养生之道告诉我们，随着昼与夜的阴阳交替运化，阴平阳秘，阴阳协调，维持昼夜阴阳盛衰的此消彼长。此外，中医学认为，睡眠还是阴阳交错的结果，如《灵枢·口问》里说："阳气尽，阴气盛，则目瞑；阴气尽而阳气盛，则寤矣。"意思是人们经过一天紧张的工作和学习后，阳气由盛转衰，阳入于阴，黑夜到来，阳衰阴盛，人们需要休息，从而进入睡眠阶段。待到黎明时，阴气尽，阳气开始旺盛，睁眼可见，于是觉醒。这就说明了人体阴阳之气也随昼夜而消长变化，于是就有了寤和寐。寤属阳，为阳气所主；寐属阴，为阴气所主。可以说，自从有了人类，就有了人类活动的规律——"日出而作，日入而息"。这种比较严格的节律，就像有规律的潮水涨落一样，呈现周期性变化。

（二）中医与睡眠的养生之道

中医养生强调"三分调，七分养"，"七分养"主要从日常睡眠、饮食、情志、运动等方面入手，顺应自然规律"饮食有节，起居有常，不妄作劳"，做到"和于阴阳，调于四时"，而"终其天年，度百岁乃去"。其中睡眠就是一种重要的养生方法。清代养生家李渔说："养生之诀，当以睡眠为先。睡能还精，睡能健脾益胃，睡能坚骨强筋。""不觅仙方觅睡方。"睡眠养生就是根据宇宙与人体阴阳变化的规律，采用合理的睡眠方法和措施，以保证睡眠质量；祛除机体疲劳，养蓄精神，恢复体能，从而达到防病治病、强身益寿的目的。

中国古代养生学家按照一年四季的变化，提出了不同季节的睡眠时间。即春季的睡眠时间，是"夜卧早起"（《摄生消息论》），就是说入夜即卧，天明即起。夏季的睡眠时间，是"夜卧早起，毋厌于日"（《备急千金要方》），就是说晚间睡眠时间宜后延，但晨起时间不变，中午可以增加午睡时间。秋季的睡眠时间，是"早卧早起（《修龄要指》）"，就是说秋季睡眠时间宜稍长，以补夏季睡眠时所伤阴气。冬季的睡眠时间，是"早卧晚起（《摄生消息论》）"，就是说冬季的睡眠时间在一年中最长。

第二节 亚健康的概念及分类

一、亚健康概念的提出

亚健康状态是 20 世纪后国际医学界的医学新视角，是人们在身心、情感方面处于健康与疾病之间的健康低质量状态与体验，又称为"中间状态""第三状态""灰色状态""病前态""潜病期""亚临床期"等，是非器质性改变或未确诊为某种疾病，但身体出现功能上的变化的一种状态。

最早是 20 世纪 80 年代中期，苏联学者布赫曼通过研究发现，人体除了健康状态和疾病状态之外，还存在着一种非健康非疾病的中间状态。由于过去人们习惯上将健康称为"第一状态"，把患病称为"第二状态"，因此布赫曼等人把这种介于疾病和健康的中间状态称为"第三状态"。这一发现被后来很多学者的研究所证实。

20世纪90年代中期，我国学者王育学首次提出了"亚健康"这一名词，为了更准确地对这部分人群进行定位和调研，初步将"亚健康"定义为：介于健康和疾病的中间状态，在相当高水平的医疗机构经系统检查和单项检查，未发现有疾病，而患者本人确实感觉到躯体和（或）心理上的种种不适，这种情况，我们就称其为"亚健康"。处于亚健康状态的人主观、心理上有许多不适的体验，机体上呈现活力降低、各种反应能力和适应能力不同程度的减退状态，但去医院进行相关检查却没有器质性病变，医生也没有好的办法来对其进行治疗。

"亚健康"这一概念的报道始于1996年的1月，当时《健康报》曾开辟了一个名为"亚健康学术探讨"的专栏，并相继发表了王育学所撰写的《疲劳综合征与亚健康状态》和其他专家所撰写的一系列文章。在王育学撰写的"编者按"中写道，"亚健康状态"是近年来医学界所提出的一个新的概念……当前尚无规范性的明确定义。可以认为"在健康与非健康二者之间，机体存在着一种非此非彼的状态，即亚健康状态"。此后，中国药学会多次召开了"亚健康学术研讨会"，1998年在"第2届亚健康学术研讨会"上提出亚健康状态的英文名为"sub-health state（SHS）"。在2001年8月于青岛召开的"第8届亚健康学术研讨会"上，亚健康的英文名被修正为"sub-health（SH）"，此后在社会上被各领域广泛引用。

目前许多学者从医学角度对正常状态、亚健康状态、疾病状态进行了研究，提出正常状态是指"没有明显的自觉或检查的临床症状和体征"的个体；亚健康状态是指"身心处于疾病与健康之间的一种健康低质状态"，是机体虽无明确的疾病，但在躯体上、心理上出现种种不适应的感觉和症状，从而呈现活力和对外界适应力降低的一种生理状态。这种状态多由人体生理功能或代谢功能低下所致，严重影响人的工作能力和生存质量。因此，亚健康概念的产生，是现代医学对健康的界定与近代医学从局部结构及特异病因对疾病界定的结合。

亚健康是处于疾病与健康之间的一种中间状态，健康、亚健康、疾病这几种状态都是动态发展、互相转化的，不是一成不变的，但亚健康如何与疾病及健康状态进行界定，其主要的特征是什么，在时间上如何界定，其转归如何，目前尚无统一的界定方法。虽然如此，加强亚健康概念和内涵的研究，对于提高人群健康意识和防治水平已经显得十分重要和迫切。

二、亚健康的分类

亚健康状态是机体在无器质性病变情况下发生的一些功能性改变。因其主诉症状多种多样且不固定，故又称为"不定陈述综合征"。众多学者认为其分类主要有以下几种。

（一）躯体亚健康

躯体亚健康状态总的特征是持续的或难以恢复的疲劳，常感体力不支，懒于运动，容易困倦疲乏。但由于还伴有多种躯体表现，故分以下几种亚型：

1. 疲劳性亚健康

以持续的3个月以上的疲劳无力为主要表现，并排除一切可能导致疲劳的疾病（如病毒性肝炎、肿瘤、糖尿病、重症抑郁等）。

2. 睡眠相关性亚健康

以持续失眠（入睡困难，或多梦、易惊醒，或睡眠不实，或早醒、醒后难以入睡等），或嗜睡，晨起时有明显的不快感，或不解乏的睡眠为主要表现，并排除可能导致睡眠紊乱的各种疾病（失眠、重症抑郁、睡眠呼吸暂停综合征、发作性睡眠病等）。

3. 疼痛性亚健康

以持续 3 个月以上的各种疼痛为主要表现，并排除可能导致疼痛的各种疾病。

头痛：多为全头部或额部、颞部、枕部的慢性持续性的钝痛、胀痛、压迫感、紧箍感，属于肌紧张性头痛，伴有头昏或眩晕。

其他部位疼痛：咽喉痛、肩颈部僵硬疼痛、背痛腰酸、肌肉酸痛、关节疼痛等。

4. 其他症状性亚健康

以持续 3 个月以上的其他任何症状为主要表现，并排除可能导致这些症状的各种疾病。以上各类型的症状如果同时出现，以最为严重者作为归类依据。

此外，也有根据西医生理病理特点进行分类的，如易感冒性亚健康（显著特征是抵抗力下降，容易受感染，反复感冒，易出汗，常伴咽痛、低热等）；心肺功能低下性亚健康（不明原因的胸闷气短、胸痛、喜叹气，心悸、心律失常、血压不稳，经各种检查排除器质性心肺等疾病）；消化不良性亚健康（常见食欲不振、有饥饿感却没胃口、腹胀、嗳气、腹泻、便秘等症状）；内分泌代谢紊乱性亚健康（性功能降低，月经紊乱、痛经，轻度的高血脂、高尿酸，糖耐量异常，腰痛、尿频、尿痛，但经各种检查排除器质性肝肾相关疾病）等。

种种的躯体不适，严重影响着人们的生活质量，妨碍生活、学习、工作和事业，其可以长期地、潜隐地损害健康，最终走向疾病，也可因某种因素促发重症，甚至发生猝死。据统计，近几年来日本每年发生"过劳死"超过万例，我国青壮年人群猝死也明显增多。

（二）心理亚健康

心理亚健康状态是由于社会竞争日趋激烈，生活节奏不断加快，人们不可避免地要面对各种矛盾和冲突，承受极大的心理压力造成，被压抑的情绪和心理冲突，对机体的生理过程有明显的影响，可引起自主神经系统、内分泌系统和免疫系统的一系列变化。最为常见的心理亚健康类型有以下几种：

1. 焦虑性亚健康

持续 3 个月以上的焦虑情绪，并且不满足焦虑症的诊断标准。焦虑情绪是一种缺乏具体指向的心里紧张和不愉快的情绪，主要表现为精神焦虑不安，急躁易怒，恐慌，可伴有失眠、噩梦及血压增高、心率增快、口干、多汗、肌肉紧张、手抖、尿频、腹泻等自主神经症状，也可因这些躯体不适而产生疑病和忧郁。

2. 抑郁性亚健康

持续 3 个月以上的抑郁情绪，并且不满足抑郁症的诊断标准。抑郁情绪是一种消极情绪，主要表现为情绪低落、抑郁寡欢、兴趣降低、悲观、冷漠、自我感觉很差和自责，还可以有失眠、食欲和性欲降低、记忆力下降、体重下降、兴趣丧失、缺乏活力等，有的甚至产生自杀欲念。

3. 恐惧或嫉妒性亚健康

持续 3 个月以上的恐惧情绪，并且不满足恐惧症的诊断标准。主要表现为恐惧胆怯等不良情绪，还有妒忌、神经质、疑病、精神不振、记忆力减退、注意力不集中、失眠、健忘、反应迟钝、想象力贫乏、情绪易激动、遇小事容易生气、爱钻牛角尖、过于在乎别人对自己的评价等。

4. 记忆力下降性亚健康

以持续 3 个月以上的近期记忆力下降，或不能集中注意力做事情为主要表现，且排除器质性疾病或非器质性精神类疾病者。

心理亚健康状态的普遍存在，必然导致工作效率降低，人的适应能力下降，人际关系不和谐，以致造成认识和决策偏差，严重影响生活质量和生命价值，对个人、家庭、他人造成不应有的伤害，又常常不被个人所意识。不被社会所承认，不为医学所确认，因而使人感到莫名的痛苦；不良情绪持续存在，最终导致病理改变即心身疾病，如常见的高血压、冠心病、胃和十二指肠溃疡及癌症等。

（三）社会交往亚健康

以持续 3 个月以上的人际交往频率降低或人际关系紧张等社会适应能力下降为主要表现。现代社会是开放和信息的社会，观念不断更新，新事物层出不穷，要求人们具备良好的社会适应能力，不能很好地处理社会与人际关系的个体，可以出现适应不良的征象。

1. 青少年社会交往亚健康

青少年因家庭教养方式不良及个人心理发育等因素，导致社会适应困难，一旦离开家庭，独立生活能力差，难以适应新的生活环境，处理不好各种人际关系，从而阻碍了优异的信息交流，导致情绪压抑、苦闷烦恼。

2. 成年人社会交往亚健康

成年人需要面对的问题有许多，如工作环境变换、复杂的人际关系处理、建立家庭、养育子女、工作压力、知识更新等，一旦不能适应这些问题，就会陷入不良情绪当中。

3. 老年人社会交往亚健康

老年人退休后生活内容、社会地位的改变，都需要不断地调整行为方式，积极地适应。

社会适应的亚健康状态，明显影响人们的学习进取、生活安宁和身心健康。引起程度不等的心理障碍，如压抑、苦闷、自卑、孤僻、意志脆弱，缺乏应付生活矛盾和克服困难的决心及毅力。人际关系的适应不良，则不能融入群体，不能获得"社会支持网"的援助，自怨自艾，无端猜疑，表现出某些偏离行为，或成为时代的落伍者，还可能诱发种种心身症状。

（四）道德亚健康

持续 3 个月以上的道德问题，直接导致行为的偏差、失范和越轨，从而使人产生一种内心深处的不安、沮丧和自我评价降低的状态。

由于思维方法不科学、错误选择接受、社会默化、从众、去个性化等心理影响，在某些特定的时空，很多人存在世界观、价值观上不利于自己和社会的偏差，表现为道德及行为的偏差，如运动场上球迷闹事，陷入"法轮功"渊薮的练气功者，既违反了社会伦理、道德规范，又损害了自己的身心，甚至导致违法犯罪。

第三节 睡眠亚健康的概念、形成及分类

一、睡眠亚健康的概念

亚健康是处于疾病与健康之间的一种中间状态。健康、亚健康、疾病这几种状态都是动态发展、互相转化的，不是一成不变的。睡眠亚健康是机体出现睡眠不适或因睡眠问题而引起其他不适，又不能达到睡眠障碍诊断标准的一种亚健康状态。

二、睡眠亚健康的发生原因

睡眠障碍的产生与多种因素有关，既有先天的因素，也有后天的因素，但以后天的因素为主。两者共同导致人体阴阳失衡而使机体进入疾病状态。睡眠亚健康状态虽然没有睡眠障碍严重，但是人体的阴阳平衡已经被打破了，生理功能已经受损。在阴阳失衡的初期，各种睡眠不适症状刚出现，此时及时调理干预往往可以恢复原有平衡，或使现有失衡状态不至于恶化，不适症状可以减轻或消失；如若不然，症状就会加重或增多，睡眠亚健康状态将进展到睡眠障碍，导致更严重的阴阳失衡。因睡眠障碍的发生因素非常复杂，可知造成睡眠亚健康的原因也是相当复杂的，但不外于以下几种。

（一）先天因素

先天因素，又称禀赋，是指小儿出生以前在母体内所禀受的一切特征。中医学所说的先天因素，包括父母双方赋予孩子的遗传性，也包括子代在母体内发育过程中的营养状态，以及母体在此期间所给予的种种影响。同时，父方的元气盛衰、营养状况、生活方式、精神因素等都直接影响着"父精"的质量，从而也会影响到后代禀赋的强弱。

先天因素是人体身心发展的前提条件，其对于人的智力和体力的发展，对于人体体质的强弱，具有重大影响。先天不足，禀赋羸弱就会对某种疾病具有易感性，就比常人容易患病，更容易处于亚健康状态。先天因素对睡眠的影响还体现在不同的个体其对睡眠时长的需要是不同的。成年人每日平均需要睡眠约8小时，具体到每个个体，则有些是只需6小时，有些需9小时，其需要的睡眠时长是不一样的，这与先天因素有关。同时，现代医学研究表明，多数精神疾病早期表现为睡眠障碍，而睡眠障碍的长期失治误治也可进展为精神疾病。而精神疾病通常具有深刻的遗传背景，从侧面证明睡眠亚健康状态可能与遗传背景也有关。

提到先天因素，不容忽略体质问题。从体质学方面去认识亚健康状态是另一个认识亚健康的角度。人的体质是由先天遗传和后天获得所形成的，在形态结构、功能活动和心理状态方面，有固有的相对稳定的个体特征。除了健康的体质之外，尚有不健康的体质，如气虚体质、血虚体质、痰湿体质等。生理上，个体体质形成后具有相对的稳定性，但在生命进程中必将受到各种因素的影响，包括多种病理因素的作用。兼夹体质尽管包含病理变

化的特点，但体质的兼夹现象毕竟不是病理过程，至多只能看作健康与疾病之间的亚健康状态。由此可见，亚健康与体质之间关系甚密。中医理论认为兼夹体质（或偏颇体质）有明显的阴阳失调，临床亦可见偏颇质人群其 PSQI 评分明显升高，提示睡眠状态变差，有进入睡眠亚健康或睡眠障碍的可能。

（二）后天因素

后天是指人从出生到死亡之前的生命历程。后天因素是人出生之后赖以生存的各种因素的总和，可分为机体内在因素和外界因素两方面。内在因素主要指性别、年龄、心理因素，外界因素实际上就是环境因素，包括自然环境和社会环境。人从胚胎到生命终结之前，始终生活在一定的自然环境和社会环境之中，自然环境与社会环境不断地变化，人体如不能及时地调整自身以适应这些变化，或这些变化超过人体的最大适应能力，都有可能导致生理功能的失常、阴阳之气的失调，进而进入亚健康或疾病。

1. 感受外邪

天人相应，人与自然对立统一。春、夏、秋、冬四时依次交替变化或者人所处的地理位置不同，都可以引起人体内阴阳的变化。当这种变化在人体的适应范围内，人体可调节自身的阴阳以适应外界的变化，达到阴阳的新平衡。为顺应环境的变化和气候的变迁，我们需要顺应自然，顺应四时气候和昼夜晨昏的变化，能动地调节衣食起居，避免邪气侵害，防止进入亚健康状态。睡眠作为复杂的生理现象受到机体的多种因素影响，感受外邪造成人体不适，如肺卫受邪、夜间咳嗽不止，难免会影响睡眠，如未得到及时有效的治疗，反复夜间咳嗽，造成睡眠亚健康在所难免。

2. 环境侵扰

良好的睡眠需要安全、清洁、安静、光线适宜的环境。现今社会，文明高度发展的同时也伴随着各种声光污染。如住所临街、入夜后仍有各种噪声和灯光传入卧室，造成入睡困难或睡而复醒，阳气不能入阴，机体阴阳二气不能发挥正常生理功能，则出现阴阳失衡而进入睡眠亚健康或睡眠障碍。

3. 情志刺激

情志是人体对外界刺激的正常心理反应，情绪的变化每天都陪伴着我们。一般情况下，外界刺激不会引起亚健康状态的发生，但如果刺激过度或过久，超过了正常的适应能力，就会引起亚健康状态的出现乃至造成疾病。中医学认为，喜、怒、忧、思、悲、恐、惊七情过极或持久作用，致使脏腑气血功能失常，产生了七情内伤。《灵枢·百病始生》曰："喜怒不节则伤脏。"伤及所应之脏具体又有："怒伤肝、喜伤心、思伤脾、悲伤肺、恐伤肾。"说明情志因素直接作用于机体脏腑引起人体的生理变化，导致机体活动的改变。临床尤以心、肝、脾三脏失调多见。不良情绪长时间刺激机体，导致机体稳态破坏，处于亚健康状态。已如前述，睡眠与精神状态密切相关，持久或剧烈的精神刺激可明显影响睡眠。临床可见失恋、亲人亡故、突中大奖的人群出现睡眠异常，在达睡眠障碍诊断标准之前，其明显的、持续的睡眠异常也是睡眠亚健康的一种。

随着社会的发展，科学技术的进步，信息时代的来临，人们面对的压力、兴奋、愤怒及悲伤越来越多，越来越强烈，很多时候超出了人的适应范围。就业的压力、家庭的变故、瞬息万变的社会、人情冷暖使人难以适应，很难迅速调节。所以七情使人失去健康，更应该引起人们的重视。胸怀开朗乐观、心情舒畅、精神愉快，可以使人体气机调畅、气血和平，保持健康心态、知足常乐是防止睡眠亚健康状态的有力武器。

4. 饮食不节

饮食过饥过饱、暴饮暴食等饥饱失常和偏嗜（肥甘厚腻、辛辣、生冷）等，均属于饮食不节的范畴。这些因素均可造成脏腑功能的损伤或偏胜偏衰，进入病前状态。《黄帝内经》云："胃不和则卧不安。"胃肠道的不适感对机体自主神经功能有明显影响，进而对睡眠造成影响。

5. 作息失常，劳逸失度

规律作息，动静适当，劳逸有度，对保持人体阴阳平衡至关重要。违背昼夜节律如长期熬夜、倒班等，过劳如体劳、神劳、房劳等均可致伤。《素问·宣明五气》云："久视伤血，久卧伤气，久坐伤肉，久立伤骨，久行伤筋。"均指出了过劳对人体的损害。同时过逸也会导致人体气血运行不畅致气滞血瘀，脾胃运化功能减退，而使气血不足；或脾失健运，湿痰内生，导致人体气血阴阳失调，产生亚健康状态，同样应引起人们的足够重视。现代社会，人们的生活节奏快，生活没有规律，熬夜、日夜不分已是司空见惯。作息失常、过劳或过逸都有可能造成人体阴阳失衡，所以健康的生活规律极其重要。除以上数种之外，现代社会进入了互联网时代，多数人习惯在睡前使用电子设备，多数电子设备发出的光影响人体的内分泌，而使人难以正常快速入睡，亦有部分人群习惯夜生活，作息日夜颠倒也是造成睡眠亚健康的重要原因。

6. 年老体衰

衰老是一种自然规律，具体表现为脏腑功能的衰减，因而年老是睡眠亚健康状态形成的重要因素。生理状态下随着增龄使人体的深睡眠自然减少，睡眠时间缩短。老年人较年轻人出现睡眠亚健康的可能性更大。

总之，睡眠亚健康状态的发生是由起居失度、情绪刺激等诸多因素共同作用的结果，原因多样，需要根据不同情况具体分析。要改变亚健康状态，就要改变不良生活习性，形成健康的生活习惯，以保持机体的阴阳平衡。

三、睡眠亚健康的分类

亚健康是一门新兴的学科，其还在不断发展完善中。关于亚健康的常见分类详见第一章第二节。除第一章第二节的亚健康分类方法外，还有其他几种亚健康分类方法：如以不同证候组分为状态分为排泄型态亚健康、代谢型态亚健康等。

由于睡眠是复杂的生理过程，睡眠亚健康也与机体的多种因素有关，有躯体因素、心理因素等。同时亚健康形成与发展不一定与相关疾病有明显的线性接续关系。如同早期表现十分相似的症状态后期可发展为完全不同的疾病一样，同一种表现十分相似的亚健康状态可能后续发展为不同类型的疾病，其分类方法不能完全照搬疾病的分类方法。睡眠障碍的分类对于鉴别各类睡眠障碍及更好地了解症状、病因、病理生理和治疗是非常必要的。由于许多睡眠障碍的病理生理机制不明，最初的分类系统主要以临床症状（失眠，过度嗜睡，睡眠中发生的异常事件）为依据，这3种类型是最初临床医师所使用的分类系统，能提供鉴别诊断。由于现代睡眠研究的发展，目前主要根据病理生理学进行分类。睡眠亚健康的分类在总体与睡眠障碍分类保持一致的情况下，应对于各种不同的睡眠亚健康状态的判断、调理、预后判断等起一定的作用。同时因中医学在亚健康学中应发挥重要的指导作用，睡眠亚健康分类方法在总体方向与睡眠障碍分类保持一致的情况下，考虑到临床实际、中医辨证需要及亚健康学本身分类分法，而采用了以下几种综合分类方法。

（一）失眠亚健康状态

失眠亚健康状态是指反复入睡困难，睡眠维持困难，睡眠持久困难。尽管患者有足够的时间和机会睡眠，患者依然睡眠质量差，其结果以多种形式影响白天生活，但其严重程度达不到失眠的诊断标准。其中的失眠明确表示为现代医学的失眠性质的疾病，与中医的失眠概念有所区分，中医的失眠概念包括失眠亚健康状态与失眠。

失眠亚健康状态的主要症状包括入睡困难和（或）维持睡眠困难，往往包括长时间的夜间觉醒和（或）夜间睡眠不足。有时候失眠的主诉也包括即使通常睡眠事件的数量和质量被认为是正常的或是充分的，也仍然自觉睡眠质量差和精力得不到恢复。

失眠可以是原发或继发的。当失眠是内科或精神疾病、另一种睡眠疾病或滥用药物的一个症状时，称为继发性失眠。原发失眠可能有内在和外在因素参与其病因，但它们并非继发于其他疾病。原发性失眠存在6种类型。

心理生理性失眠是一种常见的失眠，它的特点是失眠至少持续1个月，觉醒水平增高伴有妨碍睡眠的联想，还有对不能睡觉过分关注。

反常失眠（以前称为睡眠状态知觉错误）是一种有明显的失眠的主诉，但没有证据表明客观睡眠障碍和没有达到睡眠障碍报告所能提示的白天受损的程度。患者往往主诉很少或根本没有睡眠，在失眠患者中发病率达5%。

适应性睡眠障碍是与特异性应激相关的失眠，该应激可能是心理的、生理的、环境的或躯体方面的。这种疾病短期存在，通常是数天到数周，当应激消失，失眠也就缓解了。

失眠亚健康状态中失眠的自我感觉应不是其他躯体或精神疾病所引起的。失眠亚健康状态的原因也是多种多样的，其表现形式也是多种多样的，其调理方法也有异，彼此不能互相包含。因此以不同原因及临床表现对失眠亚健康状态进行分类，如早醒型失眠亚健康状态、抑郁性失眠亚健康状态等。

（二）呼吸相关性睡眠亚健康状态

呼吸相关性睡眠亚健康状态是指出现睡眠呼吸事件，但PSG检查或CPC检查达不到睡眠相关呼吸暂停标准的睡眠亚健康状态。这类人群有睡眠呼吸的不良事件，或单纯表现为鼾声，影响同室睡眠者。睡眠相关呼吸障碍的特点是睡眠过程中的呼吸紊乱。可分为以下几种。

中枢型睡眠呼吸暂停疾病，包括那些因中枢神经系统功能障碍引起的间歇性或周期性呼吸动度减少，或中断和阻塞型睡眠呼吸暂停。

原发性中枢型睡眠呼吸暂停是一种不明原因的疾病，它的特点是在睡眠期间反复发生的呼吸停止，但与通气动力无关。诊断需要多导睡眠监测观察到每小时睡眠5次或5次以上的呼吸暂停事件。

阻塞型睡眠呼吸暂停疾病包括那些由于气道阻塞引起呼吸用力增加和通气不足。上气道阻力综合征已被确认为是阻塞型睡眠呼吸暂停综合征的一种表现，因此不作为一个单独的诊断。阻塞型睡眠呼吸暂停，成人是以反复发作呼吸停止（呼吸暂停）或上气道部分阻塞（低通气）为特点。这些事件往往与血氧饱和度降低相关。打鼾和睡眠中断是典型的常见症状。常导致日间嗜睡或失眠。诊断必须是每小时睡眠存在 5 次或更多的呼吸事件（呼吸暂停，低通气，或用力呼吸相关觉醒），在呼吸事件过程中发生用力呼吸增加。对于阻塞型睡眠呼吸暂停，儿科的特点类似于成人，但可能不会发生皮质觉醒，可能由于有较高的觉醒阈值。诊断需要每个小时睡眠至少有一次阻塞事件，并且至少持续两个呼吸周期的时间。

呼吸相关性睡眠亚健康具体分类见第七章。

（三）嗜睡相关性睡眠亚健康状态

嗜睡症主要的主诉是日间嗜睡，并且导致主要症状的原因不是夜间睡眠紊乱和昼夜节律失调。日间嗜睡是指在一天主要觉醒时期无法保持警觉和清醒，导致意想不到的进入睡眠。可能存在其他睡眠障碍，必须给予有效的治疗。本书中嗜睡并非指嗜睡症，而是以嗜睡为主要不适的睡眠亚健康状态。这类人群在日间出现思睡，但也包括早间的觉醒困难。

（四）节律相关性睡眠亚健康状态

节律相关性睡眠亚健康状态是指与节律相关的睡眠不适，但达不到相应疾病的诊断标准的睡眠亚健康状态，如整体的睡眠时相提前或推迟、睡眠倒错等。与之相关的睡眠障碍为昼夜节律睡眠障碍，其有着潜在的慢性生理学基础。这种疾病的主要特点是患者的睡眠模式和被视为社会规则的模式间存在持久的或反复发生的失调。不合适的行为影响着昼夜节律睡眠障碍的临床表现和严重程度。大多数昼夜节律睡眠障碍的潜在问题是患者想入睡时，需要入睡时或希望入睡时不能入睡。由于睡眠事件发生在不适当的时间，导致觉醒时间出现在不适当的时间，因此患者会抱怨失眠或过度嗜睡。

睡眠时相延迟型更常见于青少年，其特点是与理想的睡眠时间和唤醒的时间相关的主要睡眠期的时相延迟；反之睡眠时相提前型，更常见于老年人，其特点是与理想的睡眠时间和唤醒时间相关的主要睡眠期的时相提前。睡眠觉醒不规则型，包括无明确界定的睡眠和觉醒的昼夜节律，最常见于老人福利院里的老年人，并与缺乏同步调节因素，如光、活动和社会活动等相关。自由节律型（以前称为非 24 小时睡眠觉醒综合征）是由于不能诱导进入 24 小时周期，并且由于日常睡眠模式连续变换使得其睡眠模式常常随潜在的自由节律而触发。

（五）其他睡眠亚健康状态

其他与失眠、睡眠节律、呼吸事件无关的睡眠亚健康状态，包括梦呓、磨牙、遗尿等。这些睡眠亚健康状态均与睡眠有关，但需排除相关疾病时方能诊断。如梦呓可与其他疾病相关，如 REM 睡眠行为障碍，或睡眠相关的饮食异常。睡眠起始（睡眠舞蹈病）是发生在睡眠起始时的身体突然短暂收缩，这些运动与坠落的感觉、闪光样感觉或入睡时做梦相关。遗尿在幼龄儿童多见，有些遗尿是病理性的，只是与睡眠相耦合，发生在睡眠期间而已。

第二章 中医睡眠相关学说

第一节 营卫生会学说

营卫生会学说首见于《灵枢》，《灵枢》被视为中医经络学、针灸学的理论渊源，是中医学理论体系的奠基之作。营卫生会学说主要阐释饮食消化过程中所生成的气血在身体生发、传输、周流的过程，是中医特色理论之一。在既往中医学的教材中，营卫生会学说并没有作为独立的章节体现，所涉及的营血、卫气，散见于"藏象学说"之下的"精气血津液"。由于营卫生会学说阐述气血周流交会节律，与睡眠节律乃至睡眠质量密切相关，故此专节陈述。

一、概述

"营卫生会"出自《灵枢》篇名。该书所载主要论述营卫的生成与会合，故而名为营卫生会。营、卫其实同出一源，都是所食入的水谷精气所化生，根据不同的生理功能和运行方式分别命名，清者为营，浊者为卫；营行于脉内，具有营养作用，卫行于脉外，具有护卫功能。营、卫虽然其功能有阴阳之分，其循行路径也各有差异，古人根据对人体生理活动周期的研究分析，认识到营、卫在夜半时分交会，皆归于脏，叫作合阴。

营卫生会学说，是基于中医整体论视野下，以中医阴阳学说、藏象学说为理论基础，阐释人体生理动态下的气血生发与运行节律和生理作用的理论学说。营，指营气、运行于脉内的物质；卫，指运行于脉外的物质以及其对营脉的护卫作用；生，指营血与卫气的生发、运行轨迹及其同步的生理作用；会，指不同生理作用的营、卫运行过程中交会的节点、节律。营卫生会学说是中医学对人体气血生理活动及其节律的解读，并用于阐释与之相关的生理、病理，指导临床诊疗和生活保健的一种实用性理论学说。

营卫生会学说作为中医特色理论，同样是以整体论生态系统来认识人体，涉及人体生理时，其概念所指，既是生理组成部分，也是生理功能单位。一个名词究竟是指生理结构还是生理功能，需要结合上下文具体语境来理解和把握。为了方便大家灵活理解、融会贯通，将营卫生会各概念的基本含义分述如下。

（一）营

营在营卫生会学说体系中有三方面含义。

1. 营舍

中医典籍《灵枢·经脉》中明确指出：脉为营。脉是血液运行的管道，具有阻遏血液溢出脉外的功能。

2. 营血

同血。营为血之气，营血并提，常泛指血而言，指循行于脉中的富有营养的红色液态物质，是构成人体和维持人体生命活动的基本物质之一。中医学认为，血由营气和津液组成，二者都来源于脾胃化生的水谷精微。

3. 营气

营运于脉中的精气。生于水谷，源于脾胃。因其富有营养，于脉中运营不休，故称为营气。因其在脉中，是血液的重要组成部分，营气与营血关系密切，可分不可离，故常以"营血"并称。

（二）卫

1. 卫

既指卫外的功能，也是卫气的简称。《素问·痹论》曰："卫者，水谷之悍气也。"

2. 卫气

是行于脉外而具有防御作用的气。与营气相对而言属于阳，故而又称卫阳。卫气生于水谷，源于脾胃，出于上焦，行于脉外，其性刚悍，运行迅速流利，具有温养内外，护卫肌表，抗御外邪，滋养腠理，开阖汗孔等功能。

（三）营卫生会

营卫生会指营血、卫气的生成与会合。《灵枢》中，岐伯回答黄帝的询问说：人身营卫之气由所食之谷而生，水谷入胃化生水谷精气，水谷精气传至肺，借助肺的输布功能传送周身。水谷精气中轻清而富于营养作用者为营气，循行于脉中；重浊而刚悍者为卫气，循行于脉外。营卫周行全身，一昼夜各行五十周次之后会合一次。营气沿经脉周行不休，像圆周一样没有边端。卫气昼行于阳二十五度，夜行于阴二十五度。卫行于阳的时候人醒，行于阴的时候人睡。如此阴阳交替循环，就像天地依照规律运行一样。

二、营卫生会学说的基本内容

（一）营血与卫气的构成和作用

1. 营血

在营卫生会学说中，营包含脉、营血、营气多方面的含义，脉是血的载体，气是行血的动力，恰如《灵枢》所说，营血、营气，可分不可离。可见所谓营血，不是单纯"血液"的概念，而是具有生理功能的运行状态的血。《黄帝内经》认为，营血由饮食水谷进入胃中腐熟之后而化生的营气与津液组成，后世医家在此基础上，进一步认为血的构成除了营气和津液这两种基本成分之外，还有脏腑之精。清代张璐所著《张氏医通·诸血门》指出："气不耗，归精于肾而为精；精不泄，归精于肝而化清血；血不泻，归精于心，得离火之化而为真血。"

血是人的生命之泉，人的生长发育，生理活动，无一不需要血液的供养。中医学将带有支撑人体生理功能的血叫作营血。营血的功用主要归结为两个方面，一是营养滋润全身，维持机体生长发育和新陈代谢。二是人体生理、神志活动的物质基础。人体所有的食物营养，乃至呼吸获得的氧气，都要通过血液输送到全身，血脉是否充盈，血运是否流畅，都影响着身体获得的营养，进而影响生理活动是否正常。贫血、血瘀意味着血的成分和状态都偏离正常，属于非健康状态，这已经成为常识。

2. 卫气

卫气是行于脉外而具有防御作用的气，来自于饮食水谷入胃后运化生成的精微物质中的剽悍滑利部分。正如营血是血液中带有特定功能意义的血，卫气是构成人体的基本物质，是气中带有特定功能意义的部分，经肺宣发，与营气相携而行，散布于全身肌肤和脏腑。

卫气的第一个作用就是抵御外来病邪，使机体免受侵害。卫气充足者，肌表固密，脏腑强健，对风寒暑湿的等病邪有较强的承受能力。即如《黄帝内经》所言："正气存内，邪不可干。""邪之所凑，其气必虚。"即便是已经染病，卫气强盛者发病轻，康复快。就像《类经·疾病类》所言："正气实者，即感大邪，其病亦轻；正气虚者，即感微邪，其病亦盛……此譬如两敌相争，主强则客不能胜，必自解散而去。"

卫气的第二个作用是温养全身，维持机体正常功能。卫气充足，可以维持体温基本恒定，增强抵御风寒的能力。人在饥饿时易感觉寒冷，一个重要的原因就是卫阳生发不足而薄弱，造成温煦之力减弱。运动可以帮助增强卫气，提高抗寒能力。同时卫气还有固摄经血的作用，帮助营血循经而行。

卫气的第三个作用是调控腠理，调节体温发散和汗液排泄。通常体质强健的人既耐寒又耐热，因为强健者必定卫气充盈，腠理调控能力强，不论环境温度高低，都能做出有效调节，维持体温基本恒定。特别怕冷固然是身体虚弱的表现，格外怕热，也反映出身体卫气调控能力不强。

（二）营血与卫气的运行及节律

1. 营血的运行及节律

中医所谓营血，是具有生理功能的运行状态的血，营血与营气，可分不可离，可以分开表述，但不能分离存在。那么营血的运行实际与营气是同步的。按照《灵枢·五十营》以及《灵枢·营气》等篇的叙述，作为营气载体的营血，与营气的运行路径是一致的，按照"手太阴经→手阳明经→足阳明经→足太阴经→手少阴经→手太阳经→足太阳经→足少阴经→手厥阴经→手少阳经→足少阳经→足厥阴经→手太阴经"循行往复，周而复始。营血（气）由饮食精微化生而来，有现代研究者从这个角度表述营血（气）的生发和运行路径：谷→胃→肺→经隧（十二经脉流注）→督脉→任脉→缺盆→肺中。

营血周流不息，没有边端，但如同自然万物遵循客观规律，以一昼夜为一个节律，在一个节律里，营血在身体里循行五十周次。在《黄帝内经》里，岐伯介绍了五十周次的来由。天空的一周有恒星二十八宿，每宿占三十六分，总计为一千零八分。古人认为，一个周天日（地球自转一周），人静脉上下前后左右二十八脉与星宿对应，总长一十六丈二尺。二十八星宿的距离与周身经脉的长度对应。古人以铜壶滴漏看水的刻度计时，一昼夜间壶中水滴漏一百刻度。人一次呼气，脉动两次，营气运行三寸，一次吸气，同样也是脉动两次，气行三寸。一呼一吸为一息，气行六寸。十息营气行六尺，太阳运行二分。到二百七十息的时候，营气运行一十六丈二尺，气行上下交通于中，脉气行遍周身，这时候滴漏下降二个刻度，太阳运行二十五分。照此类推，一个昼夜里，营血载着营气循行经脉五十个周次。这时候阴阳会合，然后开始下一个周期。

2. 卫气的运行及节律

《灵枢》第七十六篇专门论述"卫气行"。黄帝问岐伯说，我想听你谈谈卫气的运行，是怎样出入于阴阳表里，怎样相会的。岐伯解说道：一年有十二个月，一天有十二个时辰，子时、午时分别位居南北，天周有二十八个星宿，分布于东西南北四个方位，每个方位各七个星宿，从东方房宿，经过南方到西方的毕宿，其位对应地支中的卯时、辰时、巳时、午时、未时、申时，这六个时辰是白昼，属于阳。从西方的昴宿，经过北方到东方的心宿，其位对应地支中的酉时、戌时、亥时、子时、丑时、寅时，这六个时辰是夜晚，属阴。人体与这个自然节律对应，卫气白天行于阳，夜晚行于阴。到黎明平旦（寅）时，卫气在阴分已经完成二十五个周次，出于目，眼睛张开醒来，卫气开始上行于头部，沿颈项后足太阳经的通路下行，再沿背部向下，到足小指外侧端（至阴穴）。另外散行的部分分别从手太阳经、足少阳经下行；又一条散行从耳向下，沿手阳明经下行，最后都复合于目，交会于足太阳经睛明穴。白天当太阳（地球自转）走过一个星宿距离时，卫气在身体里循行一又十分之八周；太阳运行十四星宿时，卫气行于身体二十五又十分之二周，这时卫气行于阳的部分结束而进入阴的部分，阴的部分开始承受卫气。卫气在阴部通常由足少阴肾经传注于肾脏，由肾脏注入心脏，由心脏注入肺脏，由肺脏注入肝脏，由肝脏注入脾脏，由脾脏再传入肾脏，完成一周循行。夜晚地球自转走过一个星宿的时间，卫气行于阴分也是一又十分之八周，也和行于阳分的二十五周次一样，到黎明时在目部会合。

按照每星宿卫气运行一又十分之八周，无论阴分或阳分，实际上多出来十分之二周。古人认为，人醒来或入睡时间有所不同，是因为运行周期的余数造成。有现代研究者按照卫气阴阳两部分的循行路径将其表述为：目张→足太阳→手太阳→足少阳→手少阳→足阳明→手阳明→阴分（肾→心→肺→肝→脾）→目合→目张。

三、营卫生会与睡眠

睡眠通常被看作简单的身体静止休息，疲倦了就会想睡觉，是一种习惯性的行为，只要主观上宁心静气就能够做到。事实上，睡眠和人的生产、生活行为一样，是人的一种生理活动形式，同时也是一种生理能力，需要合理的营养供给作为物质基础，并加以合适的情志、生活方式修持，才能保持正常。萎靡不振，昏昏欲睡，是不健康的表现，精神亢奋，日夜无眠，同样是不健康的表现。好睡眠才有好身体，好睡眠来自好身体。

（一）气血盈亏与睡眠

此之所言气血，指生态的营气与营血。从上述营卫生会过程和节律可以清楚地说明，睡眠是人的一种生理活动形式，甚至可以说是一种重要的生理活动形式，因为睡眠是人得到发育、获得体能、维护免疫力的必不可少的生理过程。睡眠剥夺对人的打击可以说是摧毁性的，持续剥夺睡眠可以造成生理紊乱、精神崩溃，乃至死亡。

睡眠作为一种重要的生理活动形式，需要充沛的气血供给来支撑，一方面是睡眠本身需要气血基础实现阴阳调和，另一方面是睡眠中的各种身体代谢也需要气血供给实现推陈出新。明代龚廷贤在《寿世保元》中指出："人生之初，具此阴阳，亦具此气血，所以得全性命者，气与血也。血气者，乃人身之根本乎！"明代另一位名医张介宾在《景岳全书》里指出："人有阴阳，即为气血，阳主气，故气全则神旺；阴主血，故血盛则形强。人生所赖，惟斯而已。"气血是人身的根本，如果营卫生发不足，必然导致气血双虚，营血所供不及，身体发育、新陈代谢以及神志活动都将成为无源之水，难以为继；卫气生发乏源，由卫气所担当的温煦、体温调控等功能都将无法正常进行。气血虚者，虽然疲倦乏力，但难以入睡，或易醒、多梦，即便入睡也因为神思欠安而难以进入深度睡眠。换言之，睡眠过程中由于气血不足，难以完成必要的生理修复，加上睡眠障碍产生的不利于大脑功能状态恢复的神经递质，故而睡不解乏。但是，也不是盲目一味进补就有利于睡眠，尤其在营卫循行到应该入静的节点，如果这时候进食、进补，或者情绪激昂，气血能量增加而无法入静，也会造成入睡困难。只不过这种现象由外因造成，不属于身体病态，也很容易调节。比如晚上喝茶、喝咖啡使神经兴奋难以入睡者，只要改变这种行为，影响也随之消除，所以通常都主要讨论气血不足对睡眠的影响。大病、久病、年老体衰者，是睡眠障碍的高发群体，这个群体多有气血不足，因而导致身体功能上的阴阳失衡，对睡眠发生以下影响。

1. 气虚

气虚会造成睡眠质量低下。气在中医学里是一个含义丰富的概念。首先气是形成宇宙万物的物质实体，万物由气所化。换言之，古人以"气"表示构成物质的最小单位，"气"同时是质与能的统一，是带有能的精微物质。反映在人体，气是一切机体组织得以活动的营养所在，如精气、卫气。气还是人体一切组织器官的功能活力，如脏腑之气、经络之气等。那么气虚可以分成两种情况，一是气虚衰少，二是气弱运行不力。前者为营养物质不足，后者为营养物质的活动能力不足。如前所述，睡眠是人的一种特殊生理活动形式，身体发育，消除疲劳，都有赖于高质量的睡眠，睡眠本身也需要足够的营养物质作为保障，即有足够的营血周流。气虚衰少，意味着营血匮乏供能不足，难以完成睡眠全过程，故而气血虚的人往往多梦易醒，难以进入深睡眠，由此，体能修复受限而睡不解乏。

2. 气弱

气弱会造成睡眠节律紊乱。气弱指营养物质的活动能力不足，这种活动能力受多方面影响，首先是化生精微之气的原物质性味。热性大的食物，提供给人的能量较大，比如荔枝、牛肉、雄鸡等。其次是营养物质量的供应不足，会导致脏腑营养不足而身体阳气低微，长期患有消化性疾病的人，体质赢弱并且睡眠障碍比较多见。第三是身体脏腑自身老化而阳气衰少，活动能力下降，影响营卫节律而发生睡眠障碍。明代戴元礼在《证治要诀·虚损门》中指出不寐病后虚弱和"年高人阳衰不寐"，都属于气的能量不足而发生睡眠异常，该清醒时气不足而昏昏欲睡，该睡眠时也因气不足而无法入眠。这种矛盾现象其实道理很简单，气不足则生理活动供养不及，睡眠–觉醒机制无法正常运行。气弱运行不力，将使卫气运行失常，或者行于阳分的时间过长而不寐，或者行于阴分的时间过长而不醒。从现代生理的角度看，由于血液成分复杂，加上循行路线有大、小动脉，微动脉和毛细血管以及静脉，血流阻力各有不同，如果气弱运行不力，这些因素任何一个环节都可能发生改变，都可能影响营卫周流的节律，进而影响入睡和睡眠深度。

3. 血虚

血虚会影响入睡和睡眠周期血。血在中医学里指"由饮食精微所化生循行于脉管中的血液"。《灵枢·营卫生会》指出："中焦亦并胃中，出上焦之后，此所受气者，泌糟粕，蒸津液，化其精微，上注于肺脉，乃化而为血，以奉生身，莫贵于此。"血是生命第一宝贵物质，是向人体输送营养能源的载体，饮食消化的营养物质，乃至呼吸获得的氧气，都必须进入血液才能输送和被人体利用。血虚指体内血分亏损，类似于现代医学的贫血，常因失血过多，思虑过度，寄生虫，脏腑虚损，不能化生精微所致。长期罹患消耗性疾病，如结核、肿瘤等，体能消耗较大，也会造成血虚。血虚是中医病机的一种，如血崩、血脱等病证都与血虚相关。古代医家很早就认识到："肝受血而能视，足受血而能步，掌受血而能握，指受血而能摄。"没有血液的滋养，身体的各种功能都无法实现。睡眠同样如此。《景岳全书·不寐》中载有："血虚则无以养心，心虚则神不守舍……以致终夜不寐，及忽寐忽醒，而为神魂不安等证。"血虚对睡眠的影响，最常见的是难以入睡，心血不足时，入静乏力，造成浮阳外越之态势，即使入睡，也很难进入宁静的深睡眠，使睡眠周期改变，故而易醒。

（二）气血周流与睡眠

1. "胃不和则卧不安"

"胃不和则卧不安"出自《素问·逆调论》："阳明者，胃脉也。胃者，六腑之海，其气亦下行，阳明逆，不得从其道，故不得卧也。《下经》曰：胃不和则卧不安，此之谓也。"这段话语不长，但已经充分解释了胃不和而卧不安的原因。阳明为胃脉，胃为受纳之官，被誉为水谷之海，亦称为六腑之海。胃的正常生理状态是气往下行。胃不和，即胃气不和顺，不正常下行。回顾前面说过的卫气循行路径："目张→足太阳→手太阳→足少阳→手少阳→足阳明→手阳明→阴分（肾→心→肺→肝→脾）→目合→目张。"阳明胃经气不下行，也就是卫气阳不入阴，气血的周流出现了紊乱，影响到正常的睡眠机制，故而无法安睡。

胃不和的主要表现在《灵枢·大惑论》中有载："此人肠胃大而皮肤湿，而分肉不解焉。肠胃大则卫气留久，皮肤湿则分肉不解，其行迟。夫卫气者……故肠胃大，则卫气行留久；皮肤湿，分肉不解，则行迟。留于阴也久，其气不清，则欲暝，故多卧矣。其肠胃小，皮肤滑以缓，分肉解利，卫气之留于阳也久，故少暝焉。"所谓"肠胃大"主要指脾胃气机升降缓慢，卫气运行也相应缓慢，这类人会表现为贪睡。"肠胃小"指脾胃气机升降迅速，卫气运行自然也快，表现为睡眠比一般人少，即"肠胃小"的人易患失眠。

肠胃与睡眠的关系也从现代研究得到证实，人们发现原来认为只存在于脑内的与睡眠相关的肽类物质，其实在胃肠道中也有，如5–羟色胺、胆囊收缩素等。甚至参与调节睡眠–觉醒周期的松果体素，也呈脑肠的双重分布，这些物质同时也参与调节胃肠道运动。从生理学看，胃肠与睡眠之间确实存在相互影响的物质基础。

2. "病而不得卧"

《灵枢·大惑论》中黄帝问："病而不得卧者，何气使然？"岐伯回答说："卫气不得入于阴，常留于阳，留于阳则阳气满，阳气满则阳跷盛，不得入于阴则阴气虚，故目不暝矣。"这段话里有两层意思。一是疾病影响气血循行而导致卫气"不得入阴",造成阳气偏盛,难以完成气血周流节律中由阳向阴的转换,类似上文的胃气不下行,难以入静安睡。二是卫气不入阴则"阴气虚",并指出这也是"目不暝"的原因之一。阳不入阴而阴气虚,看似矛盾,实则不然。卫气由腑入脏,从阳脉进入阴脉,帮助五脏维持正常生理功能,这是卫气的基本功用之一,中医阴阳学说也早已阐明阴阳互生的道理。

中医致病主要有风、寒、暑、湿、燥、热之六邪外因,喜、怒、忧、思、悲、恐、惊之七情内因,以及饮食、劳倦、外伤等不内外因,这些病因或一种,或一组作用于人体而导致疾病,均会对气血周流产生影响,病越重影响越大,睡眠障碍也越明显,比如脑卒中、心血管疾病,由于气血周流受到严重影响,这类疾病患者或昏睡不醒,或彻夜难眠。现代医学之高脂血症、高血黏、动脉硬化;中医辨证属脏腑虚弱、气虚血瘀等,都可能使营卫周流偏离正常值而发生睡眠障碍。对于疾病造成的睡眠障碍,治疗原发病是解决问题的关键,对此,人们普遍认同并会坚持积极治疗原发病。

对情志病的认识相对而言有所不足。一方面认为情志病仅仅是影响心情,忽视负面情志造成的生理损害,错误地认为情志损害是身体生病,更加执念于对身体不适的悲观忐忑之中难以自拔,形成恶性循环。其次,由于对情志病认识不足,由此而对不良情志的自我控制意识远不如对生理疾病的重视程度,认为生病心情不好是理所当然,甚至产生放任消极情绪。现代医学研究表明,不同情志所产生的生物电波各有不同,有的如同涟漪向外扩散,有的如同虹吸向内收缩,不论何种形式,总之情志会对气血循行发生影响,导致睡眠障碍。

一旦营卫周流节律受累,除积极治疗相关症状外,积极的体育锻炼,按时作息诱导正常节律,合理饮食加强营养等,都是改善或维持营卫周流节律的有效方法。

老年人代谢减缓,脏腑功能日益衰退,普遍出现不同程度的气滞血瘀亚健康状态,夜晚难以入睡,或者稍睡即醒,并且睡不解乏。因此,老年人要通过调整饮食以增强营养,改变作息,白天增加小憩,来顺应和弥补营卫周流衰减造成的睡眠障碍。

第二节　子午流注学说

子午流注学说是中医针灸学体系中一种实用性的方法学,主要用于指导针灸取穴,因此,子午流注也被认为是一种以时间为主要线条的治疗方法,其理论基础发源于《黄帝内经》,《灵枢·九针十二原》阐述了人体有十二条经脉、十五条络脉,合计二十七条经络,每条经络有自己的脉气,故而有二十七气,这二十七气循行出入全身上下,循行过程中,形成了发出、流经、注入、会合等不同的节点。这些成为子午流注学说的理论基础。子午流注学说采用古代夏历计时体系的天干、地支,依据"天人合一"的理念,基于阴阳学说,阐释人体气血循行时间的规律及特定腧穴的功能特点,子午流注虽然主要应用于针灸选穴,但对中医学的各个领域都有着广泛的指导意义。

一、概述

子午流注是古代关于针灸取穴方法的一种学说,其认为人体的气血在经脉中循行时,随着时间的变化而有盛衰开阖的不同；因而主张以十二经的五输穴为基础，配合日、时的天干、地支变易，来决定某天某时治病应取的穴位。显而易见，子午流注首先是作为一种实用学说在针灸领域得到应用。但随着时间医学的兴起，人们开始研究和应用子午流注学说解读气血运行的状态和时间节点，子午流注所反映的生理节律得到更为广泛的应用，比如参照所治疗的靶器官的流注时点适时给药增效，运用流注节律调理睡眠障碍等。

子午两字，首见于《灵枢·卫气行》中："子午为经，卯酉为纬。""子午"是古代计时的两个时间单位，"子"是十二地支的第一数；"午"是十二地支的第七数。在一昼夜的时间段里，子为夜半，即 23 点～凌晨 1 点时段；午为日中，即 11 点～13 点时段。明代著名针灸医家徐凤所著《针灸大全》中指出："子时一刻，乃一阳之生，午时一刻乃一阴之生，故以子午分之而得乎中也。"这是一昼夜里的阴阳交替。在一年里，以农历十一月建子，这时冬至一阳生；农历五月建午，这时夏至一阴生。明代著名医学家张介宾在《类经图翼·气数统论》中说："每岁之气，阳生于子而盛于午，阴生于午而盛于子，阳之进者阴之退，阴之进者阳之退，一往一来，以成一岁。"由此可见，"子午"含有阴极生阳，阳极生阴之意，是阴阳消长进退周期变化的起始点和分界点，故而以此表示一个时间周期内的阴阳节律。

流注为流动、输注。自晋代以后，即有"流注"一词在书名中出现，如《明堂流注》《经脉流注图经》。而金元时期的《子午流注针经》，被认为是子午流注学说形成的标志，其中解释"流注"说道："是故流者，行也；注者，住也。盖流者要知经脉之行流也；注者谓十二经脉各至本时皆有虚实邪正之气，注于所行之穴也。"换言之，"流注"是指气血在十二经脉中按一定时间规律流行输注。

子午代表时间节点，流注指气血运行变化，"子午流注"则是阐述人体气血的运行与周流的时序规律。

二、子午流注学说的基本内容

（一）子午流注的基本要素

1. 五输穴

经穴分类名，指十二经脉肘或膝关节以下的井、荥、输、经、合五个特定穴位，合称为五输穴。

《灵枢·九针十二原》曰："所出为井，所溜为荥，所注为输，所行为经，所入为合，二十七气所行，皆在五输也。"五输穴的命名蕴含了气血在该处的运行特点，并借用水的流动形态加以状述。"井"穴，位于四肢末端近趾（指）甲之侧，喻为水的源头，指脉气所出的部位，这时候的脉气就像刚流出来的泉水浅而小。"荥"穴，多位于掌指或跖趾关节之前，荥字的本意是指很小的水流，喻指脉气比井穴初出时有所加大，形成小流。"输"穴多位于掌指或跖趾关节之后，指脉气灌入，好比水流由小而大，由浅入深，这时脉气较盛。"经"穴多位于腕踝关节以上，穴名意指水流宽大，此处脉气正盛而畅行无阻。"合"穴位于肘膝关节附近，喻指江河水流归于湖海，脉气由此入深，进而会合于脏腑。

子午流注学说认为，人体气血周流随着子午交替的时间推移而出现周期性的盛衰开阖现象，开时气血盛，阖时气血衰，形成一种规律性的生态节律。这种生态节律对临床有重要的指导意义。如《难经·六十八难》载有："井主心下满，荥主身热，俞（输）主体重节痛，经主咳喘寒热，合主逆气而泄。"寥寥数语，指明五输穴的临床意义。为此，有人编出五输穴歌诀帮助记忆，以方便应用。五输穴名歌诀如下：

少商鱼际与太渊，经渠尺泽肺相连。
商阳二三间合谷，阳溪曲池大肠牵。
历兑内庭陷谷胃，冲阳解溪三里连。
隐白大都太白脾，商丘之上阴陵泉。
少冲少府属于心，神门灵道少海寻。
少泽前谷后溪腕，阳谷小海小肠经。
至阴通骨束京骨，昆仑委中膀胱焉。
涌泉然谷与太溪，复溜阴谷肾经传。
中冲劳宫心包络，大陵间使曲泽连。
关冲液门中渚焦，阳溪支沟天井言。
窍阴侠溪临泣胆，丘墟阳辅阳陵泉。
大墩行间太冲看，中封曲泉属于肝。

2. 十二经脉

十二经脉是人体手三阴、手三阳、足三阴、足三阳合计十二条主要经脉的合称，它们是经络系统的主体，故此又叫十二正经。十二经的命名体现其生理特性，由三部分组成。

其一，循行于上肢的以"手"开头命名，循行于下肢的以"足"开头命名。

其二，是该经的阴阳特性：属脏的经脉为阴经，属腑的经脉为阳经；以人体直立，大指为前位，小指为后位，将上下肢的内外侧均分为前、中、后三部分，阴经循行于肢体内侧，从前向后阴气由盛向衰，分别名为太阴、少阴、厥阴；阳经循行于肢体外侧，从前向后阳气由盛向衰，分别命名为阳明、太阳、少阳。

其三，经脉所属脏腑。于是十二经脉分别为：手太阴肺经，手少阴心经，手厥阴心包经，手阳明大肠经，手太阳小肠经，手少阳三焦经，足太阴脾经，足少阴肾经，足厥阴肝经，足阳明胃经，足太阳膀胱经，足少阳胆经。

十二经脉在体内构成脏腑关联，十二经脉也是子午流注的循行路径，其中阴经走脏属里，阳经走腑属表，它们两两脏腑相对，互为表里，比如"手阳明经－手太阴经""足少阳经－足厥阴经"分别构成表里，表里成对的经脉其生理关系密切，病变相关性强，治疗时可以相互为用。这一特性在子午流注选穴时应予以关注。

3. 纳干法和纳支法

子午流注的显著特点是总结人体生理活动的时序规律，并以自成体系的计算方法来表达这种生理规律，以此作为依时择穴的凭据。子午流注虽然取地支时间单位命名，但其推演方法并不排斥天干计时法，因此，子午流注的计算方法主要有以天干计时的纳干法和以地支计时的纳支法。

（1）纳干法

由于天干的首位是甲，纳干法又叫纳甲法。纳干法以天干为主推演五输开穴，概括为"以日领经，以时主穴"。实际应用时，首先知晓当天日干，按《针灸大全·十二经纳天干歌》确定值日经。天干日与各值日经的关系如以下歌诀：

甲胆乙肝丙小肠，丁心戊胃己脾乡，庚属大肠辛属肺，壬属膀胱癸肾藏。三焦亦向壬中寄，包络同归入癸方。

按照歌诀所言，甲日属胆经值日，甲戌时首开胆经井穴足窍阴，根据阳（阴）日阳（阴）时开阳（阴）穴的道理，以后隔时逢阳时按五输流注顺序开穴，如丙子时开小肠经（甲胆乙肝丙小肠）的荥穴前谷；戊（属胃）时开胃经的输穴陷谷，庚（属大肠）辰时开大肠经的经穴阳溪，壬（属膀胱）午时开膀胱经的合穴委中。

（2）纳支法

由于地支的首位是子，纳支法又叫纳子法。此法以地支为主，按"虚则补其母，实则泻其子""迎而夺之""随而济之"的原则择取穴位。十二经配十二地支，《针灸大全》有十二经纳地支歌：

肺寅大卯胃辰宫，脾巳心午小未中，申胱酉肾心包戌，亥焦子胆丑肝通。

即寅时（3～5点）气血注于肺经，其气方盛，肺属金，金生水。此时取肺（金）经合（水）穴尺泽，是"迎而夺之"为泻；卯时气血流过肺经，注入大肠，此时肺经其气方衰，肺属金，土生金，这时取肺经输穴太渊（土），是"随而济之"为补。也可仅按经脉与时辰之间的关系择穴施治。如胃经有病时于辰时（7～9点）取胃经的穴位治疗；心经有病时于午时（11～13点）取心经的穴位进行治疗。

（二）子午流注是一种阴阳交替的生态节律

子午流注作为一种主要应用于针灸的治疗方法，基于对穴位生理时相特性的认识，构建了相应的计算体系，强调择时取穴以获得针、灸的最佳效应，这种"择时"方法不同于中医学广为应用的"辨证"方法。现代对这一体系进行过多方面的实验研究，有学者统计1957年至2013年期间国内发表过有关子午流注针灸法实验研究文献200多篇，研究方向大致可归结为三类：一是子午流注具体开穴方法的实验研究；二是观察不同时辰针灸效应的研究；三是观察不同时相针灸不同穴位对节律的不同影响。

根据这些文献报道，早期实验研究只是采用生物电作为指标，对子午流注针法进行某个断面的实验验证，比如采用经络电位值测定的方法对经穴开闭规律的研究，在实验样本数内，证实十二经脉的电位值变化与子午流注规律相符，并发现脾经的数值不论在何时都较其他经为高，推测可能与脾为生化之源有关。以后观察指标不断增加，涉及生化、免疫、心功能、血液流变学、皮温、痛阈等，如用光子数量测定仪对经络气血24小时的循行状态进行检测，观察到循行至肺经寅时，左右手肺经的光子发射数量是对称的，其他时辰则不对称。其他经脉按照子午流注的开闭规律检测，得到类似的周期性反应。这些研究在一定程度上证明了子午流注的实用价值和合理性。

虽然各种研究大都证实针灸效应受到了机体生理节律的影响，但是这种影响就现有的实验研究结论看，主要集中在日周期之内。子午流注反映人体经穴气血的循行规律，但对这个规律本身的解读还处于探索性的研究阶段。故此有学者指出，不论子午流注采取什么方式推算来"依时取穴"，总是以《黄帝内经》中阐释的"营卫"理论为基础，着眼点应该是气血流注的往复节点。如果舍弃营卫理论内涵，片面追求推算方式指导下的按时间点取穴，就会犯"刻舟求剑"一样的教条主义错误。

三、子午流注与睡眠

睡眠是修复体能无可替代的方式，人体的很多生理活动都是在睡眠状态下进行，比如生长激素、肾上腺素分泌都在夜间旺盛，人从生长发育到大脑思维，都离不开睡眠的养护。睡眠－觉醒机制可以说是人体正常功能的重要保障机制，睡眠质量则是这个保障机制的核心要素。子午流注所揭示的穴位气血流变和经脉气血周流规律，可用于指导提高睡眠质量和调理睡眠障碍。

（一）规律作息能增进睡眠效能

子午流注作为一种人体内部的生物节律，以往主要在针灸学领域研究和应用。现代随着时间医学的兴起，人体生物节律及其功用更多地进入研究视野，如血压和血糖的周期性升降现象、体温的日变化乃至月变化规律，这些周期性的变数都是治病保健的重要参数。随之人们发现，某些疾病、药物，按照子午流注的时间规律治疗服药，效应更明显，效果更好。虽然目前还没有一种研究揭示子午流注与睡眠－觉醒机制的对应关系，但子午流注揭示的气血循行时间点，对于指导日常起居是有借鉴指导意义的。根据子午流注推演的气血循行于穴位的开阖点，像择时服药一样，根据食物的性味归经，结合脾胃消化规律，根据自身脏器的强弱虚实进行进食与休息，将有益于增进脏腑修复，提高睡眠质量。

（二）子午入静休养睡眠规律

人体有规律的生物节律被称为生物钟。睡眠生物钟的形成，伴随人类的发展史，与自然环境关联。人类与绝大多数生物一样，是昼醒夜寐。人类早期没有人工光照，这种睡眠生物钟是最有利于人类生存繁衍的。由于睡眠一般是顺应地球运行的日升月落，白天劳作，夜晚休眠，但很多人有白天午睡的习惯，尤其是多年午睡的年长者，一旦中午时间没有睡眠条件，会表现得极为困倦，甚至出现心率加快、出冷汗等生理紊乱。而夜班工作者到半夜子时会感觉困乏加重，需要夜宵或其他刺激来提神。这种子午时疲乏困倦，与人体脏腑生理规律有关，人在子午流注阴阳交替的两个时间点会表现出体能低下。按照子午流注规律，这两个点是生物能的转换时机，午时阳极生阴，子时阴极生阳。人在睡眠状态，身体大部分功能入静，对子午阴阳转换的干扰最小，有益于阴阳转换的平稳过渡，同时也有益于维持气血周流恒稳，进而有益于保持正常的睡眠规律和养护身体功能。

现代生活节奏加快，工作时间朝九晚五，基本没有午睡时间，但这并不足以否定子午觉的合理性。午时进餐时间，人处于相对放松的状态，也是顺应子午流注机制的。长期从事夜班的职业人群，要注意顺应工作需要建立相应的日周期睡眠－觉醒机制，人的生物钟是可以在一定条件和一定范围进行调整的，比如倒时差就是调整睡眠规律，随着时差调整，气血阴阳也会相应有所改变。

从子午流注的规律明白了睡子午觉的道理，即便因为工作、差旅等原因而没有条件在子时、午时安睡，在这两个点静坐闭目小憩，也会有助于阴阳交替的平稳过渡，最起码在这两个点不要安排大强度的劳作，以免干扰阴阳交替，增加身体额外负担，扰乱气血循行而引发睡眠障碍。

（三）子午流注与失眠调理

失眠是最常见的睡眠亚健康状态，对失眠的治疗，医患都感觉棘手，这与失眠因素复杂有关。一方面，因为气血生成与运化的各个环节都可能发生偏颇，可导致身体阴阳失调而发生失眠，以上种种失眠引起的身体问题，仅仅采用缓解神经焦虑的助眠药物，其作用有限，若单纯使用镇静安眠药物，又因其副作用、依赖性使患者内心有所抵触。对年老体虚以及疾病气血不和导致的失眠，采用中医治疗复方调理全身气血，比单纯助眠效果要好。

临床报道显示，子午流注＋针灸治疗失眠，疗效优于其他方法。采用子午流注方法，首先要辨证失眠主因所属经脉，其次选择子午流注的计算方法，通过计算获得经脉穴位的开阖时间，依时施治。纳干法是以天干为主推演五输开穴，每天一个经脉当值，再隔时逢阳时按五输流注顺序开穴得到施治穴位。纳支法则以十二经配十二地支。比如心阳亢盛阳不入阴而失眠，宜于午时（11～13时）选择心经上的穴位进行治疗，依此类推。这种方法由于辨证病因经脉，针对病位施治，加之运用子午流注选择穴位的开阖时机，借用身体气血循行的势能顺势而为，故而疗效相对显著。

第三节　体质学说

一、概述

体质学说是中医理论体系的重要组成部分。体质是指人类生命过程中，在先天禀赋和后天获得的基础上所形成的形态结构、生理功能和心理状态方面综合的相对稳定的固有特质，是人类在生长发育过程中所形成的与自然、社会环境相适应的人体个性特征。生理上表现为形态结构、生理功能、心理特征以及对外界刺激的反应等方面的个体差异性；病理上表现为个体对某些疾病的易感性，以及疾病传变转归中的某种倾向性。

中医体质学说属于藏象的内容之一，中医体质学说认为，探讨体质的本质应与研究阴阳学说、脏腑经络的实质相结合，与探讨八纲和机体反应性的关系相结合。体质的内在基础即脏腑、经络、形体官窍、精气血津液等。体质的差异，是指内在物质之偏倾和功能活动之差异的反映。研究体质，实质上是从差异性方面研究藏象，藏象理论是体质学说的指导思想。

体质的形成包括先天因素和后天因素。先天因素是指小儿出生前在母体内所禀受的一切特征，先天因素起决定性作用，是人体身心发展的前提条件，是维持个体体质特征相对稳定的重要条件。如父母患有糖尿病、高血压等疾病，也会将易感性遗传给子代；父母身体强壮，子代也多强壮；父母体弱，子代也多体弱；如果母亲在怀孕期间饮食不节制、心情不宁、烦躁易怒，都会影响孩子的体质，母亲在怀孕期间的身体和精神状态，甚至饮食、起居对胎儿先天禀赋的强弱都有重要影响，因此先天因素是决定一个人体质强弱的基石，起着重要的作用。

后天因素包括饮食习惯、居住条件、气候、精神状态、劳逸情况、社会环境等诸方面。先后天的因素可以相互依存，互相转化。体质在后天因素的综合影响下不断变化，后天因素对体质的形成与发展始终起着重要作用，改善后天体质形成的条件，可弥补先天的不足，达到以后天养先天，使弱者变强者的目的。先天虽然强壮，如果后天不注意养护，体质就会由强变弱，百病丛生；相反，先天不足的孩子，只要后天进行正确的调养，体质就可以从弱变强，尽享天年。体质的表现特点包括全面性、普遍性、复杂性、稳定性、可变性、连续性。

二、体质的基本内容

体质，不同的医家有不同的说法。根据 2009 年中华中医药学会正式颁布的《中医体质分类与判定》标准，综合中国人体不同的特征，将人群体质分为九种基本类型，即平和质、气虚质、阳虚质、阴虚质、痰湿质、湿热质、血瘀质、气郁质和特禀质。体质不仅表现为个体差异性，而且具有群类趋同性。研究体质分类及其与疾病的相关性，对于改善体质偏颇、防病治病、促进健康具有重要意义。中医辨证，应掌握患者的体质特征，分析确定其体质特点，把握其与病变形成和发展的关系，抓住疾病本质，准确诊断疾病。在治疗中重视体质问题，是提高疗效的关键，近年来，有人提出"辨质论治"的新概念，是对辨证论治的深化。

（一）平和质

平和质的人先天禀赋良好，后天调养得当，以体态适中，面色红润，精力充沛，脏腑功能状态强健为主要特征。平和质是一种身体和谐、自稳能力强的体质，在神色、形态、局部特征等方面表现良好。拥有这种体质的人，身体不一定强壮，但是脏腑、气血功能协调，七情适度，性格随和开朗。他们往往有比较健康的遗传背景，生活规律，情绪稳定，体重波动小，对社会和自然环境的适应能力较强，很少生病，生病之后对治疗的反应敏感，自我康复能力较强。

（二）气虚质

气虚质的人一身之气不足，以气息低弱，脏腑功能状态低下为主要特征。气是构成人体和维持人体生命活动的最基本物质，它是由先天之精气、水谷之精气和自然界的清气三者结合而成，与全身各个脏腑尤其是肺脾胃肾的关系密切。气的物质来源充足以及肺脾胃肾等脏腑的功能正常是保证人体之气功能正常的必要条件。气虚质的人，平常体质虚弱，容易感冒，抗病能力弱，患病后易迁延不愈；易患内脏下垂、虚劳病。不耐受寒邪、风邪、暑邪。性格内向，情绪不稳定，胆小，不喜欢冒险。

（三）阳虚质

阳虚质的人阳气不足，失于温煦，以形寒肢冷等虚寒表现为主要特征。阳气在人体内起到温煦和推动作用，能够保证体温，产生能量，鼓舞生机，促进废物排泄，使生命的活力畅通。人体内津液和血液的正常循行有赖于阳气的推动作用。另外，阳气的盛衰还决定了人的生殖、繁衍能力。阳虚质的人，发病多为因寒所造成的病证，如易腹泻，以凌晨水泻为主，下肢浮肿，阳痿等。不耐受寒邪，耐夏不耐冬，易感湿邪。性格多沉静、内向。

（四）阴虚质

阴虚质的人由于体内津液精血等阴液亏少，以阴虚内热等表现为主要特征。阴虚是指体内具有滋润、濡养、宁静作用的物质如精血津液不足等。健康状态下人体阴阳维持一个相对平衡的状态。阴虚质的人，平素易患有阴亏燥热的病变，或病后易表现为阴亏症状，如外感发热很容易出现热盛伤阴的症状，如口干、鼻干、呼气发热。平素不耐热邪，耐冬不耐夏，不耐受燥邪。性情急躁，外向好动，活泼。

（五）痰湿质

痰湿质的人往往因水液内停而痰湿凝聚，以黏滞重浊为主要特征。痰湿是人体内津液代谢失常停留于体内导致的病理产物。人体内与津液代谢密切相关的脏器主要是肺脾肾三脏，这三脏分别位于上中下三焦，其中脾脏处于关键位置的中焦，起着非常关键的作用。痰湿质的人，易患糖尿病、中风等心脑血管疾病。对梅雨季节及潮湿环境适应能力差。性格偏温和，稳重，恭谦，豁达，多善于忍耐。

（六）湿热质

湿热质的人以湿热内蕴为主要特征。湿热质通常是由于各种先后天因素导致的肝胆脾胃功能相对不畅，肝胆郁结化热，脾胃积滞化湿，湿热熏蒸而导致的湿和热同时存在体内的一种体质特征。湿热质的人，易患疮疖、肝炎等证。对湿环境或气温高，尤其夏末秋初，湿热交蒸气候较难适应。性情多急躁易怒。

（七）血瘀质

血瘀质的人体内有血液运行不畅的潜在倾向或瘀血内阻的病理基础，以瘀血表现为主要特征。血是运行于脉中而循环流注全身的富有营养和滋润作用的红色液体，是构成人体和维持人体生命活动的基本物质之一。血要发挥其营养、滋润作用，必须运行通畅，能够通达全身各处。如果因各种原因导致体内血液运行迟缓，或者血溢出脉外停于体内，称为血瘀体质。血瘀质的人，易患出血、中风、心脏病等。还可见乳腺增生、子宫肌瘤等。不耐受风邪、寒邪。性情急躁，心情易烦，健忘。

（八）气郁质

气郁质的人多由长期情志不畅，气机郁滞而成，以性格内向不稳定，抑郁脆弱，敏感多疑为主要特征。气是构成人体和维持人体生命活动的基本物质之一，人体脏腑经络等组织器官的功能活动，脏腑经络以及气血津液的相互联系，无不依赖于气的升降出入而保持正常。要发挥其正常的生理功能，气的运行必须通畅无阻，如气的流通不畅，甚至阻碍，或气郁不散导致的某些脏腑、经络功能障碍，称为气郁。气郁质的人，易患郁症、失眠、慢性胃痛、梅核气、乳腺增生、惊恐等病症。性格内向不稳定，忧郁脆弱，敏感多疑。

（九）特禀质

特禀质是由于先天禀赋不足或禀赋遗传等因素造成的一种特殊体质。包括先天性、遗传性的生理缺陷与疾病，过敏反应等。特禀体质是由于先天禀赋不足、遗传等因素，或环境因素、药物因素等不同原因所致，故其形体特征、心理特征、常见表现、发病倾向等方面存在诸多差异，病机各异。比如过敏体质、遗传体质、胎传体质等。因禀质特异情况而不同。

三、体质与睡眠

（一）平和质与睡眠

平和质是一种身体和谐、自稳能力强的体质，在神色、形态、局部特征等方面表现良好，七情适度，性格随和开朗，所以一般不会引起睡眠障碍，属于正常体质。

宜顺其自然，重在维护；起居有常，生活规律。

（二）气虚质与睡眠

气虚质的人由于脏腑功能减退，气血不足，会出现多梦易醒，或朦胧不实，心悸不寐，健忘，头晕目眩，神疲乏力，食欲不振，面色不华，舌淡，苔薄，脉细弱等失眠的临床表现。气虚质的人平常体质虚弱，不耐受寒、风、暑邪，性格内向，情绪不稳定。气虚质对睡眠的影响主要表现在营卫之气的出入周流，详见营卫与睡眠的关系。

宜缓补慢调，佐以理气；起居规律，慎勿过劳。

（三）阳虚质与睡眠

阳虚质的人由于先天或后天因素致机体功能减退，容易出现虚寒的征象。发病多为因寒所造成的病证，不耐受寒邪，耐夏不耐冬，易感湿邪，性格多沉静、内向。阳虚常表现为畏寒肢冷，面色苍白，大便溏薄，小便清长，脉沉微无力等。心阳虚可见心悸心慌，心胸憋闷疼痛，失眠多梦，心神不宁或但欲寐。肝阳虚可见头晕目眩，两胁不舒，乳房胀痛，情绪抑郁，失眠多梦。肾阳虚可见腰膝酸软，心悸失眠，多梦易醒。

宜温阳益气，脾肾兼顾；睡眠时避寒就温，顾护阳气。

（四）阴虚质与睡眠

阴虚质的人平素不耐热邪，耐冬不耐夏，不耐受燥邪；性情急躁，外向好动，活泼。阴虚质表现为手足心热，口燥咽干，大便干燥，舌红少苔，面色潮红，两目干涩，眩晕耳鸣，记忆力减退，不易入睡，失眠多梦，易醒，醒后不能再睡等症状。

宜壮水之主，以制阳光；安卧避暑，节制房事。

（五）痰湿质与睡眠

痰湿质的人对潮湿环境适应能力差，性格偏温和，多善于忍耐。痰湿质表现为多汗且黏，胸闷，痰多，面色淡黄而暗，容易困倦，口黏腻或甜，身重不爽，喜食肥甘甜黏，大便正常或不实，小便不多或微混，由于痰湿质者的脾胃运化功能失常，痰湿凝聚，气机失调，容易出现失眠，也可出现多睡，甚至嗜睡。

宜清淡利湿，调理脏腑；睡眠环境保持干燥通风，慎防暑湿。

（六） 湿热质与睡眠

湿热质的人对湿环境或气温高，尤其夏末秋初，湿热交蒸气候较难适应，性情多急躁易怒。湿热质的人多见形体偏胖，口干口苦，身体困倦，大便燥结或黏滞，小便短赤，急躁易怒，对潮湿环境或气温偏高的气候较难适应。痰湿凝聚，聚而化热，上扰心神，故不寐心烦，口苦目眩，可彻夜不寐。

宜清热降火，健脾除湿；饮食清淡，沉心静意以安脾养心。

（七） 血瘀质与睡眠

血瘀质的人不耐受风邪、寒邪；性情急躁，心情易烦，健忘。血瘀质的人多见形体消瘦，发易脱落，肌肤干或甲错，易患疼痛，瘀血内阻，气血不畅，心情不快，性格内向，易烦易怒，急躁健忘，不耐风寒。血瘀质因阻碍气机，情志不舒，经络不通，身体不适，多梦健忘，睡眠的质量和时间较差。

宜活血散瘀，劳逸适宜；防寒保暖，精神开朗。

（八） 气郁质与睡眠

气郁质的人易患郁病、失眠、梅核气、惊恐等病症，性格内向、不稳定，忧郁脆弱，敏感多疑。长期的情志抑郁，可导致肝肺功能失调，或体内有形物质的阻碍而导致气郁体质。肝性喜条达而恶抑郁，长期情志不舒，肝失疏泄，神情闷闷不乐，胸胁胀满，善太息，故睡眠较差；肝气犯胃，胃气上逆则见嗳气呃逆，胃不和则卧不安，故失眠；情志内郁不畅，故性格内向、不稳定，抑郁脆弱，敏感多疑，思虑过度，影响睡眠。

宜移情易性，调畅气机；舒缓安静，辛香行气。

（九） 特禀质与睡眠

如过敏体质导致的过敏性疾病，如过敏性鼻炎、过敏性结肠炎、湿疹、荨麻疹等；如胎传体质导致的先天性疾病（包括胎弱、胎毒等）；如遗传病体质通常表现为遗传性疾病。特禀质与睡眠的关系目前还不能定论，只能具体问题具体分析。

宜培本固表，改善体质；简洁净常，谨慎防护。

体质学说可以使失眠的证型简化，方便于临床治疗。相对于证型来说，体质更稳定也更简化。各种易变的证型相当于一个点或片段，而相对稳定的体质却贯穿始终。体质因素决定着疾病的发生和临床证型，决定证候的转归和疾病的预后。如果能针对患者的失衡体质进行长期调整，则更能体现其"治病求本"和"整体治疗"的原则。就睡眠而言，不仅要掌握它的一般规律，更要从有相同体质的人群中寻求发病、传变和转归的特殊规律。这一点对临床诊疗会有很大的指导作用。因此，以中医基础理论为主导，探讨失眠与中医体质类型的相关性，对分析失眠的病因病机，判断病变的性质和发展趋向，指导失眠的辨证论治，具有十分重要的意义。

第四节 其他学说

一、六淫学说

自然界存在六种不同的气候变化，即风、寒、暑、湿、燥、火，在正常的情况下，称为"六气"。"六气"是影响万物生长的条件，对人体是无害的。当气候变化异常，如"六气"发生太过或不及，或非其时而有其气，以及气候变化过于急骤，致人生病，或因人体虚弱，适应能力低下，某些正常的"六气"也会成为致病因素，并侵犯人体而发生疾病；这种情况下的六气，便称为"六淫"，又称其为"六邪"。

六淫学说认为，人依靠天体之间的大气和水谷之气而生存，亦必然遵循四时生长收藏的规律而生长发育。同时，人的一切生理活动和机能受天人交感的影响，外界环境的变化，会直接、间接影响人体的生命活动及其表现。故《素问·宝命全形论》曰："人以天地之气生，四时之法成。"

六淫致病，除了气候因素外，还包括生物（细菌、病毒等）、物理、化学等多种致病因素作用于机体所引起的病理反应。

六淫与睡眠

1. 风邪与睡眠

风性轻扬，主动，"风为百病之长"，其致病多有动而不宁的特点，春天之风不仅具有风的属性，还兼有燥热之邪，故致病多有头胀痛，口眼干燥，或身热微恶风，或微汗等。"心者，君主之官，神明之出焉""心藏神"，若风热内扰心神则心悸、心神不宁、眠差、多梦或难以入睡，甚至彻夜难眠。失眠病位在心，实者为外邪扰乱心神，虚者为心失所养。春季失眠属于外邪所致，为实证，故宜疏风清热，正如《素问》中所说治病"必知天地阴阳，四时经纪""必明六化分治"，但是"邪之所凑，其气必虚"，素体虚弱则更易受邪，故应视病情以扶正祛风，养心安神兼之。

2. 寒邪与睡眠

寒性属阴，容易损伤阳气；寒性凝滞，寒性收引。凝滞，是指凝固、阻塞、不通，冬天寒邪较重时，必然损伤阳气。《素问·四气调神大论》云："冬三月……无扰乎阳，早卧晚起，必待日光。"冬天更应该早睡晚起，才能保养阳气。如子夜未眠，损伤阳气，阳气无力抵御寒邪，致使寒邪长驱直入，脏腑阴阳失调。正所谓"邪不能独伤人"也。

3. 暑邪与睡眠

夏季暑月阳气旺盛，阴易耗伤，最易出现失眠。夏至以后，立秋以前称为暑月。火热外邪称为暑邪。失眠病位在心，多为阴阳失调、气血失和而致。心在五行居火，火性躁动。夏至之后，立秋之前，暑邪为胜，与心相应，易影响心神，与内火相炽，可导致心烦失眠。暑为阳邪，其性升散，最易伤津耗气，故此期失眠多伴汗出、口渴喜饮、尿赤短少。暑性夹湿，故症状又有四肢困倦，食少纳呆，暑湿困脾，气机不畅，失眠随发。

4. 湿邪与睡眠

湿邪致病的临床表现为沉重感，黏腻停滞，易阻遏气机，损伤阳气。湿邪的致病特点导致湿邪困脾，四肢困倦，食少纳呆，暑湿困脾，气机不畅，发生睡眠障碍。

5. 燥邪与睡眠

秋天气候干燥，人体会出现"秋燥"现象，如口干舌燥、皮肤干裂、虚火上升、大便干结等阴虚症状。阴虚体质者，秋燥更会加重其阴虚症状，导致虚火上升，心烦易怒，从而影响睡眠，出现睡眠质量下降或睡不着觉的情况。因此很多失眠者容易在这个季节出现反复。

6. 火邪与睡眠

虚火失眠累及的脏腑主要是心和肾。中医五行学说认为，心属火，肾属水，水能制火，在生理情况下，肾水上济心火，使心火不至于偏旺而扰乱心神。经常熬夜、房事太过、老年肾气渐衰等，均可导致肾水不足以制火，心火就会亢盛起来，扰乱心神，肾阴虚而心火旺，阴阳不相和谐，因而发生失眠。

实火主要涉及肝，若情志不遂、数谋而不决、暴怒伤肝、抑郁忧思等，可使肝失条达，疏泄功能失调，从而导致肝气郁结，使肝的藏血功能失调，魂不能安藏于肝中，神魂无舍，而导致失眠。肝郁型失眠在临床上最为常见，以气机郁滞为基本病变，故需要疏肝理气，调畅气机，活血安神。

二、情志学说

情志学说是"七情、五志"的简称。"七情"以喜、怒、忧、思、悲、恐、惊七种情绪变化为表现，"五志"以喜、怒、思、忧、恐五种情志内在变动为基础，既是五脏气血阴阳活动的外在表现，又反过来影响五脏的气机，衍生出对疾病发病特点的阐述。情志是机体的精神状态，一般不会使人致病。只有突然、强烈或长期持久的情志刺激，超过了人体本身的正常生理活动范围，使人体气机紊乱、脏腑阴阳气血失调，才会导致疾病的发生，由于情志因素是造成内伤病的主要致病因素之一，故又称"七情内伤"。

情志既受到人体对客观事物的不同反应的影响，也会受到人体内部脏腑气血阴阳强弱的影响，无论哪种原因引起，最终都会导致人体气血阴阳的失调或气机紊乱而致病。

（一）情志与五脏气血的关系

气和血是构成机体和维持人体生命活动的两大基本物质。气对人体脏腑具有温煦推动作用，血对人体脏腑则具有濡养作用。人的精神活动与五脏密切相关，情志活动必须以五脏精气作为物质基础。不同的情志变化对各脏腑有不同的影响，而脏腑气血的变化，也会影响情志的变化，故七情与五脏气血关系密切。

（二）情志与睡眠

情志是人的精神活动的一部分，是人们对自己所认识和处理的事物，以及对别人和自身行动及态度的检验，是迅速、猛烈地冲击着人体，具有勃发性质的情感过程。这种情感过程必然伴有不同程度的脏腑气血变化。中医学在长期的医疗实践中，认识到情感过程过于强烈、持久和失调，即可导致疾病，所以将其列为"内因"，并作为病因学说的一项主要内容。

人类的情感尽管纷繁复杂，但中医学提炼出的七情（喜怒忧思悲恐惊）基本上概括了情感的基本形式。根据七情和五脏的特点，把"喜怒忧思悲恐惊"分属于五脏，把悲和惊分别归属于忧和恐，这样又把情感称为"五志"。

失眠的形成原因有很多，如思虑劳倦、内伤心脾、心肾不交、阴虚火旺、胃中不和等都可影响心神而导致目不瞑，其发病多与心、脾、肝、肾有关。情志因素与失眠的产生密切相关，情志不舒使五脏气机失常、气血不和及阴阳失调，可导致肝气郁结、心脾两虚、胃中不和。肝失疏泄，则胁肋胀满，心烦易怒，可导致失眠多梦易醒。

张景岳指出："不寐证虽病有不一，然惟知邪正二字则尽之矣。盖寐本乎阴，神其主也。神安则寐，神不安则不寐；其所以不安者，一由邪气之扰，一由营气之不足耳。有邪者多实，无邪者多虚。"指出内伤情志使五脏气机失常、气血不和及阴阳失调而致失眠。

三、运气学说

运气，是五运六气的简称。五运六气，是研究天时气候变化，以及天时气候变化对生物（包括人体）影响的一门学说。五运，即木运、火运、土运、金运、水运，分别配以天干，用来推测每年岁运和五个季节的气候变化规律。六气，即初之气厥阴风木、二之气少阴君火、三之气少阳相火、四之气太阴湿土、五之气阳明燥金、终之气太阳寒水，分别配以地支，用来推测每年司天、在泉之气和六个时段的气候变化规律。五运和六气相结合，可综合分析及预测每年的气候变化和疾病流行情况，因而研究五运六气对于探讨影响人体亚健康状态的因素及防治亚健康状态具有重要意义。运用五运六气理论，可以预先推测每年气候的异常变化，由此可判断对亚健康状态的影响。在运用运气理论研究气候变化之时，还应考虑客主加临、运气相合等对于气候、物候、人体的综合影响。

运用五运六气理论可推知气候变化因素及每个个体的先天禀赋情况，这对于研究亚健康状态具有重要价值。五运六气可以推测每年的气候和疾病流行的情况，因而运用五运六气理论可以判断异常气候因素与先天禀赋等因素对于亚健康状态的影响，因而防治亚健康状态之时，可根据运气情况而顺应时气，避免虚邪贼风的侵袭，运用五运六气主时规律可准确把握病机，在治疗上充分考虑岁气特点，制定相应的防治措施，这对于现今防治亚健康状态具有重要价值。

违背五运六气，违背自然规律，人体必然阴阳失调，从而可以引起睡眠障碍，甚至发生疾病。春生、夏长、秋收、冬藏是万事万物之自然规律，生、老、病、死是生命发展的必然规律。医学的任务就是认识疾病的发展规律，据此确立正确的养生方法，以减少疾病，保障人们的身心健康和延年益寿。调饮食、慎起居、适寒温、和喜怒为其基本养生观点。

四、中医睡眠养生学说

中医和道教都本源于中国传统文化，二者的养生文化也相互渗透，并影响着我们生活中的方方面面，大到养生功法，小到生活细节，几乎无所不包，当然也包括睡眠。道教认为，人在睡眠状态下，"元神离合涣然无归，真气去体，呼吸无主，云掩心天，波浑性海，慧镜生尘，智敛无刀，以舆为寝，以名为晦，冥然如黑山，黯然如鬼谷。"即是说睡眠时人的精神与肉体都处于一种极度松弛的状态，失去了主观的控制，内心的俗欲及外来的邪魔极易乘虚而入，兴风作浪。这与中医对睡眠的认识不谋而合，中医学认为，睡眠时人体卫气内伏，腠理不固，易为外邪所侵。由此而衍生出的许多睡眠养生术，都对中医养生产生了深远的影响，许多被中医所借鉴吸收。

（一）睡眠之前的准备与睡眠

1. 睡前饮食

《养性延命录》中说："饱食即卧生百病。"意指进食过饱后立即睡卧易生病，因此睡前应少吃，以不饥为度。这与《黄帝内经》中"胃不和则卧不安"的理论相契合。"胃刚纳食，脾未及化，若倦而欲卧，须强耐之，易滞气故也。"脾与胃同位中州，而以膜连接胃左，所以脉位于右方而气常行于左方。"若食后必欲卧，则宜右侧卧，以舒缓脾脏之气。"若食久，则左侧卧右侧卧均可以。

2. 先睡心，后睡眼

蔡季通所著《睡诀》云："睡侧而屈，觉正而伸，早晚以时。先睡心，后睡眼。"《备急千金要方》亦云："半醉酒，独自宿，软枕头，暖益足，能息心，自瞑目。"睡前应当放松心情，平复情绪，不可被日间的俗务所扰，这样方能快速入睡。

3. 睡前功法

叩齿咽唾为道教中常见的养生法，此法用于睡前可令人耳聪目明，志强脑健。睡前功法甚多，由于篇幅有限，在此不再赘述。

（二）卧姿与睡眠

在卧姿方面，侧卧位应为最佳卧姿，而仰卧及俯卧都极不可取。仰卧又称为"尸卧"，如《道藏·混元经》曰："仰面伸足睡，恐失精，故宜侧曲。"《备急千金要方·道林养性》曰："屈膝侧卧，益人气力，胜正偃卧。"说明侧卧比仰卧好。侧卧益气活络，仰卧则易造成噩梦、失精和打鼾。而俯卧时，胸腹内脏腑受压，气机运动不畅，于人体健康不利。

正确的睡觉姿势应该是向右侧卧，微曲双腿。《老老恒言》曰："如食后必欲卧，宜右侧以舒脾气。"现代医学认为，右侧卧位使心脏处于高位，不受压迫；肝脏处于低位，供血较好，有利于新陈代谢；胃内食物借重力作用，朝十二指肠推进，可促进消化吸收。同时，全身处于放松状态，呼吸匀和，心跳减慢，大脑、心、肺、胃肠、肌肉、骨骼得到充分的休息和氧气供给。

（三）居处环境与睡眠

《摄生纂录》云："《吕氏春秋》云：台高则多阳，室大则生痿，阳则生蹶，且亦有丰屋之诫，可不慎哉？古人之所居，但取门墙周密，墙宇幽深，使丝毫之风无所从入，自然众疾不生矣，觉有风穴，即须避之，凡细隙之风为害尤切。"《养性延命录》云："醉卧不可当风，亦不可用扇，皆损人。"《备急千金要方》云："不欲露卧星月，不欲眠中用扇。"因此，睡眠时开窗，或开风扇、空调都是对身体有害的。

（四）卧向与睡眠

方位在中国的传统文化中是一个非常有特色的符号，其直接与五行相配属，并从中衍生出许多规则。道教在这方面也不例外，在睡眠养生中，睡眠的卧向是非常重要的。

《太清道林摄生论》中说："丈夫头勿北卧。"《备急千金要方》中说："凡人卧春夏向东，秋冬向西，头勿北卧。"《老老恒言·安寝》也云："首勿北卧，谓避阴气。"等。可见，古代养生家在这一点上基本一致，其原因如《老老恒言》所说的"避阴气"。头为诸阳之会，而北方属水为坎，是阴中至阴，主冬主寒，若夜间阴气大盛之时头北而卧，当会伤及人体阳气，丛生百病。

（五）光线与睡眠

《养性延命录》曰："凡卧讫头边勿安灯，令人六神不安。"《云笈七签》云："夜寝燃灯，令人心神不安。"等。道教认为睡眠时有光线或光线太亮，则易致六神无主，不易安眠。中医学也有"神安则寐"之论，就寝即灭灯，则目不外眩，神守其舍也。

（六）药饵与睡眠

在养生典籍中，有很多通过药物帮助睡眠养生的。有药枕方、服食方、熏香方等，以药枕最具特色。药枕的原理在于枕内的中药不断挥发，中药微粒子借头温和头上毛窍孔吸收而透入体内，通过经络疏通气血，调整阴阳；另一途径为通过鼻腔吸入，经过肺的气血交换进入体内，此所谓"闻香治病"的道理。

以上是中医睡眠养生的六个方面，体现了养生家思想中的"道法自然，天人合一"的思想，对现代人的健康生活方式也具有积极的意义。

第三章 现代睡眠医学基础

早期人们对睡眠与梦的认识以及各种学说的出现为睡眠医学形成奠定了基础。大脑皮层电活动、快速眼动睡眠期、睡眠与觉醒机制、昼夜节律等机制研究进一步揭开了睡眠的奥秘，同时各种睡眠障碍疾病以及睡眠障碍与其他疾病如高血压、糖尿病等之间的关系也逐渐被发现和认识。睡眠医学在现代科学技术的推进下迅速发展，睡眠医学作为一门新兴的边缘交叉学科，已逐渐渗透至临床各科室。本章主要介绍睡眠基础知识、睡眠调节机制、睡眠分期理论以及常见睡眠障碍疾病。

第一节 正常睡眠和异态睡眠

一、正常睡眠概述

睡眠是一个复杂而具有节律性的生理行为过程，是万物休养生息的状态。人类每天几乎花费1/3的时间睡眠，才能维持正常的生活状态，可见睡眠是不可缺少且十分重要的组成部分。大量研究显示，长期睡眠剥夺会使人反应迟钝、记忆力下降，重则神志不清、幻视幻听，甚则导致死亡。

成年人每日正常睡眠时间约8小时，但也存在个体差异，只要符合自己的睡眠习惯，能够保证白天精力充沛，无疲乏感，均为正常。正常睡眠由非快速眼动（NREM）睡眠和快速眼动（REM）睡眠两种睡眠时相构成，且在睡眠周期中交替出现。NREM睡眠时，人体从浅睡到深睡，体温、心率和呼吸率逐渐下降并趋于平稳，意识活动逐渐减弱，肌张力下降；REM睡眠时，眼球快速运动，全身肌肉松弛，伴有做梦。正常成人睡眠多从NREM开始，80~100分钟后进入REM状态，约持续5~15分钟，随后逐渐清醒，或进入下一个浅睡状态，这便是一个睡眠循环周期。整夜睡眠有3~5个循环周期，每个周期持续时间90~110分钟。

从脑电波认识正常睡眠，在进入睡眠的过程中，从清醒时的β波到α波、θ波，最后到深睡时的δ波，δ波的出现是人体极度放松的状态，也是人体机能恢复的关键。随着睡眠的深入，脑波频率逐渐减慢，做梦或清醒时频率又转快。

美国睡眠医学学会（American Academy of Sleep Medicine，AASM）将睡眠分期为N1、N2、N3、R期（REM睡眠）和醒。人在浅睡状态时多处于N1、N2期，而深入熟睡时则多处于N3期。一般成年人，N1在整晚睡眠中的占比为5%~10%，N2为50%~60%，

N3 为 15% ~20%，R 期约为 20%。正常睡眠应具有各频率段脑电波的交替变化，以及合理的比例分配。

关于睡眠分期本章第五节将做具体介绍。

二、健康睡眠标准

正常睡眠有昼夜规律且具有进入睡眠状态及觉醒的能力，睡眠过程中的睡眠结构正常。健康的睡眠指在正常睡眠基础上具有高效的睡眠能力，即不仅体现在睡眠时间，即"量"，更体现在睡眠的质量，即"质"，才能在清醒时维持最佳状态。

依据美国哈佛医学院给出的健康睡眠标准（正常成年人）：

1. 初入熟睡时间 <30 分钟。

2. 熟睡比例 >41.4%（约 3 小时 18 分钟，按 8 小时正常成人睡眠时间计算）。

3. 浅睡比例 <36.4%。

4. REM 比例 <21.6%。

5. AHI <5 次/小时（AHI：apnea hypopnea index，睡眠呼吸暂停低通气指数）。

熟睡是人体各系统机能恢复的最佳时机，也是评价睡眠质量的重要指标。从睡眠开始至第一次进入熟睡的时间需在 30 分钟内，且熟睡的总时间与比例需达标准。另外，每次熟睡持续时间与集中度也较为重要，一般熟睡常集中于前半夜，在整晚睡眠循环过程中，熟睡深度逐渐降低。浅睡与 REM 睡眠是睡眠中必不可少的部分，其占比也需在一定范围才能保证睡眠质量。AHI 作为睡眠呼吸暂停综合征的诊断指标之一，是睡眠质量的重要影响因素，睡眠过程中呼吸暂停事件的发生，会导致熟睡明显减少，浅睡增多，长期发生还会引起各种慢性疾病，如高血压、糖尿病等。

三、常见异态睡眠

异态睡眠是指从入睡至觉醒期间发生的非自主性躯体行为活动或体验，其可发生于 NREM 睡眠、REM 睡眠或者睡眠与觉醒相互转换的状态。依据《睡眠障碍国际分类》第 3 版（ICSD-3）对异态睡眠的分类总结（表 3-1）：

表 3-1 ICSD-3 异态睡眠分类

NREM 睡眠	REM 睡眠	其他异态睡眠	孤立症状和正常变异
意识模糊性觉醒	REM 睡眠行为障碍	头部爆震声综合征	梦呓（梦语症）
睡行症（夜游症）	反复孤立性睡眠麻痹	睡眠相关幻觉	
睡惊症	梦魇	遗尿症	
睡眠相关性进食障碍		其他疾病导致的异态睡眠	
		药物或物质滥用导致的异态睡眠	
		未特指的异态睡眠	

（一）NREM 睡眠相关异态睡眠

1. 意识模糊性觉醒

意识模糊性觉醒是指从 NREM 睡眠觉醒过程中，意识尚未完全恢复而表现出定向障碍的行为，醒后对事件存在模糊记忆，持续时间通常在 5 分钟以内，也可延长。意识模糊性觉醒常见于儿童，随着年龄增长其患病率下降，通常发生在睡眠前 1/3 阶段，常见于第 1 个睡眠循环的深睡眠期觉醒。在此期间觉醒或被唤醒，由于不能迅速清醒，而表现出目光呆滞、反应迟钝、动作不协调等。

2. 睡行症

睡行症又叫夜游症，以 NREM 期觉醒时出现持续性意识模糊伴下床活动，醒后部分或完全遗忘，不易唤醒，唤醒后可加重意识模糊与定向障碍。睡眠剥夺是发病的重要因素，此外睡眠觉醒障碍疾病、抗精神病相关药物、精神障碍、内外刺激（膀胱充盈、光线、噪音）及遗传因素也会导致睡行症。睡行症可发于任何年龄，儿童所占比例较高，通常发生于入睡 2~3 小时内，从慢波睡眠转觉醒时段。表现为坐起或离床，随后又躺下继续睡眠；或起床进行日常习惯性动作，如穿衣、进食、大小便等；或喃喃自语，与其沟通可做出应答。

3. 睡惊症

睡惊症指从睡眠向觉醒转换时，突然从床上坐起，发出恐怖喊叫或哭闹，表情惊恐或焦虑，发作时心率加快、呼吸急促、出汗、皮肤泛红，但意识模糊，呼之不应，旁若无人，醒后不能回忆发作时的情景。睡惊症常见于 4~12 岁儿童，青春期后逐渐停止，男性较多见，同样多在入睡后的 NREM 睡眠后期出现。

4. 睡眠相关性进食障碍

睡眠相关性进食障碍指在 NREM 睡眠期间反复发生无意识的进食或饮水，伴意识降低及行为遗忘。睡眠相关性进食障碍也是睡行症，只是以进食为主要表现，平均发病年龄在 20~30 岁，女性多见，因夜间意识模糊，常食入不恰当食物或毒物，烧伤或烫伤，甚至引发火灾。

（二）REM 睡眠相关异态睡眠

1. REM 睡眠行为障碍（RBD）

RBD 是临床常见的 REM 期异态睡眠，以 REM 睡眠时伴随梦境出现肢体活动，常出现暴力行为，造成自身或同床人伤害，醒后可清晰描述梦境，但对其异常行为无记忆。RBD 常见于中老年人，且男性多见，常于睡眠后半段梦境较多时发生。

2. 反复孤立性睡眠麻痹

反复孤立性睡眠麻痹指从 REM 睡眠觉醒时，意识已完全清醒，但肌张力持续消失的分离状态，醒后存在清晰记忆。常因睡眠剥夺、不规律睡眠、过度劳累等诱发，发作时不能讲话、睁眼，无法挪动四肢，有紧迫窒息感。常见于青少年，研究显示学生、精神病患者发作比例较高。

3. 梦魇

梦魇指 REM 睡眠期间发生恐慌不安或惊恐焦虑为主的梦境体验，常导致觉醒，醒后仍有短暂的情绪紧张、心率加快、面色苍白、出冷汗等，尚可详细描述梦境。通常在压力比较大、过度疲累、作息不正常、失眠、焦虑的情形下比较容易发生；创伤性经历、遭遇过艰难的境遇，或接触过多恐怖资讯等也常诱发梦魇；梦魇频繁发作与特定人格特征有关，如精神分裂症。

（三）其他异态睡眠

1. 头部爆震声综合征

头部爆震声综合征指夜间发生客观不存在的巨响声音而引起头部猛烈爆炸感，为良性疾病，常于应激或过度疲劳时加重。

2. 睡眠相关性幻觉

睡眠相关性幻觉指入睡或觉醒时出现的幻觉体验，多为幻视，也可出现幻听、触觉或行为活动的幻觉。睡眠相关性幻觉可伴睡眠麻痹的发生，幻觉发生时情景真实生动，醒后常感恐慌。

3. 遗尿症

遗尿症指生理发育已超过能正常控制膀胱功能的年龄，不能从睡眠中醒来或不能抑制膀胱收缩，反复发生无意识的排尿现象。遗尿症多见于儿童，原发性遗尿症多为注意力缺陷或多动障碍的儿童；继发性遗尿症多为近期显著社会心理应激的儿童，如父母离异或身体虐待。

4. 其他异态睡眠

其他异态睡眠还包括：其他疾病导致的异态睡眠、药物或物质滥用导致的异态睡眠、未特指的异态睡眠。这些异态睡眠多为疾病、药物、物质滥用或不明原因的其他因素所导致的各种异态睡眠。

（四）孤立症状和正常变异

梦呓（梦语症）指睡眠过程中说话，唱歌，哭笑等，有时梦语不清晰，或仅仅是不成文法的只言片语，有时则可能是连贯的语言，甚至是成段的述说，更有甚者可以和他人对话。梦语可出现在睡眠的任何阶段，一般多发生在慢波睡眠期，儿童、青少年较常见。

四、睡眠与年龄及性别的关系

（一）睡眠与年龄

睡眠的时长及结构会随着年龄的变化而有所不同。目前，关于这方面的研究已较多，结果显示随着年龄的增长，睡眠总时长及睡眠效率会降低，当年龄达到45岁的人群，约有86%的人出现睡眠效率下降，50岁以后下降更为明显。睡眠中每小时觉醒的次数，也会随年龄增长而增加，尤其是老年人每小时可达20次左右。另外，脑电波的波形也会随年龄发生变化，如δ波在老年时其振幅会下降，而并未体现在波长上，若按睡眠分期标准，老年人在N3期的睡眠时间缩短了5%～10%。

1. 老年人的睡眠特点

失眠成为65岁以上老年人的普遍现象，其中近半数人群有入睡困难问题。睡眠维持困难是老年人睡眠的主要特点之一，常伴有觉醒次数增多；老年人睡眠生理节律发生变化，视觉感官敏感性降低，生物钟的调节、周期转换均很困难，几乎无法适应轮班工作；打盹和嗜睡也是老年人的另一特征表现，已经有研究证明白天小睡对其机能恢复有益，但白天的小睡却对夜间的睡眠不利。

老年人睡眠质量下降的原因有很多，除各系统生理性改变对睡眠的影响之外，各种疾病的发生、药物的治疗，甚至社会及心理等因素均会影响睡眠质量。

睡眠呼吸障碍（sleep disordered breathing，SDB）是睡眠障碍的疾病之一，因呼吸道肌肉耐受力降低，气道结构不稳定，软组织塌陷所致，多发生于中老年，男性比例稍高于女性，因 SDB 呈现年龄依赖性发病，也将其作为衰老的标志之一。统计显示，SDB 引起老年人觉醒是年龄因素的 10 倍，是性别差异的 5 倍。因此，注重睡眠呼吸问题，并予以适当干预，可能有利于老年人睡眠质量的提升。

2. 婴儿和儿童的睡眠特点

婴儿与儿童的正常睡眠较成年人有很大差异，主要表现在睡眠结构与睡眠时间方面。新生儿睡眠无昼夜规律，总时间 16 ~ 18 小时，睡眠周期为 45 ~ 60 分钟，且常因 3 ~ 4 小时需要进食而表现出睡眠的片段化。REM 睡眠占据总睡眠的 50%，而且正常睡眠以 REM 起始，约 3 个月后 REM 睡眠比例下降，随后出现以 NREM 睡眠起始的睡眠，昼夜节律逐渐形成，夜间睡眠更加稳固且延长。婴儿由于大脑发育未完成，脑电波的辨识度较低，因此其睡眠的分期也有所不同，主要分为活跃睡眠（active sleep，AS）与安静睡眠（quiet sleep，QS），AS 主要为 REM 睡眠，而 QS 则主要包括 NREM 睡眠与不确定睡眠（睡眠期的转换过程）。

当过渡至儿童期，睡眠又有些变化，例如，睡眠总时间从刚开始的 13 ~ 14 小时逐渐降至 8 ~ 9 小时，最终在成年时趋于稳定。睡眠分期中的 REM 睡眠在 3 ~ 5 岁便下降 20% ~ 25%，期间 N2 期比例开始增加。儿童期间大脑基本发育完全，因此睡眠分期更加清楚明显，但所需睡眠时间较长，常因学习、生活的压力，导致睡眠不足，白天嗜睡困倦、注意力不集中、记忆差等，都是目前学龄儿童的普遍现象。

（二）睡眠与性别

睡眠除了在不同年龄阶段存在差异，性别也是引起差异的原因之一。女性睡眠较为稳定，各分期变化较小，而男性波动较大，表现为浅睡期增多，熟睡期减少。但 REM 睡眠无性别差异，就是指无论哪个年龄段，REM 睡眠的比例虽总体减少，但并无男女差别。

依据 AASM 分期的研究显示，N1、N2 期仅男性随年龄增长而增加，N3 期同样仅男性随年龄增长而减少。由此可见，男性在年龄的跨度中变化最为明显，也是一直以来将男性作为睡眠和睡眠障碍的研究主体的原因之一。

然而调查显示，女性睡眠也会受年龄及不同生理期的影响，如内分泌调节、心理变化等，使其更易患睡眠障碍疾病。最先以女性睡眠问题为主体进行研究距今也仅十年时间，统计显示，失眠与嗜睡在女性人群中更为普遍，除机体本身因素外，睡眠环境、工作状况、情绪波动等都会成为其影响因素，且明显高于男性。

综上所述，男性睡眠结构随年龄波动较大，但睡眠问题较为单一，且不易受外界影响；而女性睡眠结构受年龄影响虽小，但睡眠问题较为多样复杂，且容易受外界因素、激素及心理变化的影响。

第二节　睡眠的生理调节

非快速眼动（NREM）睡眠和快速眼动（REM）睡眠是正常睡眠的组成部分。NREM睡眠时只需消耗较少的能量即可维持机体的稳态，此睡眠状态中的深睡眠是睡眠质量的评价指标，良好的深睡眠具有消除机体疲劳、恢复体力、增强人体防御功能、促进生长及清除机体有毒代谢物等功能。REM睡眠常见于NREM睡眠之后，以肌张力下降，眼球快速运动为基本特征，此睡眠状态在脑唤醒的调节和梦的产生中起着主要作用，推测REM睡眠可能对记忆巩固、神经系统发育等亦具有重要意义。

进入睡眠状态后，机体各系统的生理活动会受到神经调控而发生变化，我们在这里称之为睡眠的生理调节。睡眠时正常的生理调节对于维持机体稳态与健康具有重要作用。了解睡眠期间的生理活动变化及调节机制可以提高人们对睡眠健康的认识，从而促进健康睡眠，这不仅有助于改善亚健康状态，而且对于疾病预防和恢复也可起到积极作用。以睡眠生理信号为基础的睡眠健康筛查也可为疾病预防和早期诊断提供有效依据。

一、睡眠与心血管活动

人类的正常睡眠期间伴随着心率与血压的变化，这些变化主要由自主神经系统（autonomic nervous system）所介导，并且不同的睡眠状态时存在着自主神经系统（交感神经和副交感神经）的活动差异。

NREM睡眠时，副交感神经占支配地位，交感神经活动受到抑制，自主神经功能相对稳定，有利于心血管系统稳定状态的维持。在NREM睡眠时，心血管活动不同程度的下降，包括心率减慢、血压下降、心输出量及外周血管阻力降低等。心率减慢主要与副交感神经活性增高有关；而血压下降则由交感神经活性下降，血管收缩作用减弱，心输出量降低所引起。正常成年人的心率在NREM睡眠时达到最低，与传统规定的正常心率范围在60~100次/分钟有所差异。睡眠期间，一般成人的正常心率范围在40~90次/分钟（参考美国睡眠医学学会心脏判读规则）。儿童睡眠期间的心率也比清醒期低，且随年龄增长会明显下降。NREM睡眠期间，心率快慢明显随呼吸周期而变化，产生呼吸性窦性心律失常（respiratory sinus arrhythmias），表现为吸气时心率加快，呼气时心率减慢。呼吸性窦性心律失常通常被视为健康心脏的表现，特别是在NREM睡眠期间。正常心率变异的缺失与心脏疾病、年龄增长等因素有关。呼吸能引起周期性心率变化，心血管变化亦能引起呼吸改变。总之，NREM睡眠状态与自主神经的相对稳定以及心血管系统和呼吸系统间的功能协调密切相关。

REM睡眠与交感神经兴奋有关，并可看到明显波动的自主神经系统活动。REM睡眠期间，脑血流量增加，脑代谢率提高，大脑兴奋性增加，引起支配冠状血管的心交感神经活性增强；而心迷走传出神经活性通常呈抑制状态。相对于NREM睡眠，REM睡眠时通常伴有血压升高，并且心率变化明显，常伴有心动过缓或心动过速。REM期自主神经活性、心率及血压的快速波动被认为是触发不良心血管事件的潜在因素。

二、睡眠与呼吸

呼吸控制的目的是维持血气的稳定，以确保机体正常的代谢功能。睡眠时的呼吸控制是一个较为复杂的生理过程，受到多种因素的影响，例如低氧血症、高碳酸血症、睡眠呼吸障碍等。

睡眠时，通气反应变得迟钝，成人睡眠期，低氧性通气反应与高碳酸血症性通气反应均会下降，且 REM 期降至最低水平。通气量由浅睡至深睡时逐渐下降，睡眠越深通气量越低。睡眠时由于肌肉张力下降，从而导致气道解剖结构的改变，引起气道阻力增加。NREM 睡眠时气道阻力增加，可致呼吸同步反应变迟缓，并引起用力呼吸动作的增加，而 REM 睡眠时则浅快呼吸增加。气道阻力增加（吸气阻力增加或阻塞）易引发觉醒反应，在 NREM 期的稳定睡眠时，气道阻力增加所致的觉醒发生频率最低，而 REM 期因气道阻力增加所致的觉醒发生频率较高。无论何种因素所引起的觉醒反应，由睡眠期转入觉醒时的通气均会增加。

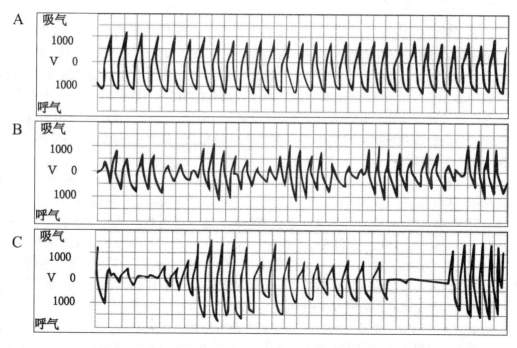

图 3-1　不同睡眠状态时的典型呼吸波形

A：稳定 NREM 睡眠期的规则呼吸

B：不稳定 NREM 睡眠期的周期性呼吸

C：REM 睡眠期的不规则呼吸

（图片参考来源：Meir H. Kryger, Thomas Roth, William C. Dement. Principles and Practice of Sleep Medicine. 4th ed. 张秀华，韩芳，张悦，王良兴，主译. 北京：人民卫生出版社，2010）

睡眠时的呼吸活动与清醒时不同，会发生明显变化；不同睡眠状态下的呼吸调节亦有区别。在不稳定的 NREM 睡眠期，呼吸是不规则的，但并不随意，而是由呼吸强度规律增减所组成的周期性呼吸。周期性呼吸的一个周期一般为 60~90 秒，持续时间则从 10 分钟、20 分钟至 60 分钟不等，进入稳定或深睡眠时消失。一般周期性呼吸时通气量下降，并有 PaO_2 和 $PaCO_2$ 的波动，低氧及高碳酸血症均可诱导睡眠时周期性呼吸的产生。在稳定的 NREM 睡眠期，呼吸的幅度与频率都很规则，较少发生变化。

REM 睡眠期的呼吸也是不规则的，但与睡眠初期时的周期性呼吸不同，而是出现呼吸幅度和频率的快速变化，这种变化与快速眼动的出现有关，呼吸幅度在第一次快速眼动时快速下降，而后上升。REM 期的不规则呼吸偶尔可被持续 10～30 秒的中枢型呼吸暂停所打断。此外，正常受试者在 REM 期的分钟通气量比觉醒时低，但与 NREM 期相比则不一定，可以增加、降低或不变（图 3-1）。

此外，由于睡眠时体位的改变可引起气道阻力的变化，故也可对呼吸产生影响。年龄、药物、疾病等亦是睡眠期呼吸的影响因素。

睡眠期间，呼吸系统与心血管系统间的相互协调运行非常重要，当两者间的协调受到破坏时（如患有呼吸暂停或心脏疾病），可导致心血管事件的发生。

三、睡眠与内分泌

睡眠对于内分泌系统有着十分重要的调节作用，睡眠期间内分泌系统会发生显著变化。通常，睡眠对垂体生长激素（growth hormone，GH）和催乳素（prolactin，PRL）的分泌具有刺激作用，并在慢波睡眠时达到最大分泌量。睡眠时 GH 分泌的增加可能与夜间下丘脑分泌生长抑素（可抑制 GH 分泌）减少及酰化的胃促生长素（ghrelin，由胃产生，可以结合生长激素促分泌素受体，刺激 GH 分泌）分泌增多有关；而夜间 PRL 升高的主要机制则与多巴胺在睡眠时对 PRL 的抑制作用减弱有关。睡眠中觉醒可对 GH 和 PRL 的夜间分泌产生抑制作用。

皮质醇和促肾上腺皮质激素（adrenocorticotropic hormone，ACTH）分泌明显受到昼夜节律影响。血浆皮质醇与 ACTH 在清晨达到分泌高峰，然后由早晨至夜间逐渐降低，并在前半夜降至最低值，清醒前分泌又开始逐渐增多。血浆促甲状腺素释放激素（thyroid-stimulating hormone，TSH）在白天水平较低且相对稳定，夜间分泌增加在入睡前开始，并在入睡不久达到高峰，睡眠后半段分泌逐渐减少，晨醒后回升，日间维持晨醒后水平。TSH 的分泌下降与慢波睡眠具有相关性。睡眠对皮质醇和 TSH 的分泌具有抑制作用，夜间睡眠时的觉醒常伴有皮质醇和 TSH 水平的升高。

睡眠对血葡萄糖、瘦素（leptin）等亦具有调节作用。研究显示，与觉醒状态空腹时血葡萄糖水平降低不同，空腹睡眠时的血葡萄糖水平仍可维持在较稳定状态。睡眠干扰可能对糖代谢具有负面影响，睡眠不足会影响机体对血糖的调控，久而久之可能会导致 2 型糖尿病的发生。瘦素主要由脂肪组织分泌，可以增加饱食感。瘦素水平在夜间睡眠时显著升高，睡眠不足可使瘦素水平下降，引起食欲增加，食物摄取增多，可能引发肥胖。

总之，睡眠对内分泌系统具有复杂的调控作用，睡眠不足会引起内分泌紊乱及代谢失调，长期如此可引发相应疾病的产生。良好的睡眠质量有助于内分泌系统功能的稳定。

四、睡眠与胃肠功能

胃酸分泌在每晚之间以及不同人之间存在很大的差异，但可以明确的是，正常状态下人的基础胃酸分泌是具有昼夜节律性的。正常人一般在清醒、无食物刺激时的基础胃酸分泌最小，并在夜间 10 时至次日凌晨 2 时有一个分泌高峰。睡眠状态（NREM 睡眠或 REM 睡眠）与胃酸分泌之间未见有明显的相关性。十二指肠溃疡患者的胃酸分泌在整个昼夜循环中都较强，研究显示，抑制夜间胃酸分泌是溃疡愈合的关键因素。

睡眠时，吞咽频率大幅减少，胃排空延迟，小肠与结肠功能降低，而直肠活动大幅增加，但由于直肠蠕动为反方向的，并且睡眠时的肛管压力高于直肠，防止了睡眠中的直肠泄漏。

五、睡眠时的体温调节

体温调节反应与睡眠相关，并具有昼夜节律性。体温调节反应主要发生在 NREM 期睡眠，而在 REM 期睡眠则受到抑制。环境温度和体温会对睡眠结构产生影响。研究显示，环境温度是睡眠质量和睡眠时间的重要影响因素，在最适温度时睡眠总时间较长。入睡前提高体温可明显增加 NREM 睡眠，并且慢波睡眠持续时间的增加也与夜间温度上升有关。因此，睡前洗热水澡或泡脚给机体加热有助于促进睡眠。相对于 NREM 睡眠，REM 睡眠对于外界温度的变化更为敏感。

睡眠时的生理调节还包括对运动系统、性功能等多项其他生理指标的调节。与睡眠相关的生理变化对于维持机体内稳态具有重要意义，睡眠期生理变化的异常可能反映或预示了某种疾病的发生。

第三节　睡眠和觉醒机制

一、睡眠－觉醒系统介绍及调节机制

睡眠－觉醒是涉及多系统、多中枢的生理过程，具有复杂的神经调节机制。睡眠－觉醒的调控主要以中枢神经系统调节为主，而这些神经系统又受睡眠节律的调控，除此之外，人体的内分泌激素以及免疫因子等对睡眠－觉醒也存在调节作用。自 20 世纪 30 年代，人们便开始从神经生理学、神经化学与神经解剖学等方面开始研究睡眠－觉醒机制，研究方法通常采用损伤与刺激来鉴定该区域的生理功能，通过对睡眠机制的探索，使人们对于睡眠的理解从刚开始的表象水平进入现在的机理水平，同时也带动了睡眠相关药物的发展。目前认为，觉醒、NREM 睡眠、REM 睡眠为大脑三种不同的表现形式，其调控机制也各有不同，但三种状态之间的转换又存在复杂的联系。

（一）觉醒调节机制

觉醒系统是人体维持清醒的关键，大脑皮层是保证用脑的高级功能中枢，是学习、记忆、注意力以及正常行为维持的基础，但其本身并不具备觉醒能力，需皮质下的觉醒激活系统持续放电，不断刺激皮层才能维持清醒。促进觉醒的系统有两条主要激活途径：第一条是由脑干网状结构与神经核团激活下丘脑，继而将信号传递到大脑皮质（图 3-2 中蓝色箭头）；第二条是由脑干网状结构与来自不同神经核团的信号激活外侧下丘脑、结节乳头核再至基底前脑，然后激活大脑皮质觉醒神经系统（图 3-2 中下图红色箭头）。此外杏仁核群、下丘脑－食欲肽等也具有维持觉醒的调节作用。下面就调节觉醒的各神经部位及核团进行介绍。

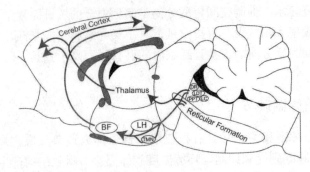

图 3 - 2 觉醒发生系统图

（Reticular Fomation：网状结构；Thalamus：下丘脑；Cerebral Cortex：大脑皮层；DR：背缝核；LDT：背外侧被盖核；PPT：脑桥被盖核；LC：蓝斑核；LH：外侧下丘脑；TMN：结节乳头核；BF：基底前脑）

［图片参考来源：Adapted from Paxinos and Watson（989），with permission from Elsevier］

1. 脑干网状结构

网状结构多因神经纤维纵横交错，编织成网状纤维束，其间坐落各种大小不等的细胞而命名。主要分布于延髓、脑桥和中脑区域。网状结构几乎接受来自所有感觉系统的信息，上行并投射至大脑皮层，维持觉醒状态，也是目前公认的主要觉醒系统。网状结构的活跃状态直接影响睡眠与觉醒，当睡眠状态时刺激该部位，可引起迅速觉醒。

2. 基底前脑

前脑激活系统是继脑干网状结构后发现的另一可单独介导觉醒的系统，可接替低位脑干网状结构到皮层的兴奋刺激。若长时间未接收来自脑干的信息时，前脑系统则可单独放电维持大脑皮层活动。

3. 脑内的各种递质神经元

维持觉醒也包括各种递质神经元，研究发现，当人处于觉醒状态时，大脑中很多递质神经元处于高频放电状态，这些神经元通过释放递质，如乙酰胆碱（Ach）、多巴胺（DA）、去甲肾上腺素（NE）、5 - 羟色胺（5 - HT）、谷氨酸（Glu）等，对睡眠－觉醒进行调控。

（1）乙酰胆碱（Ach）

调节觉醒的乙酰胆碱能神经元主要包括两个部位：一是位于脑桥中脑的脑桥被盖核（PPT），是网状结构上行系统的组成部分；二是位于基底前脑广泛投射至大脑皮层的背外侧被盖核（LDT）。PPT 主要投射至下丘脑，也投射至基底前脑；LDT 则通过基底前脑直接投射至大脑皮层。研究显示，当损伤脑桥中脑的胆碱能神经元，觉醒依然能维持，但在异相睡眠（REM 睡眠）时大脑皮层活动消失；若损伤基底前脑的胆碱能神经元，觉醒将不再维持，表明基底前脑的胆碱能神经元在皮层激活（即觉醒）中起重要作用。虽主要功能各有些差异，但均起到了丘脑和大脑皮质之间信息传递的门控作用，能维持皮层快波活动。某些神经类疾病如阿尔茨海默病，当这部分神经元退化会直接影响皮层活动。

（2）多巴胺（DA）

多巴胺能神经元主要位于中脑黑质致密部、腹侧被盖区等，向纹状体、背缝神经核、前脑皮层等投射。实验研究显示，中脑多巴胺能神经元损害时，动物仍觉醒，但对新异刺激的行为消失，表明多巴胺对觉醒的调节需通过与其余神经系统配合，而在行为唤醒中扮演重要角色。目前，多种拟多巴胺药物可延长觉醒时间，减少睡眠，用于治疗猝倒症、多巴胺缺乏引起的思睡症等。

（3）去甲肾上腺素（NE）

去甲肾上腺素能神经元最多且最为集中的是蓝斑核（LC），蓝斑核的神经元突触分布较为广泛，上行发出 3 束投射纤维，主要支配大脑皮质各区及边缘系统，下行则投射到脑桥及延髓。此神经元放电在觉醒期活跃，但在 REM 睡眠时却减弱或停止。去甲肾上腺素是非常重要的促进觉醒的神经递质，但 NE 有两种类型（α1、α2），其对靶神经元既可兴奋也可抑制，因此根据对不同类型进行药物干扰，可达到维持觉醒，推迟睡眠的发生，也可减少觉醒，促进催眠。表明 NE 可双向调控睡眠–觉醒，使人体维持正常睡眠节律与循环。

（4）5–羟色胺（5–HT）

5–HT 能神经元在脑内主要分布的部位是中缝核群，最早发现 5–HT 能神经元具有睡眠调节作用，是因觉醒期此处神经元活跃，在 NREM 睡眠时减弱，而 REM 睡眠时则与NE 能神经元表现一致（减弱或停止），这表明在觉醒期 5–羟色胺具有促进觉醒的作用，并参与抑制 REM 睡眠的作用。5–HT 与多种疾病相关，如抑郁症、焦虑症、狂躁症等精神疾病，可见其不仅可调节睡眠–觉醒机制，同时也会引起各种精神类疾病。

（5）谷氨酸（Glu）

谷氨酸在脑干网状结构中含量最高，其上行和下行的投射可能都是以谷氨酸为神经递质完成。此外，大脑皮层也含有谷氨酸，当觉醒激活时，大脑皮层还会释放大量谷氨酸。目前，很多麻醉药物通过阻断谷氨酸的投射传递过程，从而阻断上行觉醒激活系统，以达到麻醉效果。

4. 杏仁核群

杏仁核群属于边缘系统，也可对觉醒进行调节，但并不是单独完成觉醒调控，其与脑干、小丘脑等中枢调控有着复杂联系。实验研究表明，刺激杏仁核群可延长觉醒时间，而损伤杏仁核群则觉醒时间缩短，由此可见，杏仁核群参与觉醒的调控过程，但并不是打开觉醒的开关。

另外近几年发现的一种对维持觉醒有重要作用的肽类——orexin 肽，又称之为食欲肽，由下丘脑后部的神经元分泌，可增强觉醒系统上行活动，维持觉醒状态。临床研究显示，患有发作性睡病的患者其血液与脑脊液中 orexin 肽的浓度降低，表明此觉醒系统功能障碍可能是其发病的病因，也为临床治疗提供了依据。还有很多血液源性物质、内分泌激素、脊髓液中某些因子以及肽类对觉醒也有一定调节作用，这些物质主要作用为觉醒的维持或诱导，并不具备开启觉醒的能力。

（二）睡眠调节机制

人体整夜睡眠会有周期性变化，不同的状态其调控机制有所不同，因此将睡眠部分的调控分为 NREM 睡眠和 REM 睡眠分别描述。

1. NREM 睡眠发生系统

（1）下丘脑腹外侧视前区（VLPO）

VLPO 主要位于下丘脑前部，该区域在 NREM 睡眠期间较为活跃，是调节睡眠的关键。VLPO 像是睡眠启动的按钮，当它开启后，持续放电的纤维投射至觉醒相关区域和神经元，与此同时，VLPO 也接受来自 NE、5 - HT 等纤维支配。从解剖结构观察，VLPO 与觉醒系统间相互联系，相互干预维持平衡，进而调节睡眠 - 觉醒的交替和稳定。目前，VLPO 虽然是公认的睡眠发生中心，但实验研究显示，损伤该区域，NREM 睡眠也会陆续出现，因此，提示睡眠的引发是较为复杂的过程，其原因可能是基底神经节、前脑皮质、边缘系统等与睡眠相关，但其具体机制还有待进一步探索和研究。

（2）NREM 睡眠相关的神经递质

在 NREM 睡眠期间，某些神经递质明显增多，多为中枢抑制性神经递质，或激活睡眠系统诱发睡眠。

1）γ 氨基丁酸（GABA）

GABA 是大脑中主要的抑制性神经递质，脑内约 1/3 的神经突触为 GABA 递质，与其相关的神经元主要分布于基底前脑、视前区、丘脑、脑干等，不同部位的 GABA 神经元共同作用促进睡眠，同时抑制觉醒激活系统目标神经元。许多镇静催眠药物多与 GABA 受体结合，基于此靶点可对睡眠 - 觉醒进行干预，达到对某些疾病的治疗效果。

2）腺苷（AD）

AD 是广泛存在于中枢神经细胞外的小分子物质，属于中枢抑制性递质，由三磷酸腺苷（ATP）降解后累积并排出细胞外，觉醒时间越长，累积越多（见图 3 - 3）。AD 在觉醒时大量聚集于基底前脑，使 VLPO 神经元兴奋并释放 GABA 等抑制性神经递质，对胆碱能神经元和谷氨酸能神经元具有强烈抑制作用，可阻断上行系统，启动 NREM 睡眠。咖啡因或茶碱主要通过阻断腺苷类受体 A2A，使人体产生兴奋，导致失眠。

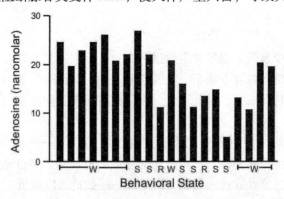

图 3 - 3　腺苷在睡眠 - 觉醒期间的含量变化

（图片参考来源：Adapted from Basheer et al. Neuroscience 104：731 - 739，2001，with permission from Elsevier）

（3）NREM 睡眠相关的激素

NREM 睡眠的调节，除神经系统外，某些激素调节也是引起睡眠的重要因素，如褪黑激素、前列腺素 D_2。

1）褪黑激素

褪黑激素主要是由松果体分泌的激素，分泌高峰出现在夜间，可以引起困倦，促进入睡。褪黑激素受体在神经系统分布广泛，但尤以视交叉上核最为密集，具有支持其节律相移和入睡的重要生理功能，它的生成会受光的强弱和生物钟的影响，具有调节睡眠 - 觉醒周期作用。褪黑激素主要用于治疗睡眠节律紊乱的睡眠障碍疾病，目前也尝试用于治疗中枢神经系统退行性疾病、心理障碍、肿瘤及免疫系统疾病。

2）前列腺素 D_2

前列腺素 D_2 是目前研究活性较强且最有效的内源性睡眠诱导物质，为全身的组织细胞分泌的激素。其生成量的增多，可将催眠信号传递输入至 VLPO，从而诱发睡眠。但前列腺素 D_2 也有异构体前列腺素 E2，能影响脑内神经元释放组胺，促进觉醒。

除此之外，丘脑、边缘系统、基底神经节等对睡眠的激活与维持也发挥作用，与觉醒相关的脑干网状结构和基底前脑可能存在睡眠相关神经元，可见睡眠 - 觉醒除特殊单向性激活系统以外，很多部位均可对其进行双向调节，维持和转换两种状态的平衡。

综上所述，睡眠是一个复杂而规律的过程，睡眠的形成是多个区域、多种神经元以及递质相互作用传递的结果，当然睡眠的调节同样受到昼夜节律以及生物钟的影响，褪黑激素则是通过这样的途径来调节睡眠的。

2. REM 睡眠发生系统

（1）REM 睡眠神经元分类

REM 睡眠期间，大脑也处于频繁放电状态，与觉醒时相似，但也有一些差异。REM睡眠开启的关键位于脑干，尤以脑桥和延髓结构区域为主。在记录电位活动时发现此区域神经元分为两种：一种觉醒时减弱或静止，REM 睡眠时活跃，称之为 REM 开启，如 Ach能神经元、DA 能神经元；另一种 REM 睡眠时减弱或停止，如 NE 能神经元、5 - HT 能神经元，称为 REM 关闭。

（2）REM 睡眠调节

脑干中 REM 开启和关闭的神经元之间存在相互作用关系，共同维持 REM 睡眠的过程，形成睡眠周期。在 REM 睡眠期间，这些神经元除上行投射丘脑、基底前脑、大脑皮层，产生去同步化脑电活动，使得脑电波发生变化；在此期间，调节眼球运动神经元刺激眼球肌肉发生动眼现象；同时下行纤维抑制脊髓运动神经元，使肌张力减弱或消失，这可能与 REM 期间各觉醒相关神经元某些开启及某些关闭相关。

综上所述，REM 睡眠的调节与觉醒有些类似，但也有很大不同，从而表现出不一样的睡眠状态，才能区分人体处于睡眠的哪个阶段。正因有这样持续而规律的变化，才形成了睡眠周期，于睡眠过程中交替循环出现。

二、睡眠 - 觉醒其他调节机制

睡眠 - 觉醒的周期转换，除上述神经、体液调节机制之外还会受到昼夜节律调节以及睡眠稳态的调节（详见第三章第四节"生物钟与昼夜节律"）。

1. 昼夜节律调节

视交叉上核（SCN）是主要的昼夜节律中枢，GABA 是其主要的神经递质。SCN 由多种神经元组成，它们之间存在大量局部联系，SCN 可将夜间信号传递给 VLPO 等睡眠调节神经元，促进机体进入睡眠状态；同时 SCN 也可将白天的信号投射于蓝斑核等觉醒调控区域，使机体处于觉醒。在分子生物学的基础上，人们研究发现 SCN 节律震荡的维持依赖于一些时钟基因，这些基因的变化会导致睡眠－觉醒运行周期的改变。

2. 睡眠稳态

睡眠稳态是调节睡眠与觉醒的动态平衡状态，指在觉醒期，全身代谢物增加，机体困倦，某些内源性相关物质，如腺苷、褪黑激素、神经肽类激素等不断增多，睡眠压力增大，促进睡眠的发生；当机体进入睡眠状态，困倦感消失，体内代谢物减少，得到修复调整后，这些内源性物质减少，诱导觉醒发生，从而维持睡眠－觉醒的稳定状态。

研究显示，昼夜节律与睡眠稳态可以独立调节睡眠－觉醒，如夜间信号传入睡眠中枢，此时睡眠压力并不明显，也可进入睡眠状态；另外若长时间睡眠剥夺，机体睡眠压力负债，此时无论昼夜节律如何，机体均需要得到休息，此时完全由睡眠稳态引导。因此，睡眠与觉醒的调节不仅受神经调控，还受血液、免疫、激素、环境、光线、温度等的影响。目前，不少睡眠障碍疾病与睡眠－觉醒障碍相关，如梦行症、夜间下肢痛性痉挛、节律性运动障碍、睡眠－觉醒节律紊乱等，这些疾病可能与其调节机制相关，但目前较多机制和原理不够明确，从而无法得到较好的治疗。

第四节　生物钟与昼夜节律

一、生物钟的概念及组成

(一) 生物钟的概念

在自然界中，从某些原核单细胞有机体、低等生物、高等动植物直至人类的几乎所有生命活动均存在着按照一定规律运行的、周期性的生命活动现象，这种生命活动现象称为生物节律。节律，生物体运动的节奏和规律，由来已久。生活在地球上的生命，从诞生的第一天起，就处在冬去春来，昼夜交替的节律之中。20 世纪中叶，科学家开始把这种生物节律比作钟表，"生物钟"概念被正式提了出来。

科学家发现，生物钟是多种多样的，就人体而言，已发现一百多种。人体的生理指标（如体温、血压、脉搏）、人的体力、情绪、智力、妇女的月经周期、体内的信号（如脑电波、心电波、经络电位、体电磁场的变化）等，都会随着昼夜变化而出现周期性变化，没有人否认这一系列的现象与人的健康毫无关系。有的人的生物钟几十年都是相对稳定的，他的健康状况是良好的，而生物钟一旦被打破，较长处于紊乱状态，就会产生各种各样的不适或疾病，有的甚至危及生命。

(二) 生物钟的组成

1. 输入系统

输入系统接收环境周期信号传入振荡器，调节相关基因的表达，矫正节律位相，由感受器和传入路径组成，它将内在的生物周期和外在的昼夜变化联系起来。最重要的授时因子为光照和温度。

2. 振荡器（oscillator）

振荡器或称自主起搏点、起搏器，由一组呈节律表达的基因及其编码的蛋白质组成，由它发出每天生理节律变化的信号。节律基因启动后，经转录、翻译生成相应的蛋白质。当此蛋白质浓度达到一定程度，反馈作用于自身基因的启动部位，使其浓度高低以24小时周期进行振荡。在昼夜振荡反馈回路中，正性成分（postive element）启动生物钟基因，使之进行表达；负性成分（negative element）阻断正性成分的作用，使表达减弱或停止。

振荡器是生物钟运作的核心元件，它接收外界传入的信号，引起相应的基因表达，进而控制信号的输出路径，使生物体展现昼夜节律活动。大量模型都是以该部分为对象建立起来的，所以后面涉及的模型都是生物振荡器的模型。

3. 输出系统

输出系统包括与信号输出有关的生物钟基因和一些钟控基因（clock‑controlled genes，CCG），将母钟节律振荡信号，经体液和神经途径送达效应器，调节其生理、生化和行为的昼夜节律。昼夜节律虽由机体内部产生，但同时又受外界环境的影响。

不同种类生物的生物钟运作的普遍分子机制：输入系统将环境信号（如光、温度、化学物质和社会行为等）传给中央振荡器，振荡器接收环境周期变化的信号；机体内在周期与外界环境变化同步化后，昼夜节律振荡器又自激振荡；输出系统再将同步化后的振荡节律信息放大并传递到下游钟控基因，实现对各种生理活动的调控，使生物体能适应外界环境的变化。果蝇由于其一个生命周期比较短，研究的简洁性，成为被研究得最广泛最清晰的一种生物体。

二、昼夜节律系统（含生物钟与昼夜节律调控）

生物节律中以"昼夜节律"（circadian rhythm）的研究最为深入。昼夜节律也称为"近日节律"，即周期大约为24小时的节律，它是生物界最普遍存在的一种节律，例如睡眠‑觉醒更替、体温的波动、激素水平的涨落、识别和记忆能力的变化等都呈昼夜节律性。

关于昼夜节律的来源公认的说法有两种：一种认为昼夜节律是生物体固有的内在特性，具有遗传性质，不受外界变化的影响，称为内源性节律（内因性节律）。另一种认为生物体所处的周围环境有各种周期性变化因素，其中尤以光照（明暗）、温度为重要，也涉及食物、水等营养因素，以及亲朋等生物和社会因素，成为生物节律的外部来源，即外源性节律（外因性节律）。

（一）昼夜节律系统的机理

大量事实已经证明，机体的生理功能在一天的不同时刻确实是有差异的，这种节律性变动究竟是完全依赖于外界的昼夜变化，受外界环境变化所支配的被动反应，还是有机体内部的因素在主动地驱动。目前认为，昼夜节律的形成主要是受到外界地球物理环境周期性变化的影响，即外因性节律的调节。此外，还受到体内生物钟自发引起的周期近似24小时的内因性节律的调节。外因性节律与内因性节律的协调与统一，维持着有机体生理功能的稳定。

1. 内因性节律调节

研究获得的证据表明，下丘脑的视交叉上核是高等动物的生物钟所在部位。视交叉上核具有对于光照周期的敏感性产生与明暗变化同步的节律。组织学研究证明，视交叉上核中有来自视网膜 - 下丘脑投射纤维的直接输入及来自中缝核的纤维投射。核内有密集的树突突触将细胞紧密连接，因此使它们倾向于进行同步活动。实验中损毁该核团可破坏大鼠各种内源性的行为和激素分泌的昼夜节律，包括破坏了正常情况下夜间活动、白天睡眠的行为模式；夜间给大鼠注射经过放射性核素标记的 2 - 脱氧葡萄糖后，视交叉上核的放射活性远较白天注射为高，说明视交叉上核神经元的代谢活动在夜间更为活跃，这与大鼠正常的行为模式是一致的。

人类视网膜 - 视交叉上核连接系统的证据一方面是从下丘脑病损的病理研究得出的；另一方面是从先天性盲人的病理研究获得，这些盲人是先天性视网膜 - 视交叉上核连接系统未发育者。这些患者失去睡眠 - 觉醒昼夜周期的感觉。大量的研究结果都提示，哺乳动物的视交叉上核是内因性生物节律的起搏点（pacemaker），其功能受到光照的调节而与外界环境的 24 小时昼夜变化保持同步。生命现象几乎都是以近似 24 小时周期发生着变化，绝大多数动物在这一周期内，都有一次长时间休息的行为变化。

2. 外因性节律调节

人与生活在自然界的其他所有生物一样，并非仅仅是自身独立存在而已，必须依赖和适应自然环境，机体有节律的活动必须与昼夜节律这一客观规律相互协调一致，才能够生存下来，并繁衍昌盛。机体经常是按照与外界周期性变化相同步的适应性变化，来创造体内活动的条件。人体的多种生理指标，如体温、氧耗量、血压、白细胞数、血液中肾上腺皮质激素和其他多种激素的含量、脑组织生物化学成分的含量等都具有昼夜节律。泌尿不仅与饮水时间有关，还与昼夜节律有关；从肝脏的糖和脂肪代谢到细胞分裂速度，几乎全部生理功能都具有周期为 24 小时的节律性变化。早晨醒来后神清气爽，生机勃勃，与肾上腺皮质激素分泌的昼夜节律在此时处于最高峰有关；白天体力充沛，精神饱满，工作效率高也是由于昼夜节律所致体温升高等因素有关。这种昼夜变化产生的后果非常之大，当 24 小时节律被破坏时，可能会引起机体多种生理功能的障碍。研究昼夜节律与生物体内功能变化关系的学科称为"时间生物学"。

但是，从高等动物表现出来的多样性昼夜节律看来，除了明暗变化因素之外，进食和社会因素等影响的作用也十分显著。例如，一天的生物学时间和当地钟表指示的时间并不一定相同，如果将夜间值班、白天睡觉的职工与白天工作者比较，其节律的相位正好倒转 180°，当其他人起床时才去睡眠的人，别人体温上升的时刻，他的反而下降；别人血中肾上腺皮质激素含量高时，他的却很低。

人们按照各自的 24 小时作息表紧张地活动着，但是生物钟与机械钟表不同，不能够随意拨动"指针"来调整时间。例如，乘飞机跨越洲际的快速旅行，昼夜突然逆转，将出现睡眠、消化和精神活动等障碍，或功能低下的人会感到非常疲劳（称为时差变化综合征）。一般要经过 1 周，人们才能够建立起适应当地时刻的昼夜节律，但机体要完全适应，还必须经过较长的日子。

3. 内外因协同节律调节

研究还进一步表明，机体不同功能节律的相互关系是可以变换的。比如正常情况下体温最高的时间是在下午，体温最低的时间是在夜间 0 时。在被隔离期间，如果睡眠觉醒周期发生变动，此时，体温最高的时间则发生于对于该受试者来说的上午 10 时，而体温最低的时间则是在其下午。因此认为体内不只有一个生物钟，而是有几个生物钟，机体多种功能的生理性波动受到机体内部不同的生物钟的控制。正常情况下，这些生物钟是紧密地耦联在一起，但是通过消涂同时发生的外界因素，可以改变它们之间在时间上的相互关系。这样似乎是有一个生物钟在控制睡眠觉醒周期，而另一个生物钟在控制体温等。

近年来发现，松果体分泌的褪黑激素对生物钟和昼夜节律也产生重要影响。褪黑激素分泌的节律性主要受到光线调节的影响。在低等动物（如青蛙和蜥蜴）的松果体，柄很长，直接伸到皮肤下面，而且与眼睛一样在其前端也有感光细胞。当光线通过皮肤到达松果体，使松果体能感受到太阳光线的照射量，从而具有辨别明暗的功能。在人类环境的光信号进入机体的主要途径是经过视网膜 – 松果体神经通路。可见松果体分泌功能的节律性变动受到环境明暗变化的直接影响和调节，褪黑激素的昼夜分泌节律与睡眠的昼夜节律之间有固定的相位关系。因此，褪黑激素的分泌节律被认为是外因性节律。当褪黑激素被分泌后，可作为一种内源性的授时因子（zeitgeber）或同步因子（synchronizer），对机体某些生理功能的昼夜节律起调节作用。褪黑激素能够作用于视交叉上核等部位，通过打开睡眠的"闸"而使动物容易入睡。因此外源性给予褪黑激素可重新设置（reset）人体的生物钟，可影响许多生理生化过程及觉醒与睡眠周期。褪黑激素对于睡眠的诱导作用更甚于体温、皮质激素昼夜节律的影响，临床上常常使用褪黑激素来调整睡眠节律失调性睡眠障碍。

（二）昼夜节律系统与人体健康

昼夜节律直接与人体的健康密切相关。人类生命的基本活动——睡眠与觉醒、进食与排泄、体温与血压、心脏的跳动与肺脏的呼吸，以及血中激素浓度和免疫功能等，都是根据一定的节律进行的。人体一旦失去正常节律，机体的生理功能就会出现紊乱，发生病变。同时，人体不同疾病的发生、发展，对药物的过敏，移植器官的排斥反应，用药的时间和剂量等均有时间节律的轨迹。这些节律及其产生机制和应用的现有研究已经带动了基础和临床医学的发展，使诊疗方法得以革新，最为典型的就是肿瘤时间治疗学，其根据时间生物学和药理学原理选择最适宜的时间进行治疗，以达到最佳疗效和最小毒副作用的目的。

第五节　睡眠分期与检测

一、睡眠分期介绍

随着科学技术的发展，脑电波以及其他各种生理信号被采集、记录和分析，并发现睡眠和清醒两种状态存在差异。进一步研究发现，在睡眠状态下，快速眼动（REM）睡眠与清醒时的脑电波相似，因此将睡眠分为快速眼动（REM）睡眠和非快速眼动（NREM）睡眠。这种分期在睡眠医学界并无异议，但睡眠时的 NREM 期脑电波会有各种表现，并且人体各种生理信号在此期间也会有波动，因此，对于 NREM 的进一步分期出现了多种模式。目前，主要有三种分期法，即 AASM（American Academy of Sleep Medicine，美国睡眠医学学会）分期；CAP/NCAP（cyclic alternating pattern/non cyclic alternating pattern）分期；HFC/LFC（high frequency coupling/low frequency coupling）分期。其中 AASM、CAP/NCAP 都是基于脑电图（EEG）的分期方式，而 HFC/LFC 则是以心电图（ECG）、呼吸信号为基础的分期。

（一）AASM 睡眠分期

睡眠分期于 1968 年将 NREM 睡眠分为 1 期、2 期、3 期、4 期，REM 睡眠为 REM 期，即 R&K（Rechtschaffen and Kales）睡眠分期理论，但在 2007 年被 AASM 修改后，将 4 期纳入第 3 期成为 N1 期、N2 期、N3 期，并将 REM 期改为 R 期。目前，临床多使用修改后的 AASM 睡眠分期法。这种分期方式主要是基于 EEG 信号的分析，以及眼动信号（EOG）和下颌肌电信号（EMG）来识别 R 期。

1. 脑电波分类

基于脑电波的监测，睡眠状态主要包括四种不同的波形：beta（β）、alpha（α）、theta（θ）、delta（δ）。见表 3 - 2、图 3 - 4。

表 3 - 2　　　　　　　　　　　　　脑电波常规分类

波形	频率（Hz）	幅度（μV）	行为表现
β	14 ~ 30	30	脑部活动活跃，多为主动思考状态
α	8 ~ 13	30 ~ 50	闭眼时放松的觉醒状态，准备进入睡眠的阶段
θ	4 ~ 7	50 ~ 100	机体对周围环境感知能力下降，意识模糊不清
δ	<3.5	100 ~ 200	人体处于深睡期或昏迷状态，意识与感觉消失

注：睡眠中还会出现睡眠梭形波（sleep spindles, SS）、K 复合波（K complexes, KC）、锯齿波等波形。

2. AASM 睡眠分期

主要倚重不同的脑电波形对睡眠进行区分（图 3 - 5）。

（1）N1 期

此阶段的波形从刚开始闭眼的 α 波到后期以 θ 波为主，其主要特点为低电压混合频率波，并且未出现 SS 波、KC 波，意识逐渐减弱，对外界刺激的感知能力降低，但容易被唤醒。

（2）N2 期

以出现一个或多个 SS 波、KC 波为特征，此期间全身肌张力降低，睡眠更加深层，意识进一步减弱。

（3）N3 期

以出现 δ 波为标准，其占比要超过 20%，且强度大于 75μV，主要表现为肌张力降低，意识消失，受试者处于深度睡眠，难以被唤醒。

（4）R 期

REM 睡眠的脑电活动与清醒时较为相似，以出现低电压混合频率为特征性表现。锯齿波是仅出现于 REM 睡眠的波形，但并不是所有 REM 都会有锯齿波，另外眼动信号是判

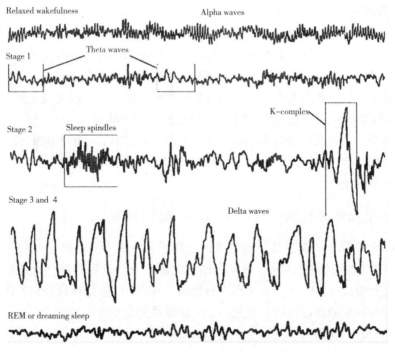

图 3 - 4 睡眠分期脑电波形图

（图片参考来源：www. aolhealth. com）

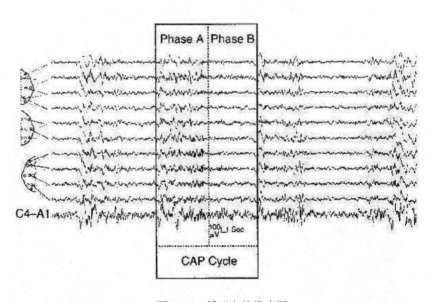

图 3 - 5 循环交替模式图

（图片参考来源：Figure from Sudhansu Chokroverty, Robert Thomas, Meeta Bhatt Atlas of Sleep Medicine Butterworth – Heinemann 2005）

定 R 期的直接证据，同时肌电活动会减弱甚至消失，尤其是颈后和四肢最明显，这些都可用于区分 R 期与觉醒状态。

3. 睡眠循环

该分期的睡眠循环一般为 NREM 的 N1 期至 N3 期，再进入 R 期，随后为觉醒状态，整个循环多在 90~110 分钟。值得注意的是，并非所有人或者说一个人的整夜睡眠均遵循此循环模式，除 NREM 与 REM 之间的循环交替外，NREM 睡眠各期以及 REM 睡眠均可直接向觉醒转换，NREM 睡眠中各期之间也是可以相互转换的，但健康成年人直接从觉醒进入 REM 睡眠的较少，一般只能从 NREM 睡眠过度至 REM 睡眠。

基于此睡眠分期方式，可以明确睡眠各个阶段所占比例，了解其睡眠状态和品质，有助于诊断部分睡眠障碍疾病，同时可观察睡眠各时态中脑电波型是否正常，从而判定其是否有睡眠变异的现象。

（二）脑电循环交替模式（CAP/NCAP 睡眠分期）

CAP/NCAP 睡眠分期也是基于脑电波的分期方法，其主要是针对 NREM 睡眠的另一种描述，在 NREM 睡眠期出现的一种呈周期性的脑电改变，称为循环交替模式（CAP）。以出现循环交替模式（CAP）和非循环交替模式（NCAP）进行睡眠分期，该分期方法体现了睡眠生理与病理的微观结构，可进一步反映睡眠的完整性与稳定性。

CAP 与 NCAP 的识别：

1. 睡眠由若干 CAP 序列和非 CAP 序列组成（图 3 - 6）。

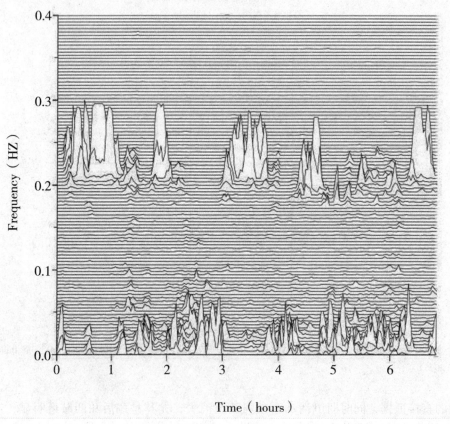

图 3 - 6　CPC 频谱图（来自于一名 30 岁健康女性受试者）

2. 一个 CAP 序列由若干个 CAP 循环构成，至少两个 CAP 循环才能组成一个 CAP 序列。

3. 每个 CAP 循环又包括一个 A 时相和一个 B 时相，其中 A 时相因出现的脑电波动差异而划分为 A1、A2、A3 相，从 A1 至 A3，人体肌电活动、心率和呼吸率逐渐增加，而 B 时相是当时节律下的背景 EEG。

A1 亚型：同步化的脑电活动在此型中占优势，包括 δ 爆发、K 复合波序列、一过性顶尖波及多相波爆发，不同步的脑电活动的比例低于 20%；

A2 亚型：脑电活动呈现快慢节律的混合，不同步的脑电活动比例占 20% ～50%；

A3 亚型：脑电活动以低电压、快节律为主，不同步的脑电活动超过 50%。

4. 相邻的两个 A 时相被 B 时相分隔，B 时相持续的时间≤60 秒；

5. 所有的 CAP 序列均始于 A 时相而止于 B 时相。

6. 当 CAP 不出现 >60 秒，则称为 non – CAP（NCAP），即如果两个相邻的 A 时相间隔时间 >60 秒，该 CAP 序列就结束，且最后一个 A 时相被划分为 NCAP。

CAP 作为睡眠不稳定性的标志，也是评估睡眠质量较好的方式，CAP 的增多与睡眠质量呈负相关。目前，已有不少关于 CAP 与睡眠的生理、病理探索结果。研究显示，CAP 参数值会受到外界环境的干扰，也受不同模式的外部刺激所影响，如听觉、触觉、温度、疼痛等，以及睡眠的首夜效应；另一项 CAP 与年龄的研究显示，自婴儿到老年，CAP 比率呈双鞍形变化，少年（8～12 岁）与老年人 CAP 所占比例最高，表明 CAP 参数值反映了成长过程中睡眠质量的动态变化，也反映了生物的成长进程。诸多研究表明，睡眠障碍以及有睡眠问题的各种神经心理障碍均在 CAP 参数上表现异常，如嗜睡症、阻塞型睡眠呼吸暂停综合征（OSAS）、上气道（呼吸道）阻力综合征、周期性腿动、不宁腿综合征、磨牙、癫痫、抑郁症、孤独症、慢性疲劳综合征、注意缺陷多动障碍等病理状态，提示 CAP 参数变化的不稳定性与病理状态密切相关。

当然 CAP 的存在也有其本身的意义，在睡眠过程中 CAP 像是一个助推器，把握着睡眠的进程并维持睡眠状态，它的交替存在能让人体保持一定的警觉性，并反映机体其他生理变化。研究发现，在一个 CAP 里面，当出现 A 时相，其呼吸、心率增快，血压升高；在 B 时相时，这些活动则受到抑制。CAP/NCAP 分期像是睡眠的一个微观窗口，以此观察睡眠生理机制、睡眠障碍及其相关疾病的病理生理改变，均具有重要的意义。

（三）心肺耦合（cardiopulmonary coupling，CPC）——HFC/LFC 分期

睡眠的分期有多种方式，除了脑电波外，还可通过采集其他生理信号进行分期，如目前研究有基于呼吸、心率变异性、自律神经、体动等进行睡眠分析，但单一的指标未必能真正反映睡眠，其对睡眠状态判定的准确性也值得考究。

心肺耦合（CPC）技术是由美国哈佛医学院跨领域团队研发的成果，是继脑电波之后采用其他生理信号进行睡眠分期较为准确的新兴技术。通过采集单导联 ECG 信号，提取正常窦性心律间期序列以及相应的由心电推导的呼吸信号，对这两种信号相干度与互补功率分析，生成睡眠期间的心肺耦合动力学频谱图，从而进行睡眠的分期。这种分析方法将睡眠分为高频耦合（high frequency coupling，HFC）、低频耦合（low frequency coupling，LFC）、极低频耦合（very low frequency coupling，VLFC），见图 3－7。

1. 高频耦合（HFC）

频率范围在 0.1～0.4Hz，为熟睡期（稳定睡眠），该阶段人体心率、呼吸率为睡眠期间最低阶段，呼吸期间潮气量稳定，心率随呼吸周期而发生变异（窦性心率变异），血压下降，肌电活动较弱；EEG 活动减少，觉醒阈值稳定，意识消失，且不易被唤醒。

2. 低频耦合（LFC）

频率范围在 0.01～0.1Hz，为浅睡期（非稳定睡眠），此时心率与呼吸率较熟睡时有所升高，反映出横跨多次呼吸的周期性变动现象，通常与睡眠呼吸障碍（sleep disordered breathing，SDB）间歇性呼吸的表现有关；伴随明显时相性 EEG 活动，容易觉醒，睡眠呈现不稳定现象。

3. 极低频耦合（VLFC）

频率范围在 0.01Hz 以下，REM 与觉醒均出现在此频率，心率与呼吸率会突然变化，呼吸频率与振幅均不规则，EEG 活动活跃，但 REM 睡眠时肌电反应很弱，甚至消失，而觉醒状态时肌电反应强烈，甚至出现体动转身等行为，是区分 REM 与觉醒的关键。

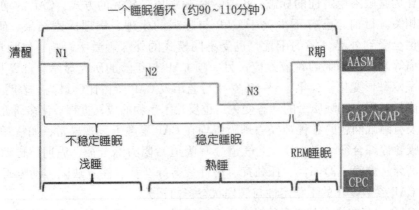

图 3－7 三种分期理论简易图

基于心电与基于脑电的两种睡眠分期方法，看似差异较大，但也有相似之处，人在睡眠过程中，机体各项生理信号均会表现出较大的一致性，因此，无论从哪个角度去观察并描述睡眠，都能找到相应的睡眠状态。CPC 的睡眠分期方法与 CAP 睡眠分期吻合度最高，一致性也最好，即高频耦合时的熟睡状态与 NCAP 区域的稳定睡眠相对应；低频耦合时的浅睡状态与 CAP 区域的非稳定睡眠相对应，两种分期整体吻合度达 77.3%（Thomas，RJ. Sleep，2005，28：1151－1161）。而 CPC 与 AASM 睡眠分期一致性较低，因 CPC 的熟睡为 N3 期与部分 N2 期的总和，浅睡为 N1 期与部分 N2 期的总和，而具体在 N2 期的占比却因人而异。

CPC 技术通过心肺耦合的特征识别不同的睡眠状态，从而给出相应分期。心肺多受自主神经调控，即交感与副交感的平衡，而自主神经反映人体各机能的生理、病理状态，因此通过监测心电与呼吸信号，不仅可反映出睡眠状态、心肺功能、自律神经稳态、更重要的是能够反映出人的整体健康状态。

哈佛医学院 CPC 研发团队在大量的临床科研过程中，明确了 CPC 睡眠分析法与多种疾病具有关联性，包含失眠、睡眠呼吸暂停综合征、抑郁症、纤维肌痛症、心脏衰竭、高血压、中风、代谢综合征等，更进一步证实 CPC 睡眠评估具有临床生物学意义。

二、主要检测方法

随着人们对睡眠重要性的认识，监测睡眠的仪器也变得多元化，最简单的穿戴式设备可对睡眠健康进行管理，某些便携式多导监测设备也有助于对疾病的诊断，但能够对睡眠进行科学规范分期的监测设备并不多。

多导睡眠监测系统（polysomnography，PSG）出现的最早，也是较为全面的监测方法，AASM 与 CAP 睡眠分期均主要基于 PSG 采集的脑电信号，结合相关其他生理信号进行睡眠监测与评估。

PSG 主要进行睡眠相关呼吸障碍（睡眠呼吸暂停综合征、鼾症、上气道阻力综合征等）的监测，也用于其他睡眠障碍的辅助诊断（发作性睡病、不宁腿综合征等），但对于失眠以及非疾病状态人群的睡眠质量评估方面却未突显出优势，很大部分原因是导联线的干扰，且检测环境仅能在医院完成。

CPC 睡眠质量测评系统则弥补了这一问题，能更便捷、更准确地评估睡眠质量，因只需心电采集器收集整晚睡眠过程中的心电信号，这种采集器干扰小且容易佩戴，采集结束后，利用软件将数据进行心肺耦合分析，给出睡眠质量分期以及相关指标，如初入熟睡时间、睡眠总时间、熟睡时间（占比）等（详见第四章第二节"睡眠质量评价"）。

对于睡眠的探索，所呈现在大家面前的也仅冰山一角，睡眠分期则是对睡眠期间人体的不同表现以及检测到的生理信号进行诠释，本节介绍的分期方法只因切入角度不同，而出现不一样的分期模式。这些分期模式各有其适用范围，例如 AASM 分期法对于某些睡眠障碍疾病，尤其是睡眠呼吸暂停综合征及异态睡眠等，可展现其独特优势；CAP 理论则较倾向于睡眠的生理病理，通过睡眠的稳定程度来判定生理状态，以及疾病状态下睡眠稳定性的改变；HFC/LFC 理论则是基于心肺耦合功能进行睡眠分期，主要对睡眠质量进行评估，尤其适用于失眠及亚健康人群，当然对于睡眠障碍相关疾病的诊断、疗效评估及随访等方面更能显示其独特性。

第六节　睡眠障碍与相关疾病

一、睡眠障碍的定义及其分类

睡眠障碍主要是指量的改变，表现为睡眠过少、睡眠过多，也有睡眠质的改变，如睡眠倒错、睡眠呼吸暂停综合征、睡行症等。睡眠是每人每天都要经历的生理过程，睡眠障碍是常见的现象，有短暂的，有持久的。有一些属于生理现象，有些则成为睡眠疾病。

常见的睡眠障碍主要是病理状态下的睡眠，是睡眠疾病的特征性表现。有关睡眠疾病的分类参考最新的睡眠障碍临床指南——《国际睡眠障碍分类》（ICSD - 3），将睡眠障碍主要分为六大类。

(一) 睡眠障碍分类

1. 第一类　失眠

慢性失眠、短期失眠、其他失眠障碍。

2. 第二类　睡眠相关呼吸障碍

阻塞型睡眠呼吸暂停综合征、中枢型睡眠呼吸暂停综合征、睡眠相关低通气综合征、睡眠相关性低氧血症、打鼾与睡眠呻吟。

3. 第三类　嗜睡

发作性睡病（Ⅰ型、Ⅱ型）、特发性睡眠增多症、Kleine-Levin综合征（睡美人综合征）、疾病相关睡眠增多、药物或物质导致睡眠增多、睡眠不足综合征。

4. 第四类　睡眠节律障碍

睡眠-觉醒时相延迟综合征、睡眠-觉醒时相前移综合征、倒时差睡眠疾病、轮班工作睡眠疾病、不规律睡眠-觉醒节律障碍、非24小时型睡眠-觉醒障碍、其他尚未确定的节律睡眠疾病。

5. 第五类　异态睡眠

非快速眼动睡眠相关异态睡眠（意识模糊性觉醒、睡行症、睡惊症、睡眠相关性进食障碍）；快速眼动睡眠相关异态睡眠（快速眼动睡眠行为障碍、反复孤立的睡眠麻痹、梦魇）；其他异态睡眠（爆炸头综合征、睡眠相关性幻觉、遗尿症、梦呓）。

6. 第六类　睡眠相关的运动障碍

不宁腿综合征、周期性肢体运动障碍、睡眠相关腿痉挛、睡眠相关磨牙、睡眠相关节律性运动障碍、婴儿良性睡眠肌痉挛、睡眠发作的脊髓性肌痉挛、疾病或药物所致睡眠相关运动障碍。

(二) 常见睡眠障碍的定义

1. 失眠

失眠指在适当的睡眠时间和环境中，依然无法正常入睡或对睡眠时间和质量不满足，并引起日间症状，如困倦、疲劳、注意力不集中等主观感受。依据失眠的持续时间及发作频率，将其分为慢性失眠障碍与短期失眠障碍，慢性失眠指频繁而持续的入睡和维持困难，常伴随或诱发多系统疾病；短期失眠指一过性失眠，其频率与持续时间不满足失眠诊断，常与心理或环境变化相关。

2. 睡眠呼吸暂停综合征

睡眠呼吸暂停综合征是涉及多学科的一类疾病，既表现有呼吸障碍，也表现有睡眠障碍。在睡眠状态下口鼻气流中断10秒以上，为睡眠呼吸暂停。睡眠呼吸暂停分为3型：

(1) 口鼻气流中断时胸腹式呼吸（呼吸驱动）仍然存在，称为阻塞型睡眠呼吸暂停，多为上气道结构异常或肌肉松弛引起上气道塌陷，使气流受阻。

(2) 若口鼻气流及胸腹式呼吸同时中断，称为中枢型睡眠呼吸暂停，多因呼吸驱动缺乏或异常而导致通气功能障碍。

(3) 若睡眠呼吸暂停开始表现为中枢型，后期表现为阻塞型，则称为混合型睡眠呼吸暂停。

3. 睡眠相关低通气综合征

睡眠相关低通气综合征是指睡眠过程中通气量不足，导致动脉二氧化碳分压升高，出现高碳酸血症等代谢紊乱现象。

4. 睡眠相关性低氧血症

睡眠相关性低氧血症指睡眠期间持续出现显著血氧饱和度降低，可因气道阻塞、肺部病变、神经肌肉疾病等引起。

5. 发作性睡病

发作性睡病是一种病因不清的综合征，其特点是伴有异常的睡眠倾向，包括白天过度嗜睡、夜间睡眠不安和病理性异相睡眠。主要表现为长期的警醒程度减退和发作性的不可抗拒的睡眠。大多数患者伴有一种或数种其他症状，除嗜睡之外，还包括猝倒症、睡瘫症和入睡幻觉，故又称为发作性睡眠四联症。现以伴或不伴下丘脑分泌素降低对发作性睡眠分型（Ⅰ型、Ⅱ型）。

6. 睡眠－觉醒周期紊乱

睡眠－觉醒周期紊乱以相对缺乏明显睡眠觉醒节律为基本特征，包括睡眠觉醒时间推迟2小时以上的时相延迟现象；或睡眠觉醒时间提前至少两小时的时相提前现象；或非24小时睡眠觉醒节律的睡眠等，均可引起失眠、日间思睡、精神萎靡，导致无法正常生活、学习及进行社会活动等。

7. 不宁腿综合征

不宁腿综合征又称多动腿综合征或不安腿综合征，是一种神经系统感觉运动障碍疾病，主要发生在两下肢，但亦可累及大腿和足部，可以一侧为重，或仅限于一侧下肢，但上肢和手部则很少受累。是以受累的患肢深部酸、麻痛灼热、虫爬样、瘙痒样等多种痛苦感觉为主要表现的发作性疾病。

8. 常见异态睡眠于第三章第一节"正常睡眠和异态睡眠"详述。

二、睡眠障碍与常见疾病

目前，我国睡眠障碍发病率很高，且常伴有其他疾病，如抑郁症、焦虑症、高血压、糖尿病等。这些疾病与睡眠障碍多互为因果关系，如长期失眠未给予治疗，则极易患抑郁症、焦虑症等精神类疾病，而这些精神类疾病的患者大多伴有睡眠问题。因此，睡眠障碍所涉及的疾病范围广，与各系统疾病均有一定相关性。

（一）睡眠障碍与精神类疾病

精神疾病是一组由不同原因所致的大脑功能紊乱，临床上突出表现为精神活动异常。睡眠障碍可能是精神疾病本身的症状之一，也可能是精神疾病的并发症状。睡眠障碍不但会降低人们的生活质量，更与许多精神疾病相联系。临床上，精神疾病的睡眠障碍发病率很高，两者的生理基础多有相同相通之处。不同类型的精神障碍出现睡眠障碍的形式也不同，有入睡困难、睡眠减少、睡眠过度和睡眠的模式改变等，其中以入睡困难和睡眠减少最为常见。下面对临床常出现睡眠障碍问题的部分精神疾病分别予以介绍。

1. 抑郁症与睡眠障碍

抑郁症又称抑郁障碍，是一种常见的精神疾病，以情感低落、思维迟缓及言语动作减少、迟缓为典型症状。临床可见心境低落与其处境不相称，情绪的消沉可以从闷闷不乐到悲痛欲绝，自卑抑郁，甚至悲观厌世，可有自杀企图或行为，甚至发生木僵；部分病例有明显的焦虑和运动性激越；严重者可出现幻觉、妄想等精神病性症状。每次发作持续至少2周以上，长者甚或数年，多数病例有反复发作的倾向，每次发作大多数可以缓解，部分可有残留症状或转为慢性。

按照《中国精神障碍分类与诊断标准第3版》（CCMD-3），根据对社会功能损害的程度，抑郁症可分为轻性抑郁症和重症抑郁症；根据有无幻觉、妄想或紧张综合征等精神病性症状，抑郁症又分为无精神病性症状的抑郁症和有精神病性症状的抑郁症；根据之前（间隔至少2个月前）是否有过另一次抑郁发作，抑郁症又分为首发抑郁症和复发性抑郁症。

【病因病机】

抑郁症睡眠障碍的病因病机至今尚未完全阐明，可能与遗传、生物化学、神经内分泌、社会环境等因素有关。研究认为，抑郁症患者其中枢神经系统的唤醒作用增强，而使中枢神经系统唤醒作用增强的生物学改变，如去甲肾上腺素及促肾上腺皮质激素释放过度等，可能是抑郁症睡眠障碍的发病机制。

【临床表现】

1）心境低落，表现为情感低落，抑郁悲观等；思维迟缓，表现为思维速度减缓，反应迟钝等；意志活动减退，表现为行为缓慢，生活被动等；认知功能损害，表现为记忆力下降，注意力障碍等；躯体症状，表现为乏力，食欲减退，体重下降等。

2）抑郁症患者可能由于高度的心理生理性激醒现象，多表现为入睡困难、睡眠维持困难和早醒，醒后很难再度入睡，故总睡眠时间缩短。此外有些中毒抑郁症患者，常会出现过度睡眠。

【常规治疗方法】

抑郁症患者多以抗抑郁治疗，伴有睡眠障碍或抗抑郁治疗疗效不明显时，可给予镇静催眠药，需合理选择，避免药物的依赖和滥用。此外，抑郁症多由精神因素所引起，注重支持治疗，如合理安排和照料患者的生活，言语上给予支持、鼓励、安慰和保证等，对抑郁患者尤为重要。

2. 焦虑症与睡眠障碍

焦虑症，又称为焦虑性神经症，是神经症这一大类疾病中最常见的一种。现代医学对焦虑的定义描述是指以广泛和持续性焦虑或反复发作的惊恐不安为主要特征的神经症，包括广泛性焦虑症和惊恐障碍。

焦虑症主要有慢性焦虑（广泛性焦虑）和急性焦虑发作（惊恐障碍）两种形式。主要表现为：无明确客观对象的紧张担心，坐立不安，还有自主神经症状（心悸、手抖、出汗、尿频等）。注意区分正常的焦虑情绪，如焦虑严重程度与客观事实或处境明显不符，或持续时间过长，则可能为病理性的焦虑。焦虑相关性睡眠障碍是指由于焦虑障碍而引起的睡眠紊乱。

【病因病机】

目前病因尚不明确，可能与遗传因素、个性特点、认知过程、不良生活事件、生化因素、躯体疾病等均有关系。焦虑障碍与睡眠障碍有密切关系，由于过度焦虑而导致入睡困难或长期失眠。与焦虑障碍有关的睡眠障碍的病因尚不清楚，目前研究发现，可能与遗传、心理、生化、社会和环境因素有密切关系。

【临床表现】

1）情绪症状在没有明显诱因的情况下，患者经常出现与现实情境不符的过分担心，或紧张害怕，这种紧张害怕常常没有明确的对象和内容。临床上患者常表现为烦躁易怒、善恐易惊、坐卧不安、胸闷喜太息、失眠健忘、心悸怔忡、五心烦热、肢体麻木震颤等诸多症状。

2）一个月内至少有 3 次惊恐发作，每次发作不超过 2 小时，并明显影响日常活动。

3）恐惧发作并非躯体疾病所致，不伴有精神分裂症、情感性障碍或其他神经症性疾病。

【常规治疗方法】

焦虑症以精神症状为主，临床医师通过言语或非言语沟通，建立起良好的医患关系，应用有关心理学和医学的专业知识，引导和帮助患者改变行为习惯、认知应对方式等。临床上广泛使用抗焦虑药物和缓解躯体症状的药物，而且随着剂量的增加，抗焦虑药物还具有镇静和催眠的作用。药物治疗是治标，心理治疗是治本，两者缺一不可。

3. 精神分裂症与睡眠障碍

精神分裂症是精神疾病中的常见病，是一种症候群，主要是由观察到的精神病迹象定义的，如妄想、幻觉、认知和情感的障碍，通常情况下该病发于青春后期或成年早期。临床表现为感知觉、行为、思维及情感障碍，其特征是精神活动和环境不协调。病程一般迁延，呈反复发作、加重或恶化，部分患者最终出现衰退和精神残疾，但有的患者经过治疗后可保持痊愈或基本痊愈状态。

按照《中国精神障碍分类与诊断标准第 3 版》（CCMD－3），根据其占主导地位的临床表现分为：偏执型分裂症、青春型分裂症、紧张型分裂症、单纯型分裂症、未定型分裂症。根据所处疾病的病期和预后分为：精神分裂症后抑郁、精神分裂症缓解期、精神分裂症残留期、慢性精神分裂症、精神分裂症衰退期。

【病因病机】

精神分裂症的病因和发病机制十分复杂，通常认为是遗传、神经、生化、大脑结构、社会心理等综合因素作用的结果。

【临床表现】

1）感知觉、行为、思维及情感障碍，其特征是精神活动和环境不协调。

2）出现各种妄想，部分患者妄想非常突出。在疾病初期，患者对某些明显不合理的想法可能将信将疑，随着病情的发展，与病态的信念融为一体，自己不能识别。

3）出现幻觉，以幻听最常见，周围没有人说话，患者却听到有说话声，以言语性幻听多见。

4）表现为孤僻离群、被动退缩、缺乏主动性和积极性，整日无所事事，生活懒散，无高级意向要求。

5）精神分裂症患者其睡眠障碍的特点之一是睡眠潜伏期明显延长，精神分裂症多导睡眠图的改变主要表现为慢波睡眠和异相睡眠的异常，慢波睡眠的减少是精神分裂症最具特征的改变。

6）病程一般迁延，呈反复发作、加重或恶化，部分患者最终出现衰退和精神残疾。

【常规治疗方法】

在确诊的精神分裂症的治疗中，通常是使用抗精神病药物进行治疗。药物治疗应系统而规范，强调早期、足量、足疗程，注意单一用药原则和个体化用药原则。

4. 睡眠障碍与其他精神疾病

精神类疾病与睡眠障碍密切相关，除上述三种精神类疾病外，还有惊恐障碍、乙醇中毒、躯体形式障碍、人格障碍等精神类疾病与睡眠障碍相关。由于各类精神病出现睡眠障碍的发病率均不相同，目前尚缺乏系统的研究。

（二）睡眠障碍与神经系统疾病

神经系统的某些疾病可出现程度不同的睡眠障碍，但产生睡眠障碍的机制不明确，可能与病变累及睡眠调节结构，或由于疾病（如脑血管病导致瘫痪等）长期卧床引起睡眠－觉醒节律紊乱，或睡眠障碍本身就是疾病的主要表现（如致死性家族性失眠症），或由于疾病产生的各种不适（如睡眠相关性头痛）干扰了睡眠。以下对于临床常常出现睡眠障碍问题的部分神经系统疾病相关性睡眠障碍分别予以介绍。

1. 痴呆与睡眠障碍

痴呆是指慢性获得性进行性智能障碍综合征。临床上以缓慢出现的智能减退为主要特征，伴有不同程度的人格改变。痴呆是一组临床综合征，而非一种独立的疾病。

【病因病机】

痴呆患者出现的睡眠紊乱和日落综合征反映了视交叉上核和其他睡眠维持系统的神经变性，引起神经生物学变化，使睡眠－觉醒周期的调节功能受累，导致睡眠破坏，REM睡眠和 NREM 睡眠第 3 期、第 4 期的百分比下降。阿尔茨海默病（老年痴呆）的程度越重，睡眠－觉醒周期紊乱越显著。反之，睡眠－觉醒周期紊乱又可加重痴呆患者的认知功能障碍。

研究表明，痴呆患者褪黑激素分泌节律紊乱可能是产生睡眠障碍的重要机制之一。正常情况下褪黑激素分泌节律受光照的调控，呈昼夜节律性，夜间褪黑激素的分泌在凌晨 2 时至 3 时达到高峰。早晨 7 时至 9 时太阳出来以后其分泌停止。痴呆患者不仅褪黑激素含量下降，而且分泌节律也出现异常，24 小时分泌曲线低平，昼夜节律障碍，包括位相前移，周期缩短，振幅降低，稳定性差。痴呆相关性睡眠障碍也与社会活动不足、接受日照减少和增龄等因素有关。

【临床表现】

1）认知功能下降，记忆力减退和丧失，视觉空间技能损害，定向力、计算力、判断力等丧失，并相继出现人格、情感和行为改变等障碍，且呈进行性加重过程。

2）入睡困难，晨间早醒，睡眠持续能力明显下降，睡眠中频繁出现觉醒，睡眠呈片段性。由于夜间睡眠破坏，导致日间瞌睡或过度睡眠。

3）患者睡眠紊乱的特征性表现为日落综合征（或称为日落行为），即多于傍晚或深夜出现的神志恍惚或意识模糊、漫游、焦急、不安、激惹与好斗，严重者出现谵妄。夜间发作的意识模糊常在 REM 睡眠后的觉醒期出现。典型者表现为室外漫游，打开厨房器具开关，偶尔打碎家具设备，不合时宜的喊叫。睡眠紊乱一般见于痴呆发生后，日落综合征常见于痴呆后期，并可呈间歇性发作。

【常规治疗方法】

1）常规治疗

制定出合适的作息时间表，平时应该遵守睡眠卫生原则，限制白天小睡，维持夜间睡眠时间的稳定，不要经常变换睡眠场所。在日间应尽量让患者多暴露在阳光下，尤其是在日出及日落时，这对于维持患者正常的睡眠-觉醒周期具有十分重要的作用。

2）药物治疗

痴呆相关性睡眠障碍患者的治疗应当尽量避免使用镇静催眠药物，尤其是长效苯二氮䓬类药物，否则可能加重精神错乱与认知功能障碍。对于患者出现的各种精神行为症状可以选择应用抗精神病药物治疗，如使用小剂量氟哌啶醇、氯丙嗪等，以控制激越、攻击行为等精神症状，但不能长期应用。注意这些药物发生的不良反应，如加重椎体外系症状或导致迟发型运动障碍等。

2. 帕金森病与睡眠障碍

帕金森病是一种常见的神经系统变性疾病，也称为震颤麻痹，老年人多见，平均发病年龄为 60 岁左右，40 岁以下的青年发病较少见。主要表现为静止性震颤，动作迟缓及减少，肌张力增高，姿势不稳等。大部分帕金森病患者为散发病例，仅有不到 10% 的患者有家族史。帕金森病最主要的病理改变是中脑黑质多巴胺能神经元的变性死亡，由此而引起纹状体多巴胺含量显著性减少。

【病因病机】

帕金森病的睡眠障碍的病理生理不完全清楚，可能与多种因素有关：年龄、疾病本身或其相关运动症状和非运动症状如抑郁、并发症和治疗药物。脑内神经递质失衡是引起睡眠障碍的生化基础。网状上行激活系统相关的多巴胺能神经元变性，包括蓝斑、黑质及脑桥被盖核，使唤醒系统受损，可促进睡眠障碍的发生，从而影响白天觉醒，造成睡眠过多，与帕金森病患者睡眠障碍早期出现与 Break 病理分期相一致。此外帕金森患者夜间用药少可能影响睡眠。多巴胺能药物严重不足常常导致夜间"关期"，出现夜间冻结导致翻身困难，僵直、震颤、清晨肌张力障碍，以及不安腿综合征、睡眠中周期性腿动，以及快速动眼睡眠行为障碍等均可影响睡眠，这些症状共同促进了睡眠障碍的发生。

【临床表现】

1）帕金森病多见于中老年人，呈隐袭性发病。

2）静止性震颤，通常从某一侧上肢远端开始，以拇指、食指及中指为主，然后逐渐扩展到同侧下肢和对侧肢体，晚期可波及下颌、唇、舌和头部。

3）肌肉僵直，以颈肌、肘、腕、肩、膝、踝关节活动时肌强直更显著。

4）运动障碍，由于上臂肌肉和手指肌的强直，患者的上肢往往不能做精细的动作，如解系鞋带、扣纽扣等动作变得比以前缓慢许多，或者根本不能顺利完成。

5）帕金森病的睡眠障碍表现形式多样，严重程度不等。帕金森病的睡眠障碍常见失眠、日间睡眠过多、快速动眼睡眠行为障碍等。

【常规治疗方法】

帕金森病应强调综合性治疗，包括药物、理疗、水疗、医疗体育（康复体育）、日常生活调整、外科手术等，不应强调单一的治疗方法。如静止性震颤选择抗胆碱能药物；少数动作性震颤选用普萘洛尔（心得安），此二药无效时可用左旋多巴类药物，Ⅰ～Ⅱ级患者不需要用药，Ⅲ～Ⅴ级患者才使用左旋多巴类药物。用药剂量应以产生满意疗效的最小剂量为主，必要时根据病情缓慢增加剂量。

3. 癫痫与睡眠障碍

癫痫是慢性反复发作性短暂脑功能失调综合征，以脑神经元异常放电引起反复痫性发作为特征。临床将癫痫分为特发性癫痫、症状性癫痫、隐源性癫痫。癫痫是神经系统常见疾病之一，患病率仅次于脑卒中。人们早就注意到癫痫发作与睡眠－觉醒周期的密切关系，早在 1885 年高尔斯（Gowers）报道了一些主要在睡眠中发作的癫痫患者，并将与癫痫有关的表现与睡眠联系起来。

【病因病机】

随着研究的不断深入，发现癫痫发作在时间分布上有一定的规律，特别是观察到癫痫发作易受睡眠觉醒周期的影响，同时癫痫患者的睡眠结构也受到放电部位及发作类型的影响。癫痫发作能够改变睡眠结构，影响睡眠质量，故有效地控制癫痫发作能够改善睡眠。无论是何种原因所致的癫痫，不规律的睡眠－觉醒周期或睡眠不足等睡眠障碍，都可能成为睡眠相关性癫痫的促发因素。重视癫痫患者的睡眠质量对控制癫痫发作及提高生活质量有非常重要的意义，因此，了解癫痫与睡眠关系，对二者的治疗皆有帮助。

【临床表现】

1）全身强直－阵挛发作（大发作），突然意识丧失，继之先强直后阵挛性痉挛，常伴尖叫，面色青紫，瞳孔散大，持续数十秒或数分钟后痉挛发作自然停止，进入昏睡状态，醒后有短时间的头昏、烦躁、疲乏，对发作过程不能回忆。

2）失神发作（小发作），突发性精神活动中断，意识丧失，可伴肌阵挛或自动症，一次发作数秒至十余秒，脑电图出现 3 次/秒棘慢波或尖慢波综合。

3）单纯部分性发作，某一局部或一侧肢体的强直、阵挛性发作，或感觉异常发作，历时短暂，意识清楚，若发作范围沿运动区扩及其他肢体或全身时，可伴意识丧失。

4）复杂部分性发作（精神运动性发作），精神感觉性、精神运动性及混合性发作，多有不同程度的意识障碍及明显的思维、知觉、情感和精神运动障碍，可有神游症、夜游症等自动症表现，有时在幻觉、妄想的支配下可发生伤人、自伤等暴力行为。

5）自主神经性发作（间脑性），可有头痛型、腹痛型、肢痛型、晕厥型或心血管性发作。

6）可表现为睡眠潜伏期延长、觉醒次数增多、觉醒时间延长、浅睡眠时间延长。患者白天出现睡眠不足的症状，如头昏、疲乏、思睡等，并由于记忆力下降等而影响患者白天的认知功能。如果夜间曾出现癫痫发作，次日白天患者更容易体验到上述各种不适症状。

【常规治疗方法】

临床上可根据癫痫发作类型选用抗癫痫药物，患者存在睡眠障碍时，由于睡眠障碍能够降低癫痫发作阈值，可能引起发作次数增加，因此对于睡眠障碍应当进行必要的药物治疗。镇静催眠药物既可治疗某些类型的睡眠障碍，又可以协同治疗癫痫，例如苯二氮䓬类药物常被用来治疗伴有睡眠障碍的癫痫患者。

目前，控制癫痫发作的主要手段仍是药物治疗。因此，无论其病因是什么，一旦确诊都应尽早使用抗癫痫药物控制发作。实践证明，正规有序的药物治疗，可使80%以上患者的临床发作得到有效控制。回顾疗效不理想的原因，常常与选药不当、剂量不足、频繁换药或过早停药等因素有关。

4. 睡眠障碍与其他神经类疾病

神经系统的大部分疾病可出现程度不同的睡眠障碍，但产生睡眠障碍的机制尚不明确。除上述几种神经系统类疾病外，还包括脑变性疾病、致死性家族性失眠症、睡眠相关性头痛等神经类疾病与睡眠障碍密切相关。

（三）睡眠障碍与呼吸系统疾病

睡眠呼吸障碍是常见的睡眠障碍疾病，包括睡眠呼吸暂停综合征、睡眠低通气综合征、低氧血症及呼吸努力微觉醒等。长期呼吸障碍会影响呼吸功能，进而引起呼吸疾病。同时，一些呼吸类疾病如慢性阻塞性肺疾病、支气管哮喘等也常伴睡眠障碍，因夜间呼吸问题而导致睡眠质量差，表现为入睡困难、浅睡增多、频繁觉醒、白天嗜睡等。

慢性阻塞性肺疾病与睡眠障碍

慢性阻塞性肺疾病是一种慢性呼吸道炎症性疾病，疾病发展过程伴有不完全可逆的气流受限，以弥漫性的气道阻塞和呼吸气流不畅为主要表现，与慢性支气管炎和肺气肿密切相关。由于气道阻塞，睡眠期间通气驱力下降，通气量过低而导致夜间严重缺氧，故患者常合并有睡眠障碍。

【病因病机】

慢性阻塞性肺疾病患者因存在阻塞，睡眠期间通气驱力下降，通气量过低，而导致夜间严重缺氧，或夜间周期性肢体运动，可导致觉醒次数增加。

【临床表现】

1）长期反复咳嗽、咳痰、胸闷、气短、喘息，起病缓慢，病程较长，劳累加重是其临床特征。在疾病早期可无异常体征，中期可出现桶状胸，呼吸浅快，重症时出现胸腹矛盾运动，或缩唇、端坐呼吸等。

2）慢性阻塞性肺疾病常伴有睡眠障碍，如夜间通气量过低、睡眠呼吸暂停综合征、失眠或嗜睡。

【常规治疗方法】

积极控制原发疾病，缓解症状，积极纠正低氧血症，控制咳喘症状，改善睡眠质量，提高活动耐力，减少急性发作次数，降低严重程度，以及改善健康状态等。

（四）睡眠障碍与心脑血管疾病

心脑血管疾病是心脏血管和脑血管疾病的统称，泛指由于高血压、高脂血症、高黏血症、冠状动脉粥样硬化等因素导致的心脏、大脑及全身组织发生不同程度的缺血性或出血性疾病。睡眠是人的一种生理形态，需要一定的物质基础来维持，与人体的其他功能需要气血支撑一样，近年来研究发现，心脑血管疾病与睡眠障碍之间存在关联性，两者常互为因果，现分述如下。

1. 高血压与睡眠障碍

高血压是一种以动脉血压升高为主的全身疾病，是多种心脑血管疾病的重要病因和危险因素，血压持久升高可对心、脑、肾等器官产生不可逆损伤，并引起一系列并发症。高血压分为原发性或继发性两类，原发性高血压的病因目前尚未完全阐明，一般多认为是家族遗传易感性。许多研究证据显示，当睡眠时间缩短、睡眠质量差、睡眠呼吸障碍时血压会明显升高，而高血压人群多患有睡眠障碍。

【流行病学研究】

高血压患者睡眠问题逐渐被重视，尤其是睡眠呼吸暂停综合征（OSAS），也可称之为鼾症。近年来多项统计显示，约50%的OSAS患者同时合并高血压，约30%的高血压患者伴有OSAS，其中体重指数（BMI）较高的中老年人群其OSAS与高血压的相关性更高。OSAS是高血压的独立危险因素，此外高血压与失眠、周期性肢体运动指数等均有较强的相关性。

【病因病机】

高血压睡眠障碍看似因高血压而起，其实二者可以互为因果。睡眠节律紊乱、失眠、长时间觉醒等均会导致血压升高，其主要机理是交感神经系统活性亢进，肾素－血管紧张素－醛固酮系统激活，血浆儿茶酚胺浓度升高，小动脉收缩阻力增强，从而导致血压升高。OSAS的发生常引起夜间低氧血症、高碳酸血症、神经及体液调节障碍，可导致心率加快，心输出量增加，全身阻力增加，随即血压升高，甚至延续至次日。另外高血压患者常伴焦虑，夜间常因血压控制不稳定而使睡眠无法深入，尤其是后半夜或清晨常伴觉醒。

【临床表现】

1）高血压的临床表现：高血压起病隐匿，早期基本没有自觉症状；出现心、脑、肾等并发症时，可见头晕、头痛、情绪易被激惹、不耐劳累；长期持续高血压可见心尖冲动向左下移位、心界向左下扩大等左心室肥大体征。

2）高血压相关睡眠障碍的临床表现：①睡前焦虑、恐惧、入睡困难、睡眠时间不足、嗜睡、频繁觉醒、昼夜节律改变等；②睡眠伴打鼾、憋气的现象；③睡眠相关运动障碍，如不宁腿综合征与周期性肢体运动；④睡眠障碍患者夜间血压常呈现"非勺形"或"反勺形"，血压随呼吸事件而呈周期变化，多为难治性高血压。

【常规治疗方法】

1）高血压治疗

高血压治疗药物已有明确分类和使用指南，控制血压，防止并发症和脏器损伤是其治疗的目的。

2）OSAS相关性高血压

临床常表现为难治性高血压，对此类患者需同时进行OSAS治疗，目前治疗的方法有口腔矫正器、持续正压通气的呼吸机等，或一些特殊枕头、体位限制等方法，对于伴有肥胖、高血脂等人群应指导其减肥，使用低脂低糖食物等。

3）其他睡眠障碍相关性高血压

高血压伴有严重失眠的患者，可适当给予助眠药物，如非苯二氮䓬类受体激动剂、褪黑激素等药物；若出现睡眠不宁腿或周期肢体运动过多，一般不予以治疗，严重时可予抗惊厥类药物。

2. 心脏疾病与睡眠障碍

心脏病（heart disease）是心脏疾病的总称，包括风湿性心脏病、先天性心脏病、高血压性心脏病、冠心病、心肌炎、心律失常等各种心脏病。心脏病分为先天性与后天性，先天性多因母亲在怀孕早期的疾病或与服用的药物有关，或为遗传因素；后天性多因冠心病、高血压性心脏病、心肌炎等后天因素导致。近年来研究发现，人在睡眠期发生的一系列生理变化会影响心血管功能，也是易诱发或加重心血管事件的阶段，尤其是 OSAS 的患者患心脏疾病的概率远高于正常人群。

【流行病学研究】

某些心脏疾病的发生发展多与睡眠相关，流行病学研究显示，伴有睡眠呼吸障碍的人群其心血管疾病发病率达 83.9%，死亡率达 66.2%，其中冠心病的患病率达 20%～30%，5 年病死率较正常人增加 62%。可见睡眠呼吸障碍是心脏病患者夜间发生意外的主要危险因素，常导致心律失常、心肌缺血、心肌梗死等，可危及生命，另外不宁腿综合征也是心脏疾病的危险因素之一。

【病因病机】

1）患有心脏疾病的人群，夜间 NREM 睡眠以副交感神经为主导，血压降低导致心脏供血不足，若为冠心病则更易发生心肌缺血、心绞痛。

2）REM 睡眠多以交感神经为主导，心脏功能低下的人群，在 NREM 睡眠突然转入 REM 睡眠时，心率会明显加快，极易发生心律失常或心脏停搏。

3）OSAS 患者夜间间歇性低氧，血液黏稠，心脏为缺血状态，心律失常或心肌缺血常发生于呼吸暂停期间，或暂停结束后的觉醒、微觉醒期，此时心脏因长时间缺血缺氧，并受到交感神经及中枢调控，而加快心脏搏动，从而诱发心血管事件的发生。

【临床表现】

心脏病种类较多，临床表现也各有不同，但大多表现为心脏功能异常，一般常伴有胸闷、心悸、心痛、不能受外界刺激、夜间阵发性呼吸困难、活动受限及异常的心搏音等症状。

心脏病相关的睡眠障碍，其临床多表现为情绪紧张、焦虑恐惧而难以入睡，或入睡后体动较多无法安睡，夜间易醒或惊醒，梦魇，醒后难以再次入睡，若伴有呼吸障碍的人群其睡眠质量更差，无法进入深睡眠。

【常规治疗方法】

1）原发病治疗

心脏疾病患者除药物治疗外，需配合饮食、运动疗法，并加强疾病知识教育及心理疏导。

2）睡眠障碍治疗

睡眠障碍症状较轻的人群，可进行睡眠心理指导，其目的是减轻患者的焦虑及恐惧情绪，对于有心脏疾病的患者，需提示其睡前不要食用刺激性食物，可用温水泡脚以缓解压力，睡眠过程中尽量选择右侧卧位，以减轻心脏负担；对于严重睡眠障碍的人群则需给予镇静安神类药物，入睡困难或焦虑患者可使用阿普唑仑或艾司唑仑，睡前口服。需注意的是，有睡眠呼吸障碍的患者不宜使用苯二氮䓬类药物，可能引发呼吸道塌陷，会造成通气不畅而发生意外。

3. 脑卒中与睡眠障碍

脑卒中是脑血管疾病的一种，指急性起病，迅速出现局限性或弥漫性脑功能缺失征象的脑血管性临床事件。急性脑血管疾病按其病理性质可分为缺血性和出血性两大类，前者常见的疾病包括脑梗死（脑血栓形成、脑栓塞、腔隙性梗死等）、短暂性脑缺血发作；后者多见的则有脑出血、蛛网膜下腔出血等。引起脑血管疾病的原因较多，主要有脑动脉硬化、高血压、低血压、心脏病、高脂血症、高黏血症及家族病史，近年来睡眠呼吸障碍已被认为是新的脑卒中危险因素。睡眠障碍与脑卒中均与神经系统有关，因此常一并出现，两者的紧密联系也引起临床上的高度重视。

【流行病学研究】

脑卒中睡眠障碍的发病率较高，有临床观察报道超过 60%，出血性较缺血性脑卒中发生睡眠障碍的概率更高。另一项研究显示，睡眠呼吸暂停综合征（OSAS）患者夜间（0：00～6：00）的病死率最高（相对危险度 OR 为 2.57），同时对 112 例 OSAS 患者的回顾性研究发现，50% 的患者死于睡眠过程中，而且这种死亡的时间模式与 OSAS 的发病规律直接相关，可见睡眠问题是诱发脑卒中的重要因素。

【病因病机】

1）睡眠障碍引发脑卒中

长期睡眠呼吸障碍或习惯性打鼾会使血液黏稠度增高，有害代谢物增多，血管内皮损伤，血小板聚集，易形成血栓梗阻于脑部微小血管，使脑部供血不足而发生缺血性脑卒中；而 OSAS 引起血压升高是出血性脑卒中的原因之一。

2）脑卒中伴睡眠障碍

脑卒中可诱发睡眠呼吸障碍，或使原有的睡眠呼吸障碍加重，其原因与脑卒中损伤的部位相关；脑出血或梗阻导致脑部睡眠调控神经元受压迫或损伤，导致睡眠结构紊乱；脑部受损与睡眠相关的神经递质分泌异常也是导致睡眠障碍的因素；病灶部位受损的脑细胞产生毒性病理物质，并作用于网状系统，干扰大脑的睡眠－觉醒机制。

【临床表现】

1）脑卒中的临床表现

发生脑卒中的前兆，多表现为头晕、头痛、眩晕，无法行走或站立，肢体麻木等；发生卒中后多半身不遂、口舌歪斜、言语不清，甚者神志不清或昏迷。

2）睡眠障碍表现

脑卒中相关性失眠表现为入睡困难、睡眠片段化、频繁觉醒、易惊等；脑卒中常发生过度睡眠、无睡眠昼夜节律、睡眠结构紊乱；发生睡眠呼吸障碍时常发生打鼾、呼吸不畅、憋气等现象，多因阻塞或中枢损伤引起，部分卒中患者于发病的最初几天出现另一种周期性呼吸形式——陈－施呼吸（潮式呼吸）；另外由于脑部损伤导致记忆错乱，而出现睡眠认知障碍，或睡眠行为异常，如睡行症。

【常规治疗方法】

脑卒中患者急性期，西医多采用对症治疗，根据适应证实施溶栓或手术治疗；脑卒中后期，康复治疗最为关键，可促进患者的病情恢复以及提高生活质量。

1）脑卒中引起的失眠

治疗需慎重使用助眠药物，优先使用非苯二氮䓬类药物，苯二氮䓬类药物也可使用，但因其可降低呼吸运动功能，容易发生呼吸抑制，应避免有睡眠呼吸障碍或者肺功能疾病的情况下使用。

2）睡眠呼吸障碍

脑卒中期间呼吸监护尤为重要，对于有睡眠呼吸障碍的患者，需及时使用持续正压通气（CPAP）的呼吸机治疗；中枢型呼吸暂停或陈-施呼吸者多采用氧疗或伺服通气，必要时中枢型呼吸暂停者可使用兴奋中枢的药物，如茶碱。

3）睡眠指导与体位干预

体位干预治疗可降低 OSAS 患者的严重程度，其简单易行，依从性好，尤其对不耐受 CPAP 治疗者；脑卒中患者需调整睡眠昼夜节律，有利于睡眠结构的稳定，夜间应选择避光无噪音的房间睡眠，日间可增加简单的活动项目。

（五）睡眠障碍与内分泌疾病

内分泌是相对外分泌而言的一个生理学概念，指机体组织所产生的物质不经过导管而直接分泌于血液（体液）中的现象。睡眠与内分泌存在相互作用，内分泌是睡眠调节的机制之一，而睡眠异常也常引起内分泌紊乱。睡眠障碍相关的内分泌疾病主要有糖尿病、甲状腺疾病、更年期综合征等。

1. 糖尿病与睡眠障碍

糖尿病是由于胰岛素缺乏和（或）胰岛素生物作用障碍所导致的一组长期以高血糖为主要特征的代谢综合征。糖尿病分为 1 型和 2 型，其中 1 型糖尿病为先天性，多为遗传因素引起，需长期使用胰岛素治疗；2 型糖尿病为后天因素导致，如肥胖、饮食、情绪、胰腺损伤等。近年来发现，睡眠障碍与糖尿病的发生、发展密切相关。研究显示，夜间失眠或睡眠呼吸障碍发生时，晨起后血糖升高且葡萄糖耐受能力降低，因此，睡眠障碍可促进糖尿病的发展，而糖尿病本身及其并发症也会引起各种睡眠障碍。

【流行病学研究】

研究显示，夜间睡眠质量下降会严重影响糖代谢，导致血糖升高，若持续发展，极易患糖尿病。调查显示，若伴有 OSAS 的人群中 2 型糖尿病患病率较正常成年人群明显升高，达 40%；同样 2 型糖尿病患者其 OSAS 的患病率从正常人的 2%～4% 升高至 23%。我国 60 岁以上的老年糖尿病患者中，睡眠障碍的患病率可达 50% 以上。

【病因病机】

1）睡眠障碍引起糖代谢异常诱发糖尿病的机制

2 型糖尿病的发生常见于老年人及肥胖者，多因饮食、情志、睡眠等多种内外因素引起糖代谢异常所致。睡眠呼吸障碍是糖尿病的诱发因素，其引起的间歇性低氧血症使胰岛 β 细胞内 ATP 的生成减少，胰岛素分泌减少；低氧状态糖的无氧酵解增加，乳酸入肝转化成糖，使血糖升高；抗胰岛素激素（如生长激素）释放增多，可引起胰岛素抵抗。睡眠不足，觉醒过多，引起应激反应使糖原合成减少，糖异生增强，使血糖升高。睡眠结构或昼夜节律异常也是糖代谢紊乱的因素之一。各种机制都表明若长期睡眠障碍，会导致血糖调节紊乱，诱发糖尿病。

2）糖尿病引起睡眠障碍的机制

糖尿病患者多饮多尿，会影响夜间睡眠质量；糖尿病会引起内分泌紊乱，可影响睡眠调节功能，而引发睡眠障碍；另外，末梢神经退变，麻木疼痛，视力减弱，甚至累及各器官引起的并发症，均可引起睡眠障碍的发生。

【临床表现】

糖尿病早期患者由于糖代谢障碍，细胞能量不足，晚上常感饥饿而难以入睡，醒后疲乏无力。如果病情进入到并发症期，可累及心、肾、视网膜、末梢循环等部位而发生病变；并发低血糖反应者，因饥饿感、心率加快、心悸等而难以安睡；若并发感染，如皮肤感染、尿路感染等，感染病灶的不适感也会影响睡眠。严重者发生酮症酸中毒，表现出烦躁，难以入睡，或嗜睡昏迷。

【常规治疗方法】

1）糖尿病治疗

药物治疗包括双胍类、磺脲类、噻唑烷酮类等，以及胰岛素治疗。糖尿病属于代谢性疾病，非药物方法对于治疗糖尿病及其睡眠障碍具有重要意义，如运动疗法、饮食疗法，既有利于控制血糖，又能有效改善睡眠，但需长期维持。

2）睡眠障碍治疗

药物治疗在保持控制血糖药物的基础上加用缓解焦虑、抗抑郁的助眠药物，如阿普唑仑、艾司唑仑、佐匹克隆等；睡眠呼吸障碍可选用 CPAP 治疗，改善睡眠，降低血糖；不宁腿综合征及睡眠周期性肢体运动，可给予森福罗睡前口服。

2. 睡眠障碍相关的其他内分泌疾病

睡眠障碍还与其他内分泌疾病相关，如甲状腺功能亢进患者多伴有失眠、入睡困难且易觉醒等；若甲状腺功能减退，则表现为倦怠易疲劳、多梦，或伴有睡眠呼吸障碍、反复觉醒等。另外更年期综合征伴有的睡眠障碍疾病多因体内激素的影响，多以抑郁或焦虑为主要表现，如失眠、多梦、易惊醒等。这些内分泌疾病多影响睡眠，同时睡眠问题也常常导致内分泌紊乱。

（六）睡眠障碍对儿童、女性相关疾病的影响

睡眠占人生 1/3 的时间以维持生命，几乎和食物一样至关重要，它是人体所具有的一种规律性的自我保护性抑制。睡眠在不同年龄和不同生理阶段，其睡眠时间、睡眠习惯以及睡眠伴发的疾病也各不相同。引起睡眠障碍的致病因素也是多方面的，儿童和妇女是两种特殊人群，受睡眠障碍的影响比较大。

儿童的睡眠问题和成人有许多不同的地方，其睡眠功能还在发育中，另外从婴儿期、儿童期到青少年期，还可能发生许多好发于这些年龄的睡眠障碍疾病。儿童在不同的年龄阶段对睡眠障碍的表现各不相同，如 2～5 岁的儿童处在中枢神经系统的发育阶段，小儿的感知觉、情绪及运动诸方面有了明显的发展，出现入睡困难、夜惊、梦魇等睡眠小障碍。6～11 岁的儿童，经过培养，已经建立了睡眠习惯，睡眠时间在 9～10 小时，偶可失眠或难以入睡，并且经常做梦。儿童的失眠问题比较复杂，相当一部分与睡眠卫生问题或行为问题有关。应当仔细分析原因，进行确切的分类，再进行综合性治疗。

妇科疾病是女性常见病、多发病，也是女性生殖系统常见病的统称。女性失眠患者是男性的 2 倍，这是由于女性一生中存在月经周期、怀孕、哺乳期与停经期等显著的生理变化，这些变化对失眠常常产生明显的干扰。临床常见的有与月经相关的睡眠障碍、妊娠相关性睡眠障碍和停经期失眠。

第四章　睡眠测评与判断

第一节　中医睡眠亚健康评估

中医诊断是中医临床诊疗过程的基础，睡眠亚健康疾病的诊断同样是在中医基础理论的指导下运用中医诊断方法，结合现代睡眠科学技术，全面地对睡眠亚健康障碍相关疾病进行综合的评估，以确定合理的治疗原则，使用正确的治疗方法，来解除患者的痛苦。睡眠亚健康相关疾病的中医诊断包括证候诊断、疾病诊断、实验室诊断等。

一、失眠亚健康

（一）亚健康状态诊断

失眠亚健康的主要症状包括入睡困难和（或）维持睡眠困难，往往包括长时间的夜间觉醒和（或）夜间睡眠不足。有时候失眠的主诉也包括即使通常睡眠事件的数量和质量被认为是正常的或是充分的，也仍然自觉睡眠质量差和精力得不到恢复。失眠可以是原发性或继发性的。当失眠是内科疾病或精神疾病，以及另一种睡眠疾病或滥用药物引起的一个症状时，称为继发性失眠。原发性失眠可能有内在和外在的因素参与其病因，但它们并非继发于其他疾病。失眠亚健康状态达不到失眠的诊断标准，并且排除相关可导致失眠症状的疾病。严重的失眠亚健康状态需行 CPC 或 PSG 等检查，以排除失眠或其他相关疾病。

（二）证候诊断

1. 肝郁化火证

突发失眠，性情急躁易怒，不易入睡或入睡后多梦惊醒，胸胁胀闷，善太息，口苦咽干，头晕头胀，目赤耳鸣，便秘溲赤，舌质红苔黄，脉弦数。

2. 痰热扰心证

失眠时作，噩梦纷纭，易惊易醒，头目昏沉，脘腹痞闷，口苦心烦，饮食少思，口黏痰多，舌质红，苔黄腻或滑腻，脉滑数。

3. 瘀血内阻证

失眠日久，躁扰不宁，夜多惊梦，夜不能睡，夜寐不安，面色青黄，或面部色斑，胸痛、头痛日久不愈，痛如针刺而有定处，或呃逆不止，干呕，或急躁善怒，或入暮潮热，舌质暗红，舌面有瘀点，唇暗或两目暗黑，脉涩或弦紧。

4. 心脾两虚证

不易入睡，睡而不实，多眠易醒，醒后难以复寐，心悸健忘，神疲乏力，四肢倦怠，纳谷不香，面色萎黄，口淡无味，腹胀便溏，舌质淡苔白，脉细弱。

5. 心肾不交证

夜难入寐，心中烦乱，头晕耳鸣，潮热盗汗，男子梦遗阳痿，女子月经不调，健忘，口舌生疮，大便干结，舌尖红少苔，脉细。

（三）实验室检查

CPC 睡眠监测、PSG 睡眠监测、睡眠日记、抑郁量表及症状自评量表。

（四）鉴别诊断

亚健康失眠应与一时性失眠、其他疾病引起的失眠相鉴别。失眠是以单纯性的失眠为症状，表现为持续的、严重的睡眠困难。因一时性情志影响或生活环境改变引起的暂时性失眠不属病态。至于老年人少寐早醒，亦多属于生理状态。若因其他疾病引起失眠者，则应以祛除有关病因为主。

二、呼吸相关性睡眠亚健康状态

（一）亚健康状态诊断

呼吸相关性睡眠亚健康状态指出现睡眠呼吸事件，但 PSG 检查或 CPC 检查达不到睡眠相关呼吸暂停标准的睡眠亚健康状态。这类人群有睡眠呼吸的不良事件，或单纯表现为鼾声，影响同室睡眠者。

睡眠相关呼吸障碍的特点是睡眠过程中的呼吸紊乱，可分为中枢性呼吸暂停疾病，包括那些因中枢神经系统功能障碍引起的间歇性或周期性呼吸动度减少或中断，以及阻塞型睡眠呼吸暂停。原发性中枢型睡眠呼吸暂停是一种不明原因的疾病，它的特点是在睡眠期间反复发生的呼吸停止，但与通气动力无关。诊断需要多导睡眠监测观察到每小时睡眠 5 次或 5 次以上的呼吸暂停事件。

阻塞型睡眠呼吸暂停疾病包括那些由于气道阻塞引起呼吸用力增加和通气不足。上气道阻力综合征已被确认为是阻塞型睡眠呼吸暂停综合征的一种表现，因此不作为一个单独的诊断。阻塞型睡眠呼吸暂停，成人是以反复发作呼吸停止（呼吸暂停）或上气道部分阻塞（低通气）为特点。这些事件往往与血氧饱和度降低相关。打鼾和睡眠中断是其典型的常见症状，常导致日间嗜睡或失眠。诊断必须是每小时睡眠存在 5 次或更多的呼吸事件（呼吸暂停，低通气，或用力呼吸相关觉醒），在呼吸事件过程中发生用力呼吸增加。较严重的呼吸相关睡眠亚健康状态人群需要行 CPC 或 PSG 检查以排除睡眠呼吸暂停综合征。

（二）证候诊断

1. 肺窍闭阻

夜寐不安，卧则打鼾，声响如雷，断续而不规则；鼻塞流涕，鼻痒喷嚏，或咽喉不利，乳蛾肿大；咳嗽憋气，胸闷不畅；舌苔薄白或白腻，脉浮滑或弦滑。

治法：宣肺通鼻利咽。

2. 痰热闭肺

夜卧不安，鼾睡声洪，喉间气粗痰鸣；胸闷憋气，心烦口干，痰黄而黏，不易咯出，易汗出；鼻息灼热，便秘尿黄；舌红苔黄腻，脉滑数。

治法：清热化痰通窍。

3. 瘀血阻滞

鼾声大作，胸闷如窒，夜寐多梦，白昼烦躁；头痛或头晕、头重，口渴但欲嗽水不欲咽；舌质黯紫或有瘀点（斑），脉细、涩。

治法：活血化瘀通窍。

4. 脾虚湿困

鼾声沉闷，呼吸气促，夜寐不实；精神萎靡，白昼嗜卧，食后尤甚，纳呆胸闷，脘痞，腹胀便溏，气短乏力，面色无华，形体肥胖；舌淡胖，边有齿痕，舌苔白腻，脉虚缓。

治法：健脾化湿，祛痰通窍。

5. 气血虚弱

多见于中老年人。倦怠乏力，注意力不集中，白天嗜睡，夜眠鼾声，经常睡眠中憋醒；软腭下垂或舌根后坠；舌淡苔白，脉沉细。

治法：益气养血，补肾纳气。

（三）实验室检查

CPC睡眠监测、PSG睡眠监测。

（四）鉴别诊断

（1）单纯打鼾只有轻微打鼾，响度＜60dB，无呼吸暂停和低通气症状。

（2）中枢性呼吸暂停患者无上气道狭窄，白天呼吸正常，入睡后鼾声轻微，但出现呼吸窘迫。呼吸暂停期间，鼻腔、口腔气流与胸腹式呼吸运动同时暂停。

（3）甲状腺功能低下、肢端肥大症等患者可有阻塞型睡眠呼吸暂停低通气综合征（OSAHS）的症状，但通过生化检测及相关体征不难鉴别。

三、嗜睡相关性睡眠亚健康状态

（一）亚健康状态诊断

嗜睡相关性睡眠亚健康状态的主诉主要是日间嗜睡，并且导致主要症状的原因不是夜间睡眠紊乱和昼夜节律失调。日间嗜睡是指在一天主要觉醒时期无法保持警觉和清醒，导致意想不到的进入睡眠。可能存在其他睡眠障碍，必须给予有效的治疗。本书中所指嗜睡并非指嗜睡症，而是以嗜睡为主要不适的睡眠亚健康状态。这类人群在日间出现思睡，但也包括早间的觉醒困难。

（二）证候诊断

1. 心脾两虚
嗜睡，睡前多眼花幻影，神疲心悸，面色不华，苔薄白，脉细弱。

2. 脾气虚弱
整日昏昏欲睡，面色萎黄，神倦肢怠，失眠多梦，心悸气短，健忘易惊，舌质淡，舌苔薄白，脉细弱。

3. 肾阳不足
嗜睡发作，或昏昏欲寐，腰膝酸软，畏寒肢冷，阳痿，小便清长，夜尿频数，舌质淡，舌苔薄白，脉沉细微弱。

4. 髓海不足
怠惰嗜睡，腰膝酸软，头昏脑鸣，或耳鸣耳聋，神情呆滞，思维迟钝，精神不济，记忆力减退，舌质淡红，舌苔薄白，脉细弱或细数。

5. 心阳不足
嗜卧倦怠，精神萎靡，畏寒肢冷，面色㿠白，舌质淡，苔薄白，脉沉细。

6. 胆热痰阻
昏困嗜睡，头晕目眩，口苦口干，呕恶，胸胁满闷，舌红苔黄，脉弦数。

7. 暑湿伤气
昏困嗜睡，四肢困倦，纳呆胸满，身热自汗，头痛，口渴，大便溏泄，小便短赤，舌苔腻，脉虚。

8. 脾湿肝郁
嗜睡频作，头脑昏蒙，精神委顿，肢体沉重，倦怠乏力，月经量多，色紫有块，腰重痛，白带多，咳吐浊痰，头晕头痛，或胃脘嘈杂，神疲面晦，记忆力差，便干溲黄，舌淡红，苔白厚而腻，脉沉弦。

9. 湿浊困脾
嗜睡频作，头脑昏蒙，精神委顿，肢体沉重，倦怠乏力，胸闷痞满，口腻纳呆，舌质淡，舌苔白厚而腻，脉濡缓或滑。

10. 瘀血阻滞
嗜睡发作，迁延日久，神疲乏力，头脑昏沉，记忆力减退，时有头痛，失眠多梦，舌质紫暗，常有瘀点或瘀斑，脉细涩无力。

（三）实验室检查

CPC 睡眠监测、PSG 睡眠监测。

（四）鉴别诊断

（1）原发性睡眠增多症

本病与发作性睡病症状相似，但日间睡眠发作并非难以抗拒，无其他伴随症状，入睡后持续时间较长，日夜睡眠时间均明显增加，睡眠程度深，觉醒困难，本病 PSG 为正常 REM 睡眠潜伏期，而发作性睡病 REM 睡眠潜伏期缩短，多重睡眠潜伏期试验（MSLT）中本病睡眠潜伏期少于 10 分钟，睡眠初始 REM 周期少于 2 次，而发作性睡病的睡眠潜伏期少于 5 分钟，睡眠初始 REM 周期在 2 次以上。

（2）Kleine – Levin 综合征

Kleine – Levin 综合征，或称青少年周期性嗜睡贪食症、睡美人综合征，为一种原因不明且少见的发作性疾病，表现为周期性发作性睡眠过多，可持续数天至 1 周，少数可达数周。伴有善饥多食，食量 5 倍于正常人，常在醒后出现兴奋、躁动、冲动行为等精神症状，每年可发作 3 ~ 4 次。起病多在 10 ~ 20 岁，男性较多，成年后可自愈。目前此病的病因及发病机制尚不清楚，可能为间脑特别是丘脑下部功能异常或局灶性脑炎所致。

（3）复杂部分性癫痫发作

由于 50% 左右的发作性睡病患者可出现自动行为和遗忘，容易被误诊为癫痫。癫痫没有不可控制的睡眠和猝倒发作，多导睡眠图有利于鉴别。

（4）晕厥

由于脑血液循环障碍所致短暂的一过性意识丧失。多有头昏、无力、恶心、眼前发黑等短暂先兆，继之意识丧失而昏倒。常伴有自主神经症状，如面色苍白、出冷汗、脉快微弱、血压降低，多持续几分钟。

四、相关检查

（一）实验室相关检查简介

1. CPC 睡眠监测

CPC 睡眠监测主要用于测试睡眠的分期结果，并判定睡眠呼吸暂停综合征，对睡眠质量进行综合评估。CPC 技术通过从连续单导联心电信号提取正常窦性心律间期序列，以及相应的由心电图推导的呼吸信号，通过分析这两种信号的相干度与互谱功率，以生成睡眠期间心肺耦合动力学频谱，从而给出睡眠的分期结果。CPC 可以准确地给出睡眠的临床分期，包括深度睡眠（熟睡）、浅睡、REM 睡眠、觉醒、睡眠呼吸暂停综合征，与传统基于脑电波（EEG）方法的睡眠分期结果一致。

2. 多导睡眠监测（PSG）

多导睡眠监测主要用于诊断睡眠呼吸障碍，包括发作性睡病、不宁腿综合征、失眠等。监测包含：脑电（分析睡眠结构）、眼电、下颌肌电、口鼻气流和呼吸动度、心电、血氧、鼾声、肢动、体位等多个参数。

（二）相关量表检查简介

临床最常使用的有匹茨堡睡眠质量指数量表、睡眠自评量表等。

第二节 睡眠质量评价

一、常用睡眠质量测评量表

（一）匹茨堡睡眠质量指数量表（PSQI）

1. 量表内容

姓名：_____年龄：_____ 性别：_____

职业：_____填表日期：_____编号：_____

下面一些问题是关于您最近一个月的睡眠状况，这仅仅与您的睡眠习惯有关。请选择或填写最符合您近一个月白天和晚上实际情况的选项，并尽可能地做精确回答。其中画有横杠的部分需要自己填写。

（1）在最近一个月中，您晚上上床睡觉通常是_____点钟。

（2）在最近一个月中，您每晚通常要多长时间才能入睡（从上床到入睡）_____分钟。

（3）在最近一个月中，您每天早上通常_____点钟起床。

（4）在最近一个月中，您每晚实际睡眠的时间为_____小时（注意不等同于卧床时间，可以有小数）。

从下列问题中选择一个最符合您的情况的选项作为答案，并画"√"。

（5）在最近一个月中，您是否因下列情况影响睡眠而烦恼，并描述其程度：

A. 不能在 30 分钟内入睡：

①过去一个月没有。

②每周平均不足一个晚上。

③每周平均有一个或两个晚上。

④每周平均有三个或更多晚上。

B. 在晚上睡眠过程中醒来或早醒（凌晨醒后不容易再次入睡）：

①过去一个月没有。

②每周平均不足一个晚上。

③每周平均有一个或两个晚上。

④每周平均有三个或更多晚上。

C. 晚上起床上洗手间：

①过去一个月没有。

②每周平均不足一个晚上。

③每周平均有一个或两个晚上。

④每周平均有三个或更多晚上。

D. 晚上睡觉时出现不舒服的呼吸：

①过去一个月没有。

②每周平均不足一个晚上。

③每周平均有一个或两个晚上。

④每周平均有三个或更多晚上。

E. 晚上睡觉出现大声咳嗽或鼾声：

①过去一个月没有。

②每周平均不足一个晚上。

③每周平均有一个或两个晚上。

④每周平均有三个或更多晚上。

F. 晚上睡觉感到寒冷：

①过去一个月没有。

②每周平均不足一个晚上。

③每周平均有一个或两个晚上。

④每周平均有三个或更多晚上。

G. 晚上睡觉感到太热：

①过去一个月没有。

②每周平均不足一个晚上。

③每周平均有一个或两个晚上。

④每周平均有三个或更多晚上。

H. 晚上睡觉做噩梦：

①过去一个月没有。

②每周平均不足一个晚上。

③每周平均有一个或两个晚上。

④每周平均有三个或更多晚上。

I. 晚上睡觉身上出现疼痛不适：

①过去一个月没有。

②每周平均不足一个晚上。

③每周平均有一个或两个晚上。

④每周平均有三个或更多晚上。

J. 其他影响睡眠的问题和原因：如有，请说明这个问题：＿＿＿＿＿＿。并描述其
程度：

①过去一个月没有。

②每周平均不足一个晚上。

③每周平均有一个或两个晚上。

④每周平均有三个或更多晚上。

（6）在最近一个月中，总的来说，您认为自己的睡眠质量：

①很好。②较好。③较差。④很差。

（7）在最近一个月中，您是否需要服用药物（包括医院和药店购买的药物）才能
入睡：

①过去一个月没有。

②每周平均不足一个晚上。

③每周平均有一个或两个晚上。

④每周平均有三个或更多晚上。

（8）在最近一个月中，您是否在开车、吃饭，或参加社会活动时时常感到困倦：

①过去一个月没有。

②每周平均不足一个晚上。

③每周平均有一个或两个晚上。

④每周平均有三个或更多晚上。

（9）在最近一个月中，您在积极完成事情上是否感到精力不足：

①过去一个月没有。

②每周平均不足一个晚上。

③每周平均有一个或两个晚上。

④每周平均有三个或更多晚上。

（10）您是与人同睡一床，或有室友：

①没有。

②同伴或室友在另一房间。

③同伴在同一房间，但不同床。

④同伴在同一床上。

如果您是与人同睡一床或有室友，请询问他您在过去一个月里是否出现以下情况：

A. 在您睡觉时，有无打鼾声：

①过去一个月没有。

②每周平均不足一个晚上。

③每周平均有一个或两个晚上。

④每周平均有三个或更多晚上。

B. 在您睡觉时，呼吸之间有没有长时间停顿：

①过去一个月没有。

②每周平均不足一个晚上。

③每周平均有一个或两个晚上。

④每周平均有三个或更多晚上。

C. 在您睡觉时，您的腿是否有抽动或痉挛：

①过去一个月没有。

②每周平均不足一个晚上。

③每周平均有一个或两个晚上。

④每周平均有三个或更多晚上。

D. 在您睡觉时，是否出现不能辨认方向或混乱状态：

①过去一个月没有。

②每周平均不足一个晚上。

③每周平均有一个或两个晚上。

④每周平均有三个或更多晚上。

E. 在您睡觉时，是否有其他睡觉不安宁的情况，如果有，请描述这个问题：_____。并描述其程度：

①过去一个月没有。

②每周平均不足一个晚上。

③每周平均有一个或两个晚上。

④每周平均有三个或更多晚上。

您认为您目前的作息制度是否适合您：是，不是。如果不是，您有对自己的建议或想法吗？

2. 量表使用方法

（1）量表评价

此表用以评价近 1 个月的睡眠状况，为 19 个自评及 5 个他评条目组成，其中第 19 个自评条目及 5 条他评条目不计分。余下 18 个自评条目组成 7 份。每份按 0 ~ 3 等级计分，累计每份得分为 PSQI 总分。总分范围为 0 ~ 21，分数越高，睡眠质量越差。问卷完成需要 5 ~ 10 分钟。

（2）计分方法及意义

A. 睡眠质量

根据条目 6 的应答计分，"很好"计 0 分，"较好"计 1 分，"较差"计 2 分，"很差"计 3 分。

B. 入睡时间

①条目 2 的计分为"≤15 分钟"计 0 分，"16 ~ 30 分钟"计 1 分，"31 ~ 60 分钟"计 2 分，"≥60 分钟"计 3 分。

②条目 5A 的计分为"无"计 0 分，"＜1 周/次"计 1 分，"1 ~ 2 周/次"计 2 分，"≥3 周/次"计 3 分。

③累加条目 2 和 5A 的计分，若累加分为"0"计 0 分，"1 ~ 2"计 1 分，"3 ~ 4"计 2 分，"5 ~ 6"计 3 分。

C. 睡眠时间

根据条目 4 的应答计分，"＞7 小时"计 0 分，"6 ~ 7 小时"计 1 分，"5 ~ 6 小时"计 2 分，"＜5 小时"计 3 分。

D. 睡眠效率

①床上时间 = 条目 3（起床时间）－条目 1（上床时间）。

②睡眠效率 = 条目 4（睡眠时间）/床上时间×100%。

③成分 D 计分位，"睡眠效率＞85%"计 0 分，"75% ~ 84%"计 1 分，"65% ~ 74%"计 2 分，"＜65%"计 3 分。

E. 睡眠障碍

根据条目 5B 至 5J 的计分为"无"计 0 分，"＜1 周/次"计 1 分，"1 ~ 2 周/次"计 2 分，"≥3 周/次"计 3 分。

累加条目 5B 至 5J 的计分，若累加分为"0"则成分 E 计 0 分，"1 ~ 9"计 1 分，"10 ~ 18"计 2 分，"19 ~ 27"计 3 分。

F. 催眠药物

根据条目 7 的应答计分，"无"计 0 分，"＜1 周/次"计 1 分，"1～2 周/次"计 2 分，"≥3 周/次"计 3 分。

G. 日间功能障碍

①根据条目 8 的应答计分，"无"计 0 分，"＜1 周/次"计 1 分，"1～2 周/次"计 2 分，"≥3 周/次"计 3 分。

②根据条目 9 的应答计分，"没有"计 0 分，"偶尔有"计 1 分，"有时有"计 2 分，"经常有"计 3 分。

③累加条目 8 和 9 的得分，若累加分为"0"则成分 G 计 0 分，"1～2"计 1 分，"3～4"计 2 分，"5～6"计 3 分。

PSQI 总分 = 成分 A + 成分 B + 成分 C + 成分 D + 成分 E + 成分 F + 成分 G

（3）匹茨堡睡眠质量指数量表分析报告单模式

睡眠质量：1 分。入睡时间：0 分。睡眠时间：0 分。

睡眠效率：0 分。睡眠障碍：1 分。催眠药物：0 分。

日间功能障碍：1 分。

PSQI 总分：3 分。

PSQI 总分，总分范围为 0～21，得分越高，表示睡眠质量越差：

0～5 分，您的睡眠质量很好。

6～10 分，您的睡眠质量还行。

11～15 分，您的睡眠质量一般。

16～21 分，您的睡眠质量很差。

（二）睡眠状况自评量表（SRSS）

1. 量表内容

姓名：＿＿＿＿ 年龄：＿＿＿＿ 性别：＿＿＿＿ 文化程度：＿＿＿＿

职业：＿＿＿＿ 填表日期：＿＿＿＿ 编号：＿＿＿＿

注：下面 10 个问题是了解您睡眠情况的，请您在最符合自己的每个问题上选择一个答案（√），时间限定在近一个月内。

（1）您觉得平时睡眠足够吗？

①睡眠过多了。②睡眠正好。③睡眠欠一些。④睡眠不够。⑤睡眠时间远远不够。

（2）您在睡眠后是否已觉得充分休息过了？

①觉得充分休息过了。②觉得休息过了。③觉得休息了一点。④不觉得休息过了。⑤觉得一点儿也没休息。

（3）您晚上已睡过觉，白天是否打瞌睡？

①0～5 天。②很少（6～12 天）。③有时（13～18 天）。④经常（19～24 天）。⑤总是（25～31 天）。

（4）您平均每个晚上大约能睡几小时？

①≥9 小时。②7～8 小时。③5～6 小时。④3～4 小时。⑤1～2 小时。

（5）您是否有入睡困难？

①0～5 天。②很少（6～12 天）。③有时（13～18 天）。④经常（19～24 天）。⑤总

是（25～31 天）。

（6）您入睡后中间是否易醒？

①0～5 天。②很少（6～12 天）。③有时（13～18 天）。④经常（19～24 天）。⑤总是（25～31 天）。

（7）您在醒后是否难于再入睡？

①0～5 天。②很少（6～12 天）。③有时（13～18 天）。④经常（19～24 天）。⑤总是（25～31 天）。

（8）您是否多梦或常被噩梦惊醒？

①0～5 天。②很少（6～12 天）。③有时（13～18 天）。④经常（19～24 天）。⑤总是（25～31 天）。

（9）为了睡眠，您是否吃安眠药？

①0～5 天。②很少（6～12 天）。③有时（13～18 天）。④经常（19～24 天）。⑤总是（25～31 天）。

（10）您失眠后心情（心境）如何？

①无不适。②无所谓。③有时心烦、急躁。④心慌、气短。⑤乏力、没精神、做事效率低。

2. 量表使用方法

（1）量表评价

此量表有 10 个题目，请仔细阅读每一条，把意思弄明白，然后根据您近一个月内的实际情况，在最适合您状况的答案序号上打钩（√）。每个问题都分 5 级评分，分数愈高说明睡眠问题愈严重。一次评定在 20 分钟内完成。

睡眠状况自评量表（Self – Rating Scale of Sleep）是由中国心理卫生协会常务理事、中国健康心理学杂志执行主编李建明教授编制，并在全国协作组制定出中国常模（标准）。在量表的修改过程中得到了北京医科大学许又新教授、华西医科大学刘协和教授的指导和帮助。此量表适用于筛选不同人群中有睡眠问题者，也可用于睡眠问题者治疗前后评定效果的对比研究。在取得全国常模前，对 162 名三年级大学生进行了重复评定，并对此量表的信度和效度进行统计处理，结果：信度（克龙巴赫 α 系数）r = 0.6418；效度 r = 0.5625，P 值均 < 0.0001。

（2）计分方法及意义

1）SRSS 共有 10 个项目，每个项目分 5 级评分（1～5），评分愈高，说明睡眠问题愈严重。此量表最低分为 10 分（基本无睡眠问题），最高分为 50 分（最严重）。每个问题希望引出的症状如下（括号中为症状名称）：

①您觉得平时睡眠足够吗？（睡眠时间不足）

②您在睡眠后是否觉得已充分休息过了？（睡眠质量不高）

③您晚上已经睡过觉，白天是否打瞌睡？（睡眠不足或觉醒不够）

④您平时每个晚上大约能睡几小时？（睡眠时间）

⑤您是否有入睡困难？（入睡困难）

⑥您入睡后中间是否易醒？（睡眠不稳）

⑦您醒后是否难于再入睡？（早醒）

⑧您是否多梦或常被噩梦惊醒？（多梦或梦魇、夜惊）

⑨为了睡眠，您是否吃安眠药？（服药情况）

⑩您失眠后心境如何？（睡眠态度和失眠后的生理心理反应）

2）评定注意事项

①评定的时间范围，为过去的一个月内。

②评定结束时，工作人员应仔细检查一下自评结果，应提醒自评者不要漏评某个项目，也不要在相同的一个项目内打2个钩（重复评定）。

③如用于评定疗效，应在开始治疗或研究前让自评者评定一次，然后应在治疗后或研究结束时再让他评定一次，以便通过SRSS总分变化来分析自评者睡眠状态的变化情况。

统计指标和结果分析：SRSS的主要统计指标是总分和每个项目（因子）分。待自评结束后，把10个项目中的各项分数相加，即得到总分。总分范围为10~50分；总分数愈低，说明睡眠问题愈少；总分数愈高，说明睡眠问题愈重、愈多。

二、常用睡眠质量与睡眠状态评价技术

（一）CPC睡眠质量测评技术

1. 基础知识

心肺耦合（cardiopulmonary coupling，CPC）睡眠质量测评分析技术由美国哈佛医学院BID医学中心动态医学指标中心（Center for Dynamical Biomarkers）研发，是一种新的睡眠质量定量分析方法。该技术基于睡眠期间的心电信号（ECG）提取出两组生理数据：①正常窦性心律间期序列（N–N interval）；②由相应的ECG信号推导的呼吸信号（ECG–derived respiration，EDR）。随着呼吸运动，胸腔表面的ECG电极相对于心脏的位置会发生变化，同时经胸电阻抗也随着肺吸气和呼气而发生变化。在呼吸周期中，通过ECG电极导联轴的变化以及对所有平均心电轴足够精确的测量，就能够得到与呼吸相关的变化，提取出EDR信号。通过计算分析N–N间期和EDR信号的互谱功率（cross spectrum）和相干度（coherence）可获得睡眠期间心肺耦合功率谱图。CPC功率谱图中，0.01~0.1Hz为低频带，0.1~0.4Hz为高频带，0.01Hz以下为极低频带。通常，低频带的功率与周期性呼吸相关，高频带的功率与生理性呼吸窦性心律不齐和深度睡眠相关，觉醒和REM睡眠的耦合功率出现在极低频带。同时，CPC技术可基于低频耦合（low frequency coupling，LFC）的持续时间和平均频率对睡眠呼吸紊乱进行分析，并通过增强的低频耦合（elevated LFC，e–LFC）有效区分中枢型和阻塞型。

（1）CPC睡眠分期

CPC分析结果将睡眠分为浅睡期（低频耦合，0.01~0.1Hz）、熟睡期（高频耦合，0.1~0.4Hz）以及觉醒或REM睡眠期（极低频耦合，0.01Hz以下）。基于心电信号（ECG）的CPC睡眠分期与基于脑电信号（EEG）的标准睡眠分期（可参考《美国睡眠医学会睡眠及其相关事件判读手册》）有所不同，CPC睡眠分期中的浅睡期与标准睡眠分期中的N1期及部分N2期相对应，而熟睡期与标准睡眠分期中的N3期及部分N2期相对应。研究表明，基于心电信号的CPC睡眠分期与基于脑电信号的CAP/non–CAP睡眠分期具有较强的相关性。

CAP（cyclic alternating pattern，循环交替模式）是在 NREM 睡眠期出现的一种周期性脑电节律，是睡眠不稳定性的标志；而 non – CAP（non – cyclic alternating pattern，非循环交替模式）则是睡眠稳定性的标志。CAP/non – CAP 睡眠分期认为 NREM 睡眠由若干 CAP 序列和 non – CAP 序列构成，CAP 增加表明睡眠质量的下降。CPC 睡眠分期中的浅睡期（低频耦合）与 CAP（不稳定睡眠）相关联，而熟睡期（高频耦合）则与 non – CAP（稳定睡眠）相关联。见图 4 – 1。

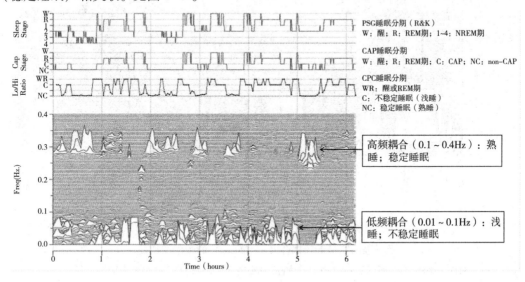

图 4 – 1　一位 56 岁健康女性的心肺耦合（CPC）分析频谱图。

〔引自：Thomas RJ，Mietus JE，Peng CK，Goldberger AL. An electrocardiogram – based technique to assess cardiopulmonary coupling during sleep. Sleep，2005，28（9）：1151 – 1161〕

（2）CPC 分析睡眠呼吸暂停事件

睡眠呼吸暂停（sleep apnea）是指睡眠过程中口鼻呼吸气流均停止 10 秒以上。若整个呼吸气流缺失期间存在持续或增强的吸气努力，则为阻塞型睡眠呼吸暂停（obstructive sleep apnea）；若整个呼吸气流缺失期间不存在吸气努力，则为中枢型睡眠呼吸暂停（centre sleep apnea）。阻塞型睡眠呼吸暂停为气道受阻所导致，其每次呼吸暂停的时间不固定，反映在谱图上其低频会分散在不同频点上，表现为增强的宽带低频耦合（broad spectral band e – LFC，e – LFC$_{BB}$）；而中枢型睡眠呼吸暂停是呼吸神经控制器出现问题，因此每次呼吸暂停的时间相对固定，反映在谱图上其低频会相对集中在一个频点上，表现为增强的窄带低频耦合（narrow spectral band e – LFC，e – LFC$_{NB}$），见图 4 – 2A 与图 4 – 2B。对上述呼吸事件的判定有助于指导治疗模式：阻塞型睡眠呼吸障碍可用经典的气道正压通气治疗；而中枢型睡眠呼吸暂停则需要加入其他替代疗法。

CPC 睡眠质量测评分析技术根据来源于自主神经的心电信号和呼吸信号，通过分析二者间的耦合关系，了解睡眠期间自主神经系统的活性，进而评估睡眠质量，提供了一个从不同视角了解睡眠的新方法，并从另一个角度诠释了睡眠的生理基础和病理现象。CPC 技术进行睡眠质量检测具有准确度高、舒适度好、操作简便等优势，可为大样本多次筛检、疗效评估及后续追踪检测等提供便利，对于儿童、老人及行动不便的人群亦具有其应

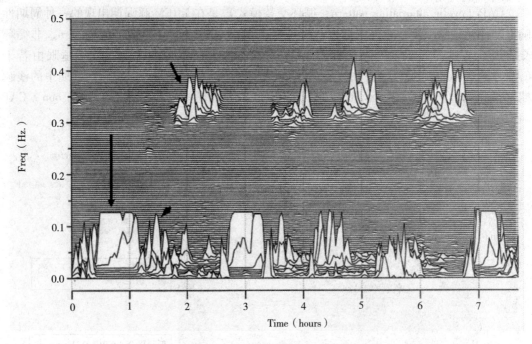

图 4 - 2A　高频耦合（HFC）、增强的窄带低频耦合（e - LFC$_{NB}$）

及增强的宽带低频耦合（e - LFC$_{BB}$）的频谱图特征

HFC：如短箭头所示；e - LFC$_{NB}$：如长箭头所示；e - LFC$_{BB}$：如极短箭头所示。

［引自：Thomas RJ，Weiss MD，Mietus JE，Peng CK，Goldberger AL，Gottlieb DJ. Prevalent hypertension and stroke in the Sleep Heart Health Study：association with an ECG - derived spectrographic marker of cardiopulmonary coupling. Sleep, 2009，32（7）：897 - 904］

用优势。

2. 睡眠及相关事件判读

正常人在稳定睡眠（熟睡）时，副交感神经活性较高，交感神经活性相对较低，心率慢而稳定，呼吸相对深长稳定，相应的频谱分析中高频（0.1～0.4Hz）能量占优势；而在不稳定睡眠（浅睡）或觉醒时，心率在相对较高水平上呈现不规则波动，呼吸相对不稳定，低频（0.01～0.1Hz）能量占优势。因而，在 CPC 睡眠质量测评图谱中，高频区（HFC）出现提示稳态睡眠/熟睡，低频区（LFC）出现提示非稳态睡眠/浅睡。睡眠呼吸紊乱出现时，呼吸频率和幅度的稳定性均下降，在 CPC 睡眠质量测评图谱中，可见低频能量明显增加，高频能量相应减少或消失。经过有效治疗，可见患者睡眠图谱中的能量分布由低频区向高频区的转移，表现为正常的低高频能量区转换。

（1）CPC 睡眠质量测评频谱图解读（图 4 - 3）

①正面 CPC 睡眠频谱图沿时间序列展示了 HFC（0.1～0.4Hz）、LFC（0.01～0.1Hz）、VLFC（0.01Hz 以下）的 3 - D 峰值分布及震荡类型；Y 轴使用的频率范围为 0.0～0.4Hz。

②确定在 0.1～0.4Hz 范围内是否存在高频耦合（HFC）。如果不存在 HFC，则可解释为熟睡缺失。这种情况反映了严重的睡眠扰乱，如重度睡眠呼吸紊乱、慢性疼痛、焦

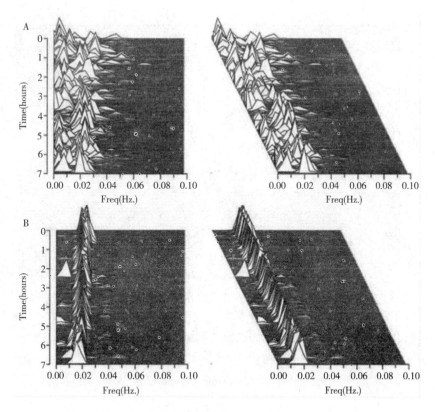

图 4 - 2B　基于 CPC 技术区分阻塞型及中枢型睡眠呼吸暂停

A 图：阻塞型睡眠呼吸暂停（e - LFC$_{BB}$），周期长而且不规律。

B 图：中枢型为主的睡眠呼吸暂停（e - LFC$_{NB}$），周期短而且很规律。

注：A 图和 B 图中的左、右两图为频谱图低频带分别旋转 90°和 60°后的视图。

［引自：Thomas RJ，Mietus JE，Peng CK，Gilmartin G，Daly RW，Goldberger AL，Gottlieb DJ. Differentiating obstructive from central and complex sleep apnea using an automated electrocardiogram - based method. Sleep，2007，30（12）：1756 - 1769］

虑、噪音等；也可能由于心电采集干扰或心律异常导致，如房颤或连续室性二联律，需要检查原始数据并结合病史解读。

③高频耦合（HFC）平均持续时间短（少于 15～20 分钟），表示睡眠稳定性不佳，其持续时间越短提示睡眠稳定性越差。

④健康成年人一般在睡眠开始后 10～20 分钟内出现 HFC。

⑤在治疗调理过程中，预期经过理想治疗调理之后，熟睡增加，在图谱中表现为 HFC 增加。

⑥存在窄带低频耦合（e - LFC$_{NB}$）抬高成分，提示化学反射对于睡眠呼吸的调制作用较强，属于中枢型睡眠呼吸事件。

（2）CPC 睡眠时态图解读

CPC 睡眠质量测评报告除了提供频谱图之外，同时提供了对应的彩色睡眠时态图以及心率、呼吸率、自主神经活性的变化曲线（图 4-4），并辅以体位判断。彩色睡眠时态图给出了睡眠分期结构可视化的展示，可直观明了地反映整晚的睡眠状况，同时，各睡眠

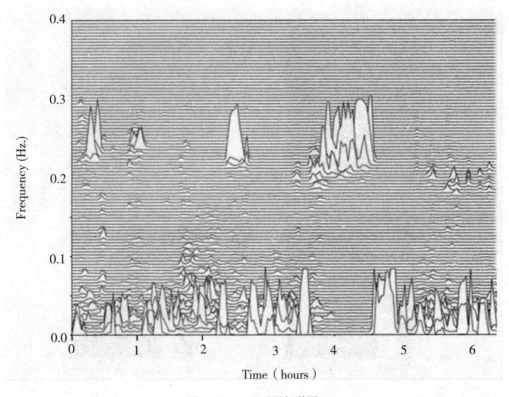

图 4 - 3 CPC 睡眠频谱图

状态时的心率、呼吸率、自主神经活性情况及体位变动也可直观地看到，有助于对整夜睡眠状况做进一步分析，该部分是报告解读的重要部分。

①所采集心电数据的可靠性需满足要求。如经多次测量，资料收集可靠性均较低，则需要检查原始数据并结合病史解读。

②CPC 睡眠质量测评所给出的睡眠时态图用颜色与睡眠时间分布来显示受测者整晚的睡眠分期结构，绿色代表熟睡，黄色代表浅睡，红色代表睡眠呼吸紊乱，天蓝色代表非睡眠时间，白色代表无效记录，蓝色代表觉醒，棕色代表 REM 睡眠（梦）。CPC 睡眠质量测评中的觉醒与 REM 睡眠两个状态是借助体动区分的。

③睡眠时态图下方分别给出了 HR（心率）、BR（呼吸率）以及自主神经活性（LF/HF）随时间的变化曲线，可以直观地看到在各睡眠期时心率、呼吸率及自主神经活性的波动情况。

④辅以各时间段的体位变化情况，有助于进一步判断整夜睡眠状况，并指导最佳睡姿。体位记录主要包括左侧卧、右侧卧、俯卧、仰卧、靠卧、坐或站、行走等。

（3）监测结果

睡眠监测结果给出了睡眠总时间、熟睡、浅睡、REM 睡眠、觉醒及睡眠呼吸暂停低通气指数（AHI）等多项指标的分析结果，有助于测试者更加全面直观地了解自己的睡眠是否符合健康标准（图 4 - 5）。

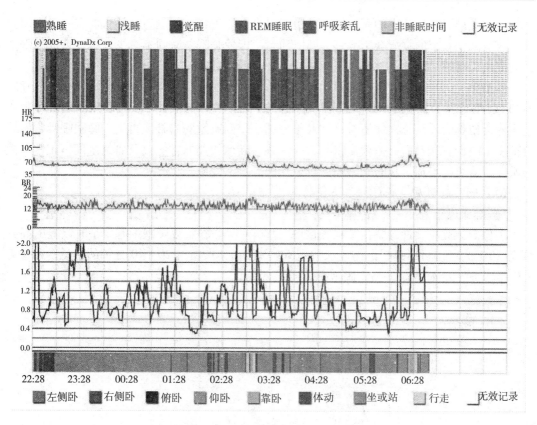

图 4-4　睡眠时态图

	指标	记录值	参考值
1	睡眠总时间（TST*）	7.5 小时 ↓	9.0 ~ 12.0 小时
2	熟睡时间	3.5 小时 ↓	4.5 ~ 5.9 小时
3	浅睡时间	3.0 小时	2.1 ~ 3.7 小时
4	REM 睡眠时间	1.0 小时 ↓	2.1 ~ 2.6 小时
5	觉醒时间	1.6 小时 ↑	≤0.5 小时
6	初入熟睡时间	59 分钟 ↑	≤30 分钟
7	睡眠效率（TST*/TIB）	82.5% ↓	≥90%
8	睡眠呼吸暂停指数（AHI）	0.5 次小时（C：0%　O：100%）**	<5（次/小时）

＊TST 基于心电与与体位信号得到。　＊＊以 C：中枢型，O：阻塞型

图 4-5　监测结果

①推荐睡眠总时间与年龄有关，随着年龄的增长，睡眠总时间呈下降趋势。

②熟睡对人体非常重要，人体各器官的恢复机制均在熟睡期展开。因此，熟睡状况是评估睡眠质量的重要指标。

③适度的浅睡是正常的睡眠生理表现。浅睡过多提示睡眠深度不足，机体未能得到良好的休息与修复。

④睡眠期间需要适当的做梦，梦在记忆整合、压力释放及创造力等方面有一定作用。

⑤睡眠中频繁的觉醒会影响整体睡眠质量，即使睡眠总时间不减少，也会造成睡眠不解乏或白天嗜睡。因此，觉醒也是睡眠质量评价的指标之一。

⑥AHI：<5 次/小时表示正常，5~15 次/小时表示轻度，15~30 次/小时表示中度，>30 次/小时表示重度。AHI 一栏括号内的"C"代表中枢型，"O"代表阻塞型。呼吸紊乱事件会使熟睡不足，人体所有器官及细胞无法得到有效的修补及再生。睡眠呼吸暂停综合征发生时，心跳及血氧浓度变得异常，心跳不断地快速异常变化及血氧浓度不正常，使心脏及血管负荷增加，长时间累积，产生疾病是必然现象。

（4）CPC 睡眠质量测评频谱图实例

1）健康成年人

一位健康成年女性的整夜睡眠频谱图（图 4-6）。在整夜睡眠中有 3 小时以上的高频耦合（HFC，熟睡），睡眠结构显示整夜睡眠中含有 4 段持续 20~40 分钟的熟睡；AHI 为 6.6 次/小时，为轻度阻塞型。睡眠总体质量良好。

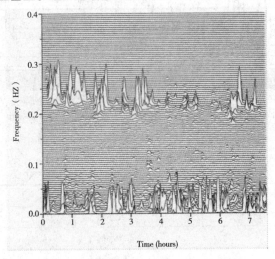

图 4-6　一位健康成年女性的整夜睡眠频谱图

2）阻塞型睡眠呼吸暂停综合征

成年阻塞型睡眠呼吸暂停综合征患者（AHI = 88）的睡眠频谱图（图 4-7）。与健康受试者相比，该患者整夜睡眠中 HFC（熟睡）显著下降，LFC（浅睡）显著升高。

该患者为成年男性糖尿病患者（63 岁，体重 119kg，BMI = 39.5），患有睡眠呼吸暂停综合征（AHI = 88）。从患者整夜睡眠频谱图低频部分的 90°视角观察（图 4-8），显示存在宽带低频耦合（e-LFC_{BB}）抬高成分呈分散分布。

3）中枢型睡眠呼吸暂停/周期性呼吸

一位糖尿病患者（AHI = 108，40 岁，体重 146kg，BMI = 51.6）的整夜睡眠频谱图（图 4-9）。记录显示该患者 HFC（熟睡）显著减少，以 LFC（浅睡）为主，并存在明显的 e-LFC_{NB}。

该患者经传统的多导睡眠监测显示主要为中枢型呼吸暂停及周期性呼吸，可以在 90°视角的 CPC 睡眠谱图中很容易地看到（图 4-10）。患者整夜睡眠谱图低频部分的 90°视

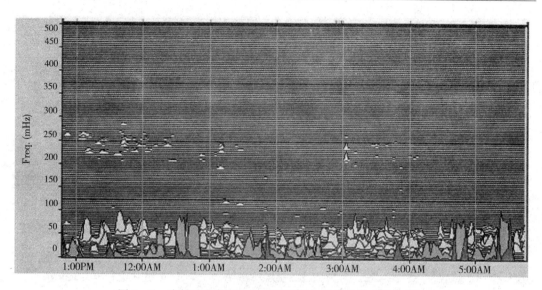

图 4 - 7　成年阻塞型睡眠呼吸暂停综合征患者的睡眠频谱图

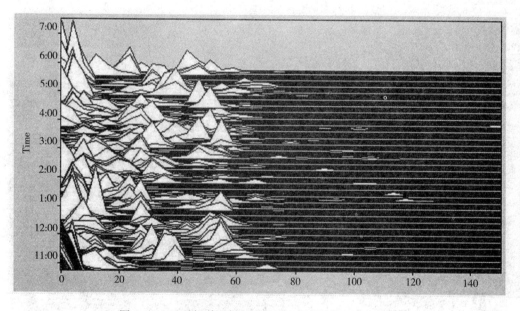

图 4 - 8　睡眠频谱图低频（LFC）部分的 90°视角观察图

角观察显示存在 e – LFC$_{NB}$（用红色高亮显示），该成分为化学反射驱动的睡眠呼吸暂停。e – LFC$_{NB}$ 出现期间内，根据传统方法判断为低通气的事件可以考虑重新判断为"中枢型低通气"，用其他方法难以判断。在对多导睡眠监测图进行检查时，可以观察到存在不同持续时间的呼吸事件。化学反射影响越大，个体呼吸事件持续时间的变化越小，反之亦然。因此，此处所显示的耦合震荡类型可以提供一种独特的方式对睡眠呼吸暂停的主要病理生理学机制进行判断，而不产生操作者的偏倚。

4）复杂型睡眠呼吸暂停

患有糖尿病的患者（AHI = 102，61 岁，体重 118kg，BMI = 39.5）的整夜睡眠频谱图

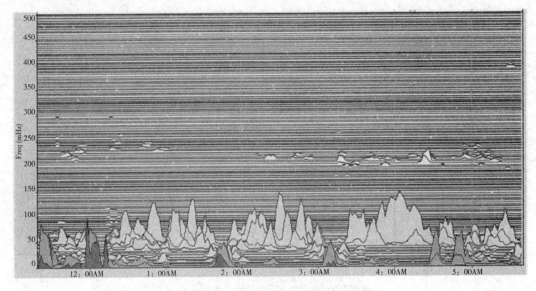

图4-9　一位糖尿病患者的整夜睡眠频谱图

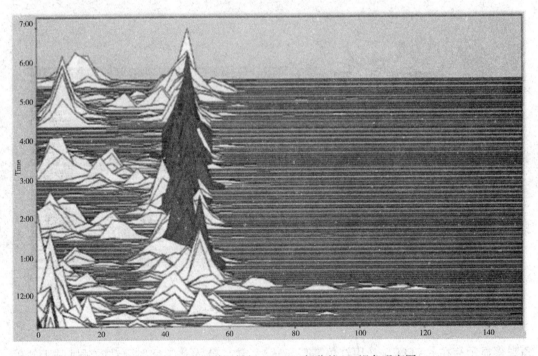

图4-10　睡眠频谱图低频（LFC）部分的90°视角观察图

（图4-11）。记录中 HFC（熟睡）消失，LFC（浅睡）显著升高，e-LFC$_{NB}$ 十分明显，并且与 e-LFC$_{BB}$ 交替出现，在90°视角的 CPC 睡眠谱图中可以很容易地观察到。

　　从该患者整夜睡眠频谱图低频部分的90°视角观察，显示阻塞型呼吸暂停的 e-LFC$_{BB}$ 与中枢型呼吸暂停的 e-LFC$_{NB}$ 交替出现。e-LFC$_{BB}$（白色峰）与 e-LFC$_{NB}$（红色峰）交替出现，在诊断中是复杂型睡眠呼吸暂停的典型特征（图4-12）。

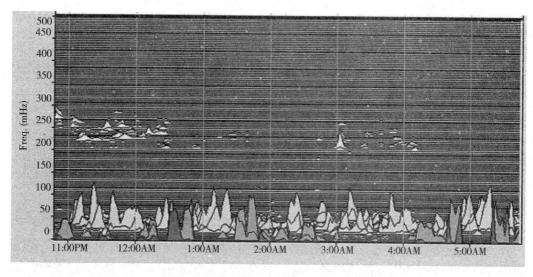

图 4 - 11 患有糖尿病的患者的整夜睡眠频谱图

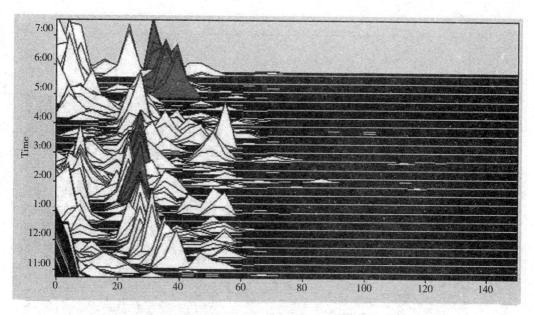

图 4 - 12 睡眠频谱图低频（LFC）部分的 90°视角观察图

5）接受 CPAP 治疗的阻塞型睡眠呼吸暂停成年患者

图 4 - 13 为接受 CPAP 治疗的患者（70 岁，体重 119kg，BMI = 49.1）的整夜睡眠频谱图，该患者同时接受了整夜 PSG 监测。整夜记录中 HFC（熟睡）显著升高，几乎恢复到正常 HFC（熟睡）和 LFC（浅睡）震荡的模式。

该患者整夜睡眠频谱图低频部分的 90°视角观察，显示在理想 CPAP 治疗条件下，阻塞型呼吸暂停 e – LFC$_{BB}$ 特征显著减少（图 4 - 14）。

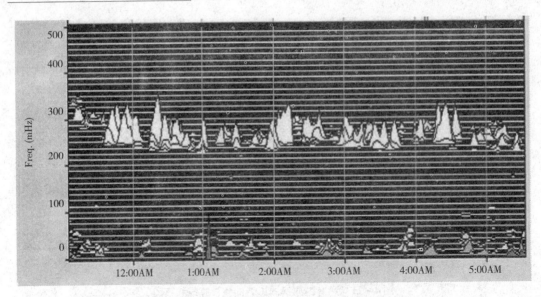

图 4 - 13 接受 CPAP 治疗的患者的整夜睡眠频谱图

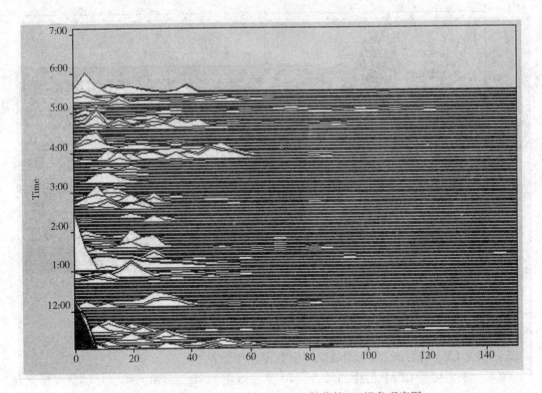

图 4 - 14 睡眠频谱图低频 (LFC) 部分的 90° 视角观察图

（5）CPC 睡眠质量测评睡眠时态图实例

1）健康睡眠

初入熟睡时间小于 30 分钟，熟睡总时间大于 3 小时，且有 4 段以上较为完整的熟睡区段，浅睡、梦与觉醒的发生不频繁，睡眠受干扰程度较小。无睡眠呼吸紊乱现象，睡眠期间心率、呼吸率、自主神经活性相对稳定，总体睡眠质量良好（图4－15）。

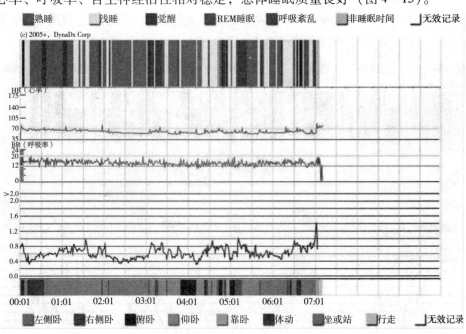

图4－15　健康睡眠的睡眠时态图图例

2）入睡困难

无法在30分钟内进入熟睡状态，但入睡后睡眠质量较佳（图4－16）。

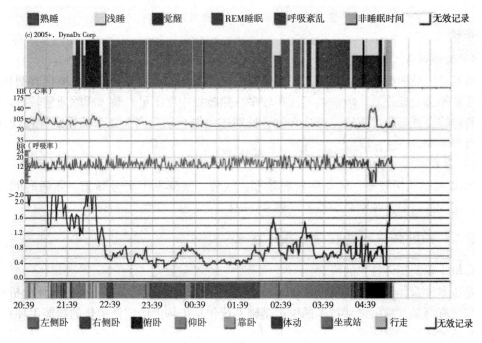

图4－16　入睡困难的睡眠时态图图例

3）浅睡眠较多

浅睡比例很高，并伴有睡眠呼吸紊乱，熟睡总时间较短，且区段完整度不足，呈现片断型睡眠，整晚总体睡眠质量不佳（图4-17）。

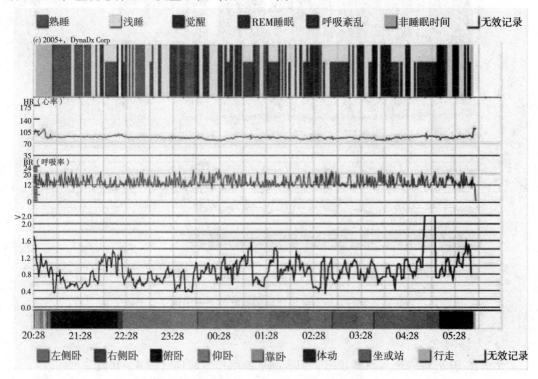

图4-17　浅睡较多的睡眠时态图图例

4）睡眠呼吸暂停综合征

由红色区域的分布可看出睡眠呼吸暂停综合征发生的时段与长度。此案例有明显的睡眠呼吸暂停综合征现象。睡眠期间浅睡较多，熟睡集中度不足，整体睡眠质量较差。睡眠呼吸暂停综合征不仅严重影响睡眠质量，长期还可能会诱发高血压、糖尿病等慢性疾病，需要及早治疗（图4-18）。

5）多梦

REM睡眠比例较高，且觉醒次数较多，觉醒、做梦发生十分频繁，熟睡时间过少，睡眠稳定度低，总体睡眠品质较差（图4-19）。

（二）BBS睡眠状态及质量测评技术

1. BBS睡眠测评技术的原理

基于多种身体信息的（based on body signals，BBS）睡眠状态及质量的测评分析技术，是几乎所有穿戴式睡眠测评技术的原理基础，这包括市场上已广泛销售的智能手环和CPC等睡眠测评技术。

所谓BBS睡眠状态及质量的测评分析技术，是相对于基于脑电波的睡眠质量测评技术（polysomnography，PSG）的一个概括性表述。这一表述不仅清晰地表达了这类技术所

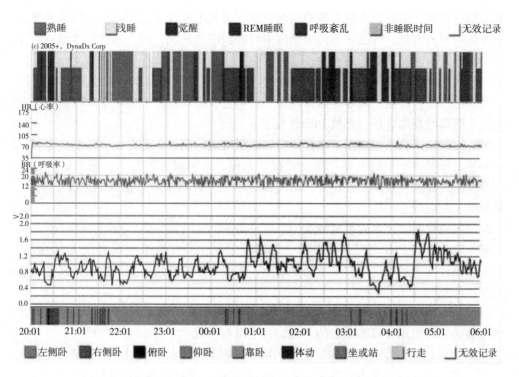

图 4 - 18　睡眠呼吸暂停综合征的睡眠时态图图例

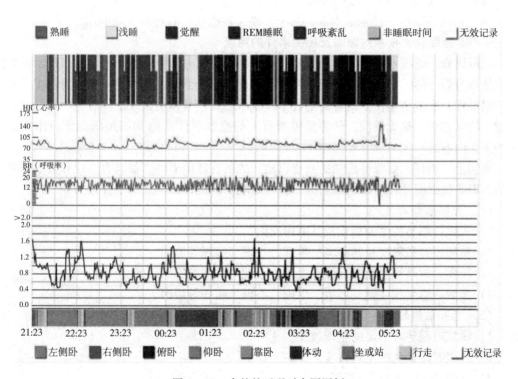

图 4 - 19　多梦的睡眠时态图图例

采集的睡眠信息，不取自头皮表面的脑电信息，甚至不取自头部，而且也明确地提示，来自于身体的不同信息，可以从不同的角度来反映睡眠的状况，综合多种身体信息，开辟了一种评估睡眠状态及质量的新方法。

BBS 所指的多种身体信息，可以包括脉搏、心电、呼吸、体容积、皮肤电阻抗、肌电、血氧饱和度、体温、睡姿、躯体柔性、行坐走状态等，一切能够反映睡眠状态及质量而又易于获得的身体信息，都被 BBS 所涵盖。

BBS 睡眠测评技术主要用于睡眠状态和睡眠质量的测评，意在突出睡眠状态和睡眠质量的差异。睡眠状态包括睡姿、翻身状况、起夜、不宁现象、打鼾、说梦话、心功能变化、呼吸阻滞程度、躯体柔性程度、躯体自律活动等；睡眠质量指入眠速度、睡眠深度、做梦情况、醒后舒适感等。

2. BBS 睡眠测评技术的基本特点

基于脑信息的 PSG 睡眠测评技术，开辟了采集生理信息来测评睡眠质量的方法学，BBS 睡眠测评技术是在这一方法学的基础上，发展起来的新睡眠测评技术，其先进性有以下几点：

（1）PSG 的使用条件过于复杂，且严重干扰使用者的睡眠状况，BBS 睡眠测评技术可极大地减轻对使用者睡眠状态的干扰，甚至没有干扰。

（2）PSG 只能由专业医务人员操作，BBS 睡眠测评设备个人可在居家环境中使用。

（3）PSG 抗干扰能力低，检测信息难以数字化，难以实现实时地无线远程传送，而这恰恰是 BBS 睡眠测评技术的优势。

（4）BBS 睡眠测评技术成本低，易于实现云数据档案管理和大数据库。

3. BBS 睡眠测评技术对睡眠及相关事件的判读

众所周知，睡眠不仅是发生在大脑的事件，也是同时发生在整个身体的事件，良好的睡眠是心身合一的，一个最能说明这种情况的反例就是梦游。梦游是一个心身极度不合一的睡眠事件，在梦游中，梦游者的脑处于睡眠状态，但身体明显处于具有觉醒下运动、平衡能力的状态中。毫无疑问，梦游是极为重大的睡眠事件，是 BBS 睡眠测评技术能够测评的重大内容之一。

事实上，测评人们能够感知的和难以感知的所有睡眠事件，都具有医疗和健康管理的价值，BBS 睡眠测评技术都能够判读。这些睡眠期间应该被测评的事件包括：

（1）能够感知的

1）入眠：难易程度的量化及其障碍原因。

2）易醒：容易程度及其环境、生理、心理、病理等原因。

3）起夜：频繁程度及其环境、生理、心理、病理等原因。

4）做梦：感受程度及其环境、生理、心理、病理等原因。

（2）感知模糊的

1）睡眠时间绝对不足的生理改变。

2）睡眠时间紊乱的生理改变。

3）过饱或过饥及食物对睡眠的影响。

4）睡眠疲劳感的深层次原因。

（3）难以感知的

1）心功能的生理变化及其功能障碍

一般认为，大面积急性心肌梗死，甚至心脏猝死，主要发生在心输出量增大的情况下，如激烈运动或情绪激动，但这难以解释在心输出量明显降低的睡眠中频发心脏猝死这一现象。对睡眠过程进行 BBS 心电监测，特别是配合体位的监测，已发现心脏在不同体位下会受重力影响而发生压迫性缺血，导致进行性的心电图 ST 段改变，甚至 T 波倒置，且这种心电图改变会随着体位的改变而改变，甚至消失。这样的心功能障碍属于高风险睡眠事件，发现这样的睡眠心功能障碍，不仅具有临床和健康学的重大诊断及预防意义，也为心脏病学的发展提供了新的研究方向。

2）呼吸功能的生理变化及其功能障碍

各种原因导致的呼吸阻滞，可引起打鼾，甚至呼吸暂停，因而产生睡眠中的缺氧状况。缺氧会导致睡眠质量下降，严重时甚至发生心脑猝死，这样的呼吸功能障碍，属于高风险睡眠事件。重大睡眠风险的发生，不仅与呼吸暂停持续的时间长度有关，更与呼吸暂停期间是否并发缺氧性心功能障碍有密切关系。BBS 睡眠测评技术能够在检测呼吸波形的同时，同步检测心电图和血氧饱和度，可发现和预防睡眠呼吸障碍，临床意义重大。

3）翻身的生理变化及其与睡眠质量的关系

无论是翻身过频，或是睡眠睡姿过于固定，都对睡眠质量有直接影响。对采集了体容积信息和体位信息的高精度 BBS 睡眠测评技术来说，不仅能够准确地量化使用者整晚的翻身次数、体位分布、翻身的具体过程及时间分布，还能够精确地观察到，在一次翻身中，被测评者从一种体位变化到另一种体位时，其内环境因为翻身导致内脏换位动荡，这种动荡重新达到稳定有一个阻尼衰减过程，这个过程持续时间的长短，不仅与翻身行为对内环境影响的大小有关，还与翻身要消耗的能量有关。因此，BBS 睡眠测评技术为睡眠生理学和病理学的研究，提供了一个新的观察角度。

4）躯体肢体的不宁现象与睡眠质量的关系

在睡眠中，除了翻身以外，还会发生躯体和肢体的活动现象。在正常的睡眠中，躯体和肢体会进行自主的自我保护，会有适度活动。但由于各种原因的不适，包括心神不宁，都可能导致躯体和肢体发生高频度、大幅度、长时间的不宁现象。各种躯体和肢体的活动，都会引起躯体的体容积改变，高精度的体容积检测技术，配合体位检测和智能算法，可以精确地分辨出翻身与不宁现象，从而为睡眠质量测评和心身医学研究，提供一种可以量化的新手段。

5）梦境及梦呓

对睡眠脑电波的研究由来已久，随着睡眠深度的改变，脑电波会对应呈现 α、β、δ 的低频有序化改变，即低频分量会明显增大。高精度的 BBS 睡眠测评技术，能够在躯体表面上检测到这一低频分量，并与同期的心率和心律、呼吸率和呼吸节律一起，通过智能算法，将对应的做梦行为区分为：紧张/耗能型和舒缓/节能型。将整晚分段做的梦进行时域标记和百分比分配统计，就能把梦境对睡眠质量的影响进一步量化，从而形成睡眠质量评估的一个分量。

6）梦游及睡眠意识障碍

梦游是一种极为严重的睡眠意识障碍，梦游者处于无意识状态，有很高的风险性，属于睡眠中的高风险事件。睡眠意识障碍进展到梦游，有一个由轻微到严重的递进过程。刚醒来时，一时不知自己身处何方，并不属于睡眠意识障碍，但对起夜过程的不清晰描述，甚至失忆，则属于睡眠意识障碍。BBS睡眠测评技术，不仅能够准确地记录起夜次数、发生时段、每次的持续时间，还能够通过智能算法和循证，对正常起夜与睡眠意识障碍行为加以甄别。这无论是对于睡眠质量的测评，还是对梦游症的发现，特别是老年智障的前期发现和预防，具有实用价值。

7）睡眠深度及判别

把睡眠的深度划分为觉醒、浅睡眠和深睡眠，从而形成了"睡眠深度"这一描述睡眠的概念。大约在六十年前，睡眠深度由PSG技术首先提出，近年来随着智能手环和各种非接触类睡眠测评技术的普遍使用，睡眠深度已成为一个普及度极高的概念。

PSG技术主要是以脑电波、眼动、心跳、呼吸状况、肌电等来描述睡眠深度的。手环类产品主要是以脉率、脉律，辅以肢体运动状况来估算睡眠深度的。非接触类睡眠测评技术，如感测震动的枕头、床垫、感应带，探测翻身的声呐装置，手机录音APP等，都是通过检测翻身等活动的频度，或鼾声、动静声，来估算睡眠深度的。

BBS睡眠测评技术判断睡眠深度的技术，越来越朝着综合化、集成化方向发展，主要应用以下数据：

①体位状态及活动程度；

②心率和心律的下降及程度；

③呼吸率和呼吸节律的下降及程度；

④躯体刚性和柔性的变化及程度；

⑤皮肤电阻抗的变化及程度。

目前，已形成多向量的人工智能算法，正在逐步形成由觉醒、浅睡眠、低度深睡眠、中度深睡眠和高度深睡眠的"睡眠深度"分级方法。

4. BBS睡眠测评技术的应用范围

临床和日常生活的经验越来越清晰地表明，睡眠不仅与亚健康和疾病的慢性化、内源性有着十分密切和广泛的关系，还与术后康复、妊娠过程、青少年发育、老年健康等有着千丝万缕的关系。BBS睡眠测评技术对睡眠状态及质量的测评优势，将在以下几个方面得到越来越广泛的应用和发展：

（1）临床应用

从睡眠的角度来评价和干预心脑血管疾病、呼吸系统疾病、免疫系统疾病、消化系统疾病、心身疾病等。

（2）基础研究

丰富睡眠生理学、病理学、诊断学、治疗学和康复学的大样本基础性研究。

（3）健康管理

发现睡眠过程中的心功能障碍、呼吸功能障碍、意识障碍等风险，预防包括老年痴呆在内的各种健康危机，使包括妊娠管理在内的个人及大健康管理更加数据化、科学化。

（4）亚健康测评

报告睡眠状况，解析睡眠质量，发现亚健康的睡眠因子与心身健康之间的关系。"睡眠因子"包括睡眠时间、睡姿、翻身状况、起夜、不宁现象、打鼾、说梦话、磨牙、入睡速度、睡眠深度、做梦情况、醒后舒适感。

（5）建立睡眠档案，完善健康管理

包括个人、家庭、群体的基于每次测评的睡眠全数据、自评报告、BBS 报告的数据库。不断丰富和完善睡眠档案与病历、流行病、高发病等临床数据之间的大数据关系。

5. 对 BBS 睡眠测评技术的要求

首先，无论是专业类还是家用类的 BBS 睡眠测评技术，其与使用者身体接触的生理信息捡拾发射器，都应该满足医用电器安全标准的要求。其次，在满足安全性要求的前提下，在减小体积、重量、操作方便的方向上，应尽可能全面精确可靠地完成对上述睡眠及相关事件的判读。具有自主学习的智能判读能力是 BBS 睡眠测评技术的前进方向。

6. 典型 BBS 睡眠测评系统介绍

为了更好地说明 BBS 睡眠测评技术，我们以典型的 BBS 睡眠测评系统为实例，重点介绍它的一些功能，概括 BBS 睡眠测评技术的发展现状，但当今世界 BBS 睡眠测评技术的发展及水平不限于此。

（1）实物外观（图 4 - 20、图 4 - 21）

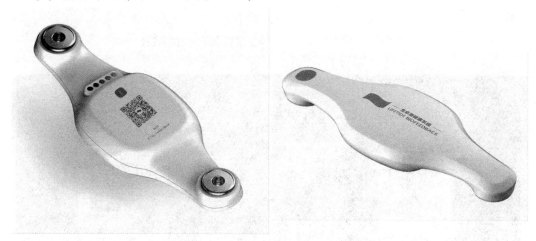

图 4 - 20　BBS 睡眠测评系统的多参数生理信息捡拾发射器（19g 重）

（2）系统框架及工作原理（图 4 - 22）

如上图所示，BBS 睡眠测评系统由四大部分组成：

1）多参数生理信息捡拾发射器

该捡拾发射器通过两个普通心电图用电极片，贴置在使用者胸前（如上图所示），在装有专用 APP 的移动智能终端（专用平板电脑或手机）控制下，即可高精度连续地采集使用者的心电、体容积、体位、坐立行走信息，并将上述信息实时地发送到移动智能控制端。

2）专用移动终端

通过专用移动终端上的 APP，使用者不仅可实时动态地看到自己的心电图、体容积波、体位、坐立行走状态，还能够操作界面功能，完成睡眠数据采集，填写自评报告，查看场景报告和历史记录，并进行人工智能的睡眠状态及质量的深度咨询。

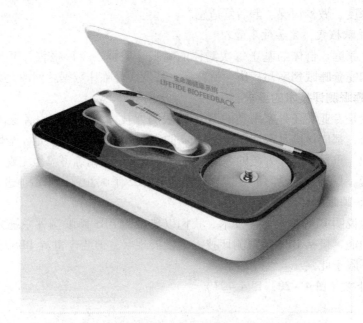

图 4 - 21　多参数生理信息捡拾发射器及充电收纳盒

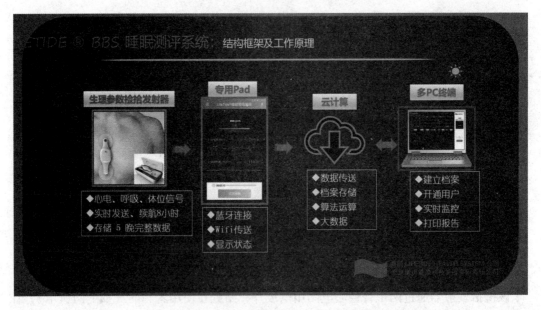

图 4 - 22　系统框架及工作原理

3）云数据库

所有捡拾发射器采集到的睡眠数据，都由智能移动终端通过本地网络实时地发往云端，在 BBS 睡眠测评系统的云数据库中进行智能运算和存贮，授权者可依据授权级别自行访问云数据库。

4）多 PC 终端

只要在有网络的地方，装有 BBS 睡眠测评系统 SleepPC 应用端软件的电脑，都具有以下三大功能：

①在后台授权的情况，查看在线用户的情况。

②在得到指定用户的许可下，实时地监测该用户正在进行的动态睡眠过程，包括其当下的心电图、呼吸波、睡姿、翻身、打鼾、起夜、做梦、不宁现象等实时情况。

③访问 BBS 睡眠测评系统的云数据库，应用 SleepPC 丰富的功能，在本地进行详细的数据分析，形成 BBS 睡眠测评报告。

5）SleepPC 的主界面如下（图 4 – 23）

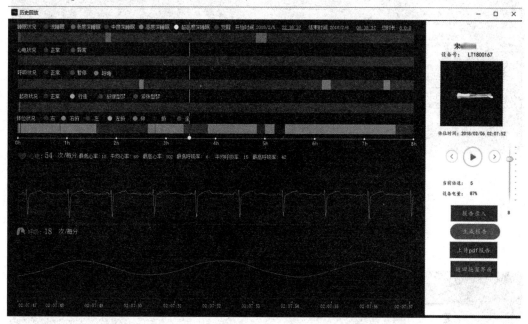

图 4 – 23　SleepPC 的主界面

以下通过图解来简单介绍，BBS 睡眠测评系统依据整晚连续的检测数据，分成七个项目：①睡眠状况；②心电状况；③呼吸状况；④ 起夜状况及梦境；⑤体位及翻身状况；⑥可从任一时间点开始滚动的心电图；⑦同步的体容积波。然后将智能运算的结果，以及相关的量化信息，依时序地表达在主界面各自对应的位置上，方式如下（图 4 – 24 ~ 图 4 – 30）：

综上所述，BBS 睡眠测评技术可进行配合体位和睡眠深度的心电图、呼吸状态、做梦、翻身状态、不宁现象和打鼾六大类数据分析，是继 PSG 之后研究睡眠、睡眠与疾病、睡眠与健康的新技术。

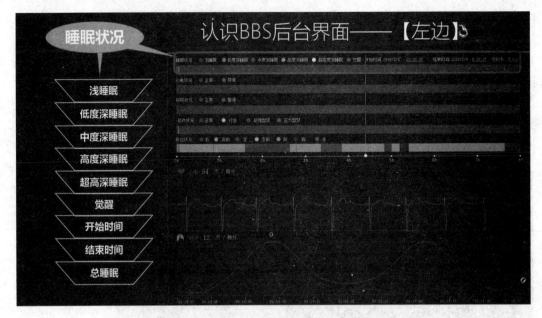

图 4 – 24　睡眠状况

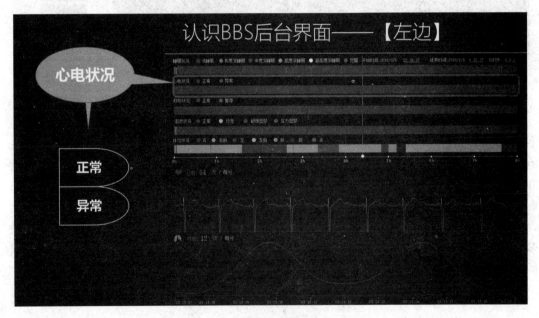

图 4 – 25　心电状况

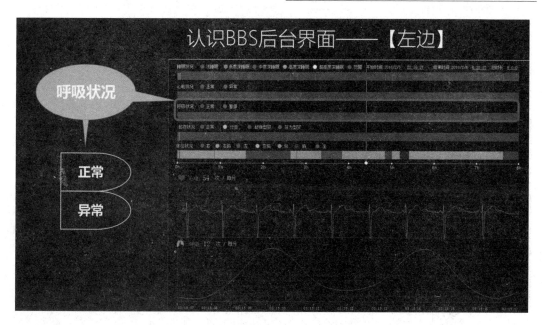

图 4 – 26　呼吸状况

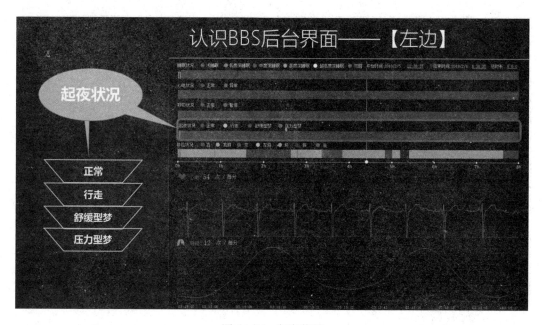

图 4 – 27　起夜状况

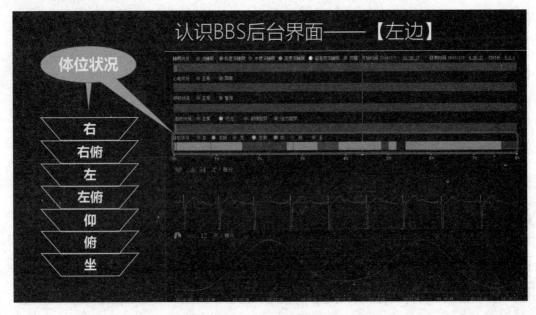

图 4-28　体位状况

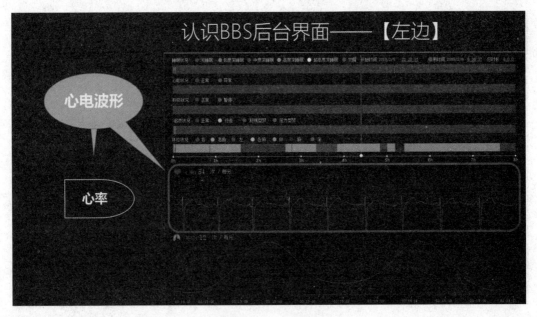

图 4-29　心电波形

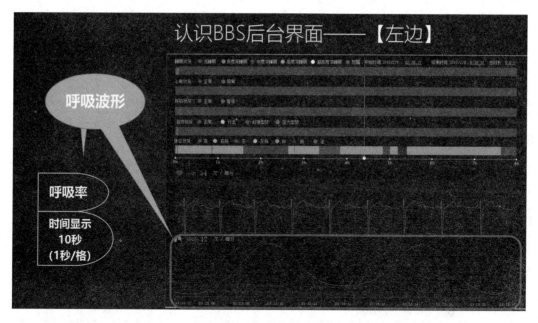

图 4-30 呼吸波形

第三节 常用心理卫生评定量表

一、症状自评量表（SLC-90）

（一）量表内容

仔细阅读每一条，根据自己最近一星期内的感觉，在相应的方格内画一个"√"。必须逐条填写不可遗漏，每一项只能画一个"√"，不能画两个或更多。

自我评定的五个等级：

1. 无 自觉并无该项问题（症状）；

2. 轻度 自觉有该项症状，但发生得并不频繁、严重；

3. 中度 自觉有该项症状，其严重程度为轻度到中度；

4. 偏重 自觉常有该项症状，其程度为中度到严重；

5. 严重 自觉该症状的频度和强度都十分严重。

条目	无	轻度	中度	偏重	严重
1. 头痛					
2. 神经过敏，心中不踏实					
3. 头脑中有不必要的想法或字句盘旋					

续表

条目	无	轻度	中度	偏重	严重
4. 头晕或晕倒					
5. 对异性的兴趣减退					
6. 对旁人责备求全					
7. 感到别人能控制您的思想					
8. 责怪别人制造麻烦					
9. 忘性大					
10. 担心自己的衣饰整齐及仪态的端正					
11. 容易烦恼和激动					
12. 胸痛					
13. 害怕空旷的场所或街道					
14. 感到自己的精力下降，活动减慢					
15. 想结束自己的生命					
16. 听到旁人听不到的声音					
17. 发抖					
18. 感到大多数人都不可信任					
19. 胃口不好					
20. 容易哭泣					
21. 同异性相处时感到害羞不自在					
22. 感到受骗，中了圈套或有人想抓住您					
23. 无缘无故地突然感到害怕					
24. 自己不能控制地大发脾气					
25. 怕单独出门					
26. 经常责怪自己					
27. 腰痛					
28. 感到难以完成任务					
29. 感到孤独					
30. 感到苦闷					
31. 过分担忧					
32. 对事物不感兴趣					
33. 感到害怕					
34. 您的感情容易受到伤害					

续表

条目	无	轻度	中度	偏重	严重
35. 旁人能知道您的私下想法					
36. 感到别人不理解您、不同情您					
37. 感到人们对您不友好，不喜欢您					
38. 做事必须做得很慢以保证做得正确					
39. 心跳得很厉害					
40. 恶心或胃部不舒服					
41. 感到比不上他人					
42. 肌肉酸痛					
43. 感到有人在监视您、谈论您					
44. 难以入睡					
45. 做事必须反复检查					
46. 难以做出决定					
47. 怕乘电车、公共汽车、地铁或火车					
48. 呼吸有困难					
49. 一阵阵发冷或发热					
50. 因为感到害怕而避开某些东西、场合或活动					
51. 脑子变空了					
52. 身体发麻或刺痛					
53. 喉咙有梗塞感					
54. 感到前途没有希望					
55. 不能集中注意力					
56. 感到身体的某一部分软弱无力					
57. 感到紧张或容易紧张					
58. 感到手或脚发重					
59. 想到死亡的事					
60. 吃得太多					
61. 当别人看着您或谈论您时感到不自在					
62. 有一些不属于您自己的想法					
63. 有想打人或伤害他人的冲动					
64. 醒得太早					
65. 必须反复洗手、点数					

条目	无	轻度	中度	偏重	严重
66. 睡得不稳不深					
67. 有想摔坏或破坏东西的想法					
68. 有一些别人没有的想法					
69. 感到对别人神经过敏					
70. 在商店或电影院等人多的地方感到不自在					
71. 感到任何事情都很困难					
72. 一阵阵恐惧或惊恐					
73. 感到公共场合吃东西很不舒服					
74. 经常与人争论					
75. 单独一人时神经很紧张					
76. 别人对您的成绩没有做出恰当的评价					
77. 即使和别人在一起也感到孤单					
78. 感到坐立不安、心神不定					
79. 感到自己没有什么价值					
80. 感到熟悉的东西变成陌生，或不像是真的					
81. 大叫或摔东西					
82. 害怕会在公共场合晕倒					
83. 感到别人想占您的便宜					
84. 为一些有关"性"的想法而很苦恼					
85. 您认为应该因为自己的过错而受到惩罚					
86. 感到要很快把事情做完					
87. 感到自己的身体有严重问题					
88. 从未感到和其他人很亲近					
89. 感到自己有罪					
90. 感到自己的脑子有毛病					

（二）测验目的

本测验的目的是从感觉、情感、思维、意识、行为直到生活习惯、人际关系、饮食睡眠等多种角度，评定一个人是否有某种心理症状及其严重程度如何。本测验对有心理症状（即有可能处于心理障碍或心理障碍边缘）的人有良好的区分能力。适用于测查某人群中哪些人可能有心理障碍、某人可能有何种心理障碍及其严重程度如何。但不适合于躁狂症和精神分裂症的测验。

（三）量表使用方法

1. 量表评价

SCL-90 对有心理症状（即有可能处于心理障碍或心理障碍边缘）的人有良好的区分能力。适用于测查某人群中哪些人可能有心理障碍、某人可能有何种心理障碍及其严重程度如何。可用于临床上检查是否存在身心疾病，各大医院大都要使用本测验诊断患者的心理和精神问题。本测验不仅可以自我测查，也可以对他人（如其行为异常，有患精神或心理疾病的可能）进行核查，假如发现得分较高，则表明急需治疗。

2. 计分方法

（1）总分是 90 个项目所得分之和。

（2）总症状指数，也称总均分，是将总分除以 90（总均分 = 总分 ÷ 90）。

（3）阳性项目数是指评为 1～4 分的项目数，阳性症状痛苦水平是指总分除以阳性项目数（阳性症状痛苦水平 = 总分 ÷ 阳性项目数）。

（4）阳性症状均分是指总分减去阴性项目（评为 0 的项目）总分，再除以阳性项目数。

（5）因子分

SCL-90 包括 9 个因子，每一个因子反映出患者的某方面症状痛苦情况，通过因子分可了解症状的分布特点。

因子分 = 组成某一因子的各项目总分/组成某一因子的项目数

9 个因子的含义及所包含项目如下：

1）躯体化

包括 1、4、12、27、40、42、48、49、52、53、56、58，共 12 项。该因子主要反映身体不适感，包括心血管、胃肠道、呼吸及其他系统的主诉不适，头痛、背痛、肌肉酸痛，以及焦虑的其他躯体表现。

2）强迫症状

包括 3、9、10、28、38、45、46、51、55、65，共 10 项。主要指那些明知没有必要，但又无法摆脱的无意义的思想、冲动和行为，还有一些比较一般的认知障碍的行为征象也可在这一因子中反映出。

3）人际关系敏感

包括 6、21、34、36、37、41、61、69、73，共 9 项。主要指某些个人不自在与自卑感，特别是与其他人相比较时更加突出。在人际交往中的自卑感，心神不安，明显不自在，以及人际交流中的自我意识，消极的期待亦是这方面症状的典型原因。

4）抑郁

包括 5、14、15、20、22、26、29、30、31、32、54、71、79，共 13 项。苦闷的情感与心境为代表性症状，还以生活兴趣的减退，动力缺乏，活力丧失等为特征。还反映失望、悲观，以及与抑郁相联系的认知和躯体方面的感受。另外，还包括有关死亡的思想和自杀观念。

5）焦虑

包括 2、17、23、33、39、57、72、78、80、86，共 10 项。一般指烦躁，坐立不安，

神经过敏，紧张以及由此产生的躯体征象（如震颤等）。测定游离不定的焦虑及惊恐发作是本因子的主要内容，还包括一项解体感受的项目。

6）敌对

包括11、24、63、67、74、81，共6项。主要从思想、感情及行为三方面来反映敌对的表现。其项目包括厌烦的感觉，摔物，争论直到不可控制的脾气暴发等各方面。

7）恐怖

包括13、25、47、50、70、75、82，共7项。恐惧的对象包括出门旅行，空旷场地，人群或公共场所及交通工具。此外，还有反映社交恐怖的一些项目。

8）偏执

包括8、18、43、68、76、83，共6项。本因子是围绕偏执性思维的基本特征而制定，主要指投射性思维，敌对，猜疑，关系观念，妄想，被动体验和夸大等。

9）精神病性

包括7、16、35、62、77、84、85、87、88、90，共10项。反映各式各样的急性症状和行为，即限定不严的精神病性过程的指征。此外，也可以反映精神病性行为的继发征兆和分裂性生活方式的指征。

此外还有19、44、59、60、64、66、89共7个项目未归入任何因子，反映睡眠及饮食情况，分析时将这7项作为附加项目或其他项目，可作为第10个因子来处理，以便使各因子分之和等于总分。

各因子的因子分的计算方法是：各因子所有项目的分数之和除以因子项目数。例如，假设强迫症状因子各项目的分数之和为30，共有10个项目，所以因子分为3。在1～5评分制中，粗略简单的判断方法是看因子分是否超过3分，若超过3分，即表明该因子的症状已达到中等以上严重程度。下面是正常成人SCL-90的因子分常模，如果因子分超过常模即为异常。见表4-1、表4-2。

计分方法：

表4-1 SCL-90测验结果处理

因子	因子含义	项目	项目数	T分（=项目总分/项目数）
F1	躯体化	1、4、12、27、40、42、48、49、52、53、56、58	12	
F2	强迫	3、9、10、28、38、45、46、51、55、65	10	
F3	人际关系敏感	6、21、34、36、37、41、61、69、73	9	
F4	抑郁	5、14、15、20、22、26、29、30、31、32、54、71、79	13	
F5	焦虑	2、17、23、33、39、57、72、78、80、86	10	
F6	敌对	11、24、63、67、74、81	6	
F7	恐怖	13、25、47、50、70、75、82	7	
F8	偏执	8、18、43、68、76、83	6	
F9	精神病性	7、16、35、62、77、84、85、87、88、90	10	
F10	睡眠及饮食	19、44、59、60、64、66、89	7	

表 4 - 2　　　　　　　　　　　　　正常成人 SCL - 90 的因子分常模

项目	M ± SD	项目	M ± SD
躯体化	1. 37 ± 0. 48	敌对	1. 46 ± 0. 55
强迫	1. 62 ± 0. 58	恐怖	1. 23 ± 0. 41
人际关系敏感	1. 65 ± 0. 61	偏执	1. 43 ± 0. 57
抑郁	1. 50 ± 0. 59	精神病性	1. 29 ± 0. 42
焦虑	1. 39 ± 0. 43		

（3）计分意义

1）总症状指数

是指总的来看，被测试者的自我症状评价介于"没有"到"严重"的哪一个水平。总症状指数的分数在 0 ~ 0. 5 之间，表明被测试者自我感觉没有量表中所列的症状；在 0. 5 ~ 1. 5 之间，表明被测试者感觉有点症状，但发生得并不频繁；在 1. 5 ~ 2. 5 之间，表明被测试者感觉有症状，其严重程度为轻度到中度；在 2. 5 ~ 3. 5 之间，表明被测试者感觉有症状，其程度为中度到严重；在 3. 5 ~ 4 之间表明被测试者感觉有症状，且症状的频度和强度都十分严重。

2）阳性项目数

是指被评为 1 ~ 4 分的项目数分别是多少，其表示被测试者"有症状"的项目有多少。

3）阴性项目数

是指被评为 0 分的项目数，其表示被测试者"无症状"的项目有多少。

4）阳性症状均分

是指个体自我感觉不佳的项目的程度究竟处于哪个水平，其意义与总症状指数的意义相同。

5）因子分

SCL - 90 包括 9 个因子，每一个因子反映出个体某方面的症状情况，通过因子分可了解症状分布特点。当个体在某一因子的得分大于 2 时，即超出正常均分，则个体在该方面就很有可能有心理健康方面的问题。

①躯体化

主要反映身体不适感，包括心血管、胃肠道、呼吸及其他系统的不适，头痛、背痛、肌肉酸痛，以及焦虑等躯体不适表现。

该分量表的得分在 0 ~ 48 分之间。得分在 24 分以上，表明个体在身体上有较明显的不适感，并常伴有头痛、肌肉酸痛等症状。得分在 12 分以下，躯体症状表现不明显。总的来说，得分越高，躯体的不适感越强；得分越低，症状体验越不明显。

②强迫症状

主要指那些明知没有必要，但又无法摆脱的无意义的思想、冲动和行为，还有一些比较一般的认知障碍的行为征象也可在这一因子中反映出。

该分量表的得分在 0 ~ 40 分之间。得分在 20 分以上，强迫症状较明显。得分在 10 分以下，强迫症状不明显。总的来说，得分越高，表明个体越无法摆脱一些无意义的行为、思想和冲动，并可能表现出一些认知障碍的行为征兆；得分越低，表明个体在此种症状上表现越不明显，没有出现强迫行为。

③人际关系敏感

主要是指某些人际的不自在与自卑感，特别是与其他人相比较时更加突出。在人际交往中的自卑感，心神不安，明显的不自在，以及人际交流中的不良自我暗示，消极的期待等是这方面症状的典型原因。

该分量表的得分在 0～36 分之间。得分在 18 分以上，表明个体人际关系较为敏感，人际交往中自卑感较强，并伴有行为症状（如坐立不安，退缩等）。得分在 9 分以下，表明个体在人际关系上较为正常。总的来说，得分越高，个体在人际交往中表现的问题就越多，如自卑，自我中心越突出，并且已表现出消极的期待；得分越低，个体在人际关系上越能应付自如，人际交流充满自信，胸有成竹，并抱有积极的期待。

④抑郁

苦闷的情感与心境为代表性症状，还以生活兴趣的减退，动力缺乏，活力丧失等为特征。还表现出失望、悲观以及与抑郁相联系的认知和躯体方面的感受。另外，还包括有关死亡的思想和自杀观念。

该分量表的得分在 0～52 分之间。得分在 26 分以上，表明个体的抑郁程度较强，生活缺乏足够的兴趣，缺乏运动活力，极端情况下，可能会有想死亡的思想和自杀的观念。得分在 13 分以下，表明个体抑郁程度较弱，生活态度乐观积极，充满活力，心境愉快。总的来说，得分越高，抑郁程度越明显；得分越低，抑郁程度越不明显。

⑤焦虑

一般指烦躁，坐立不安，神经过敏，紧张，以及由此产生的躯体征象，如震颤等。

该分量表的得分在 0～40 分之间。得分在 20 分以上，表明个体较易焦虑，易表现出烦躁、不安静和神经过敏，极端时可能导致惊恐发作。得分在 10 分以下，表明个体不易焦虑，易表现出安定的状态。总的来说，得分越高，焦虑表现越明显；得分越低，越不会导致焦虑。

⑥敌对

主要从思想、感情及行为三方面来反映敌对的表现。其项目包括厌烦的感觉，摔物，争论直到不可控制的脾气暴发等各方面。

该分量表的得分在 0～24 分之间。得分在 12 分以上，表明个体易表现出敌对的思想、情感和行为。得分在 6 分以下，表明个体容易表现出友好的思想、情感和行为。总的来说，得分越高，个体越容易敌对，好争论，脾气难以控制；得分越低，个体的脾气越温和，待人友好，不喜欢争论，无破坏行为。

⑦恐怖

恐惧的对象包括出门旅行，空旷场地，人群或公共场所及交通工具。此外，还有社交恐怖。

该分量表的得分在 0～28 分之间。得分在 14 分以上，表明个体恐怖症状较为明显，常表现出社交、广场和人群恐惧。得分在 7 分以下，表明个体的恐怖症状不明显。总的来说，得分越高，个体越容易对一些场所和物体发生恐惧，并伴有明显的躯体症状；得分越低，个体越不易产生恐怖心理，越能正常地交往和活动。

⑧偏执

主要指投射性思维，敌对，猜疑，妄想，被动体验和夸大等。

该分量表的得分在 0 ~ 24 分之间。得分在 12 分以上，表明个体的偏执症状明显，较易猜疑和敌对。得分在 6 分以下，表明个体的偏执症状不明显。总的来说，得分越高，个体越易偏执，表现出投射性的思维和妄想；得分越低，个体思维越不易走极端。

⑨精神病性

反映各式各样的急性症状和行为，即限定不严的精神病性过程的症状表现。

该分量表的得分在 0 ~ 40 分之间。得分在 20 分以上，表明个体的精神病性症状较为明显。得分在 10 分以下，表明个体的精神病性症状不明显。总的来说，得分越高，表现出精神病性症状和行为就越多；得分越低，表现出这些症状和行为就越少。

⑩其他项目

其他项目即附加项目，作为第 10 个因子来处理，以便使各因子分之和等于总分。

二、抑郁自评量表（SDS）

（一）量表内容

请仔细阅读每一条，把题目的意思看明白，然后按照自己最近一周以来的实际情况，对下面的 20 个条目按 1 ~ 4 级评分：①很少；②有时；③经常；④持续。

条目	①很少	②有时	③经常	④持续
1. 我感到情绪沮丧，郁闷				
2. 我感到早晨心情最好				
3. 我要哭或想哭				
4. 我夜间睡眠不好				
5. 我吃饭像平时一样多				
6. 我的性功能正常				
7. 我感到体重减轻				
8. 我为便秘烦恼				
9. 我的心跳比平时快				
10. 我无故感到疲劳				
11. 我的头脑像往常一样清楚				
12. 我做事情像平时一样不感到困难				
13. 我坐卧不安，难以保持平静				
14. 我对未来感到有希望				
15. 我比平时更容易激怒				
16. 我觉得决定什么事很容易				

续表

条目	①很少	②有时	③经常	④持续
17. 我感到自己是有用的和不可缺少的人				
18. 我的生活很有意义				
19. 假若我死了别人会过得更好				
20. 我仍旧喜爱自己平时喜爱的东西				

（二）计分方法及意义

1. ①、②、③、④依次计 1、2、3、4 分；

2. 第 2、5、6、11、12、14、16、17、18、20 题反向计分，即①、②、③、④依次计 4、3、2、1 分。

统计结果：

总分（20 个项目所得分之和）：_____。

标准 T 分（ = 原始总分×1.25；并四舍五入取整数）：_____。

3. 抑郁自评量表的计分标准及注意事项

抑郁自评量表（Self - Rating Depression Scale，SDS）由 Zung 编制于 1965 年，为当时美国卫生、教育和福利部推荐的用于精神药理学研究的量表之一，因使用简便，应用颇广。

SDS 按症状出现频度评定，分为 4 个等级：没有或很少时间，小部分时间，相当多时间，绝大部分或全部时间。若为正向评分题，依次评为粗分 1、2、3、4 分。反向评分题，则评为 4、3、2、1 分。评定时间为过去一周内，把各题的得分相加为粗分，粗分乘以 1.25，四舍五入取整数即得到标准分。抑郁评定的临界值为 T = 53，分值越高，抑郁倾向越明显。

中国常模：分界值为 53 分，53～62 分为轻度抑郁，63～72 分为中度抑郁，72 分以上为重度抑郁。

注：量表总分值仅作为参考而非绝对标准，应根据临床（要害）症状来划分；对严重阻滞症状的抑郁患者，评定有困难。

（三）评定注意事项

表格由评定对象自行填写，在自评者评定以前，一定要让他把整个量表的填写方法及每条问题的含义都弄明白，然后做出独立的、不受任何人影响的自我评定。

在开始评定之前先由工作人员指着 SDS 量表告诉他："下面有 20 条文字，请仔细阅读每一条，把意思弄明白，然后根据您最近一星期的实际情况，在适当的方格里画钩（√）。每一条文字后有 4 个方格，分别代表没有或很少（发生）、小部分时间、相当多时间或全部时间。"

如果评定者的文化程度太低，不能理解或看不懂 SDS 问题的内容，可由工作人员念给他听，逐条念，让评定者独自做出评定。一次评定，可在 10 分钟内填完。

1. 评定时间范围，强调评定的时间范围为过去一周。

2. 评定结束时，工作人员应仔细检查一下自评结果，应提醒自评者不要漏评某一项目，也不要在相同一个项目里打两个钩（重复评定）。

3. 如用于评估疗效，应在开始治疗或研究前让自评者评定一次，然后至少应在治疗后或研究结束时再让他自评一次，以便通过 SDS 总分变化来分析该自评者的症状变化情况。在治疗或研究期间评定，其时间间隔可由研究者自行安排。

三、焦虑自评量表（SAS）

（一）量表内容

下面有 20 条文字，请仔细阅读每一条，把意思弄明白，然后根据您最近一周的实际感觉，选择等级：A. 没有或很少时间；B. 小部分时间；C. 相当多时间；D. 绝大部分时间或全部时间。

条目	A	B	C	D
1. 我觉得比平常容易紧张或着急				
2. 我无缘无故地感到害怕				
3. 我容易心里烦乱或感到惊慌				
4. 我觉得我可能将要发疯				
5. 我觉得一切都好，也不会发生什么不幸				
6. 我的手脚发抖打战				
7. 我因为头痛、颈痛和背痛而苦恼				
8. 我感觉容易衰弱和疲乏				
9. 我得心平气和，并且容易安静坐着				
10. 我觉得心跳很快				
11. 我因为一阵阵头晕而苦恼				
12. 我有晕倒发作，或觉得要晕倒似的				
13. 我吸气呼气都感到很容易				
14. 我的手脚麻木和刺痛				
15. 我因为胃痛和消化不良而苦恼				
16. 我常常要小便				
17. 我的手脚常常是干燥温暖的				
18. 我脸红发热				
19. 我容易入睡，而且一夜睡得很好				
20. 我做噩梦				

（二）计分方式

本量表按 4 级评分（从 1~4 级）：1 = 很少有；2 = 有时有；3 = 大部分时间有；4 = 绝大多数时间有。

统计结果：

总分（20 个项目所得分之和）：＿＿＿＿。

标准 T 分（总分乘以 1.25，并四舍五入取整数）：＿＿＿＿。

（三）注意事项

焦虑自评量表（Self - Rating Anxiety Scale，SAS）由 Zung 于 1971 年编制，从量表构造的形式到具体评定的方法，都与抑郁自评量表（SDS）十分相似，它也是一个含有 20 个项目、分为 4 级评分的自评量表，用于评出焦虑患者的主观感受。

1. 项目、定义和评分标准

SAS 采用 4 级评分，主要评定项目为所定义的症状出现的频度，其标准为："1"表示没有或很少有时间有；"2"是小部分时间有；"3"是相当多时间有；"4"是绝大部分时间或全部时间都有。评定时间为过去一周内，把各题的得分相加为粗分，粗分乘以 1.25，四舍五入取整数即得到标准分。焦虑评定的领临界值为 T = 50，分值越高，焦虑倾向越明显。

2. 适用对象

SAS 适用于具有焦虑症状的成年人。同时，它与 SDS 一样，具有较广泛的适用性。

3. 评定方法及注意事项

在自评者评定之前，要让他把整个量表的填写方法及每条问题的含义都弄明白，然后做出独立的、不受任何人影响的自我评定。

在开始评定之前，先由工作人员指着 SAS 量表告诉他："下面有 20 条文字，请仔细阅读每一条，把意思弄明白，然后根据您最近一星期的实际情况，在适当的方格里画钩（√）。每一条文字后有 4 个方格，分别代表没有或很少（发生）、小部分时间、相当多时间、绝大部分时间或全部时间。"

如果评定者的文化程度太低，不能理解或看不懂 SAS 问题的内容，可由工作人员念给他听，逐条念，让评定者独自做出评定。一次评定，一般可在 10 分钟内填完。

（1）评定的时间范围，应强调是"现在或过去一周"。

（2）在评定结束时，工作人员应仔细地检查一下自评结果，应提醒自评者不要漏评某一项目，也不要在相同一个项目里打两个钩（即不要重复评定）。

（3）SAS 应在开始治疗前由自评者评定一次，然后至少应在治疗后（或研究结束时）再让他自评一次，以便通过 SAS 总分变化来分析自评者症状的变化情况。如在治疗期间或研究期间评定，其间隔可由研究者自行安排。

SAS 是一种分析患者主观症状的相当简便的临床工具，已有研究表明其效度相当高，能较准确地反映有焦虑倾向的精神病患者的主观感受。

四、汉密尔顿抑郁量表（HAMD）

（一）量表内容

姓名_____性别_____年龄_____

项目	分值				
1. 抑郁情绪	0	1	2	3	4
2. 有罪感	0	1	2	3	4
3. 自杀	0	1	2	3	4
4. 入睡困难（初段失眠）	0	1	2		
5. 睡眠不深（中段失眠）	0	1	2		
6. 早醒（末段失眠）	0	1	2		
7. 工作和兴趣	0	1	2	3	4
8. 阻滞（指思维和言语缓慢，注意力难以集中，主动性减退）	0	1	2	3	4
9. 激越	0	1	2	3	4
10. 精神性焦虑	0	1	2	3	4
11. 躯体性焦虑	0	1	2	3	4
12. 胃肠道症状	0	1	2		
13. 全身症状	0	1	2		
14. 性症状（指性欲减退、月经紊乱等）	0	1	2		
15. 疑病	0	1	2	3	4
16. 体重减轻	0	1	2		
17. 自知力	0	1	2		
18. 日夜变化	0	1	2		
19. 人格解体或现实解体（指非真实感或虚无妄想）	0	1	2	3	4
20. 偏执症状	0	1	2	3	4
21. 强迫症状（指强迫思维和强迫行为）	0	1	2		
22. 能力减退感	0	1	2	3	4
23. 绝望感	0	1	2	3	4
24. 自卑感	0	1	2	3	4

（二）计分方法

得分：_____

评定日期：_____年_____月_____日

评定人员：＿＿＿＿＿＿＿＿

五、汉密尔顿焦虑量表（HAMA）

（一）量表内容

姓名＿＿＿＿＿＿性别＿＿＿＿年龄＿＿＿＿

根据患者实际情况，评定患者症状的严重度。HAMA 的评分为 0～4 分，分别对应 5 级：（0）无症状；（1）轻；（2）中等；（3）重；（4）极重。

项目	评分				
1. 焦虑心境：担心、担忧，感到有最坏的事将要发生，容易激惹	0	1	2	3	4
2. 紧张：紧张感、易疲劳、不能放松、情绪反应、易哭、颤抖、感到不安	0	1	2	3	4
3. 害怕：害怕黑暗、陌生人、一人独处、动物、乘车或旅行及人多的场合	0	1	2	3	4
4. 失眠：难以入睡、易醒、睡得不深、多梦、夜惊、醒后感疲倦	0	1	2	3	4
5. 认知功能：记忆、注意障碍，注意力不能集中，记忆力差	0	1	2	3	4
6. 抑郁心境：丧失兴趣，对以往爱好缺乏快感，抑郁，早醒，昼重夜轻	0	1	2	3	4
7. 躯体性焦虑（肌肉系统）：肌肉酸痛、活动不灵活、肌肉抽动、肢体抽动、牙齿打战、声音发抖	0	1	2	3	4
8. 躯体性焦虑（感觉系统）：视物模糊、发冷发热、软弱无力感、浑身刺痛	0	1	2	3	4
9. 心血管系统症状：心动过速、心悸、胸痛、心脏搏动感、昏倒感	0	1	2	3	4
10. 呼吸系统症状：胸闷、窒息感、叹息、呼吸困难	0	1	2	3	4
11. 胃肠道症状：吞咽困难、嗳气、消化不良（进食后腹痛、腹胀、恶心、胃部饱感）、肠动感、肠鸣、腹泻、体重减轻、便秘	0	1	2	3	4
12. 生殖泌尿神经系统症状：尿意频数、尿急、停经、性冷淡、早泄、阳痿	0	1	2	3	4
13. 自主神经系统症状：口干、潮红、苍白、易出汗、起鸡皮疙瘩、紧张性头痛、毛发竖起	0	1	2	3	4
14. 会谈时行为表现： （1）一般表现：紧张、不能松弛、忐忑不安、咬手指、紧紧握拳、摸弄手帕、面肌抽动、手发抖、皱眉、表情僵硬、肌张力高，叹气样呼吸、面色苍白 （2）生理表现：吞咽、打呃、安静时心率快、呼吸快（20 次/分以上）、腱反射亢进、震颤、瞳孔放大、眼睑跳动、易出汗、眼球突出	0	1	2	3	4

（二）计分方法

总分：＿＿＿＿＿＿分（≥29 分，严重焦虑；≥21 分，明显焦虑；≥14 分，肯定焦虑；≥7 分，可能焦虑；<7 分，排除焦虑）。

因子分：

躯体性焦虑：＿＿＿＿＿＿分（7、8、9、10、11、12、13 项）。

精神性焦虑：_____分（1、2、3、4、5、6、14 项）。

第四节　人体整体生理功能测评

人体是一个多维、多层次的由诸多子系统构成的复杂系统。目前，针对人体健康评估或亚健康测评，国内外尚缺乏对人体整体生理复杂系统的综合的、客观的测评方法，而以单一指标的正常值范围或单项 24 小时动态监测较为常见。魏育林教授等基于美国哈佛医学院 BID 医学研究中心彭仲康教授研究团队的研究技术，提出了从心率、呼吸率、副交感强度、人体整体生理复杂度（即健康度）以及睡眠质量方面进行人体整体生理功能测评的新方法，在评价健康状况与亚健康干预效果方面具有重要意义。

一、人体整体生理功能测评指标

该方法利用心电监测仪采集人体心电信号（ECG），基于心电信号获得以下指标信息：

（1）心率：从 ECG 中提取出相邻心跳之间的时间间隔信号（RR）。

（2）呼吸率：从 ECG 中分解、提取出呼吸信号（EDR）。

（3）副交感强度：基于心跳间隔信号与呼吸信号提取出受呼吸影响的心跳模态，进而得到副交感强度（RSA）相关的模态，评估副交感强度。

（4）健康度：对于从 ECG 中提取出的相邻心跳之间的时间间隔信号，利用多尺度熵技术（MSE）计算健康度。

（5）睡眠质量：利用心肺耦合技术（CPC）分析睡眠质量，通过对多项生理指标的统计分析，该方法可综合判定人体整体生理功能的变化情况。

1. 心率与呼吸率

平均心率和呼吸率既是评价人体心肺功能状态的基本指标，也可反映心脏副交感神经强度对靶器官生理功能的影响。心率和呼吸的波动是反映自主神经功能变化的窗口。由于吸气相肺容积和呼气相肺容积的周期性改变会引起迷走神经张力周期性的变化，心率也会发生相应的周期性改变（呼吸造成的窦性心律不齐）。因此，心率、呼吸率的变化可以反映迷走神经张力的变化。

2. 副交感神经系统

副交感神经系统是自主神经系统的一部分，主要由迷走神经构成。副交感神经活性反映了人体保持安静状态下生理平衡的能力，是人体维持自组织、自调节、自稳态功能的基础。人处于放松入静状态时，副交感神经系统兴奋性增高，使机体产生相应生理反应，如心率、呼吸率减缓，血压降低并保持平稳，皮肤及内脏血管广泛舒张，内脏血流增加，胃肠功能增加，肝糖原生成增多等，躯体进入自我修复、储备和维持机体整体的内稳态。典型的副交感神经系统兴奋、迷走神经张力增高发生在深睡、放松、冥想、打坐等休息状态。

3. 人体整体生理复杂度（健康度）

健康度是一项用于测量人体的整体活力和对内外环境的刺激、压力和变化的应变及适应能力的非线性生理复杂系统测评技术，属于前沿生命物理学的新技术。美国哈佛医学院 BID 医学研究中心彭仲康教授研究团队基于以下原因选择心脏生物电信号作为人体整体生理复杂度的测评分析对象，对人体整体健康度进行测评分析。

（1）"心者，君主之官也。"现已证实哺乳动物的心跳次数与平均寿命密切相关；人体内环境的心理及生理病理改变和外环境的刺激及干扰均能引发心脏微小生物电信号的变化；心脏在人体血液循环中起着至关重要的作用；心率与呼吸在节律上存在耦合关系；心功能与血压之间存在显著的相关关系；心脏不仅是接受神经-内分泌-免疫系统调控的靶器官，心脏自主神经有来自大脑高级中枢和脑干的神经纤维分布，还受中枢神经系统功能的影响等。

（2）心脏生物电信号采集方法直接，简便易行，易被接受。

（3）采用现代物理学的大数据非线性统计方法——多尺度熵（multiscale entropy，MSE），可以从 4 小时以上的心脏微小生物电信号变化的大数据中分析出人体整体生理复杂系统的活力和对内外环境的刺激、压力及变化的应变与适应能力。

人体整体健康度可用于测量、评估生物系统在不断变化的内外环境下的调适能力。由于老化和疾病会使身体自我调适能力下降甚至丧失，因此老化和疾病时，人体整体健康度数值就会呈现降低的情形；但如果身体各系统恢复了自我运作并调适到恒定状态（homeostasis）的能力，人体整体健康度数值就会呈现上升的情形；也可以通过比较治疗前后的健康度值的高低来了解药物对患者的有效性或适应性，人体整体健康度增加表示有积极正向的效果，降低则表示这一治疗性的干预具有潜在负面的效果。因此，人体整体健康度分析可用于身体健康状态的评估、疾病发生前的预测及药物疗效的监测。

4. 睡眠质量

睡眠是健康的基础，睡眠质量测评及睡眠结构分析结果能反映人体昼夜节律变化及人体生命活动的变化规律。CPC 睡眠质量测评技术利用心电信号（ECG）提取两组生理数据（窦性心律及呼吸），通过数学方法分析自主神经的生理表现，从而获取对两者都有调制作用的第三种生理信号（脑皮层电活动）。这种相互作用的结果能够生成可以区分不同类型睡眠分期及呼吸障碍的睡眠图像。该技术提供了一种与传统基于脑电图（EEG）方法完全不同的睡眠质量测量方法（详见第四章第二节中的"CPC 睡眠质量测评技术"）。

随着科学技术的发展及研究的深入，人们对自身生命的认识也在不断发生变化。面对人体内各层次间、各组成部分间和各基本物质间的复杂关系和调节网络，单一指标或研究方法已经难以全面解释或反映复杂的人体现象，以人体整体系统变化来反映人体健康状况已成为一种发展趋势。

二、人体整体生理功能测评案例

以 42 岁健康男性为受试者，对其睡眠质量进行检测，同时以时辰为单位分析 23 时~9 时的心率、呼吸频率、副交感强度和健康度。检测结果显示，在良好的睡眠状况下，心率与呼吸率稳定；夜间副交感神经张力增强，并于睡眠结束时开始降低；整晚健康度稳定，提示受试者整体生理功能状态良好（图 4–31）。

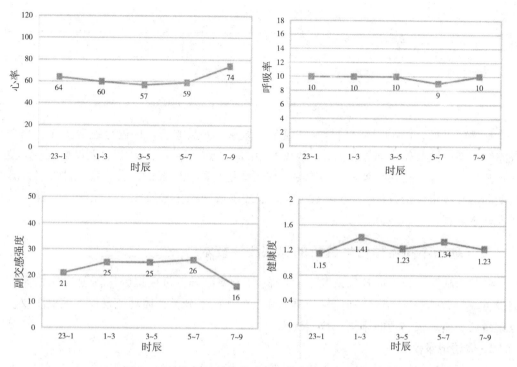

图 4 - 31　良好睡眠状态时的人体整体生理功能测评

第五节　其他睡眠测评技术

一、便携式多导睡眠仪（PSG）

随着睡眠问题逐渐被人们所重视，对睡眠的监测也成为大众需求，PSG 一直是睡眠监测的标准检测设备，但由于医院仪器有限，床位也是供不应求，因此，仅能满足部分患有睡眠障碍疾病的人群。为解决这一难题，便携式监测（portable monitoring，PM）孕育而生，也称为家庭睡眠监测（home sleep testing，HST）或中心外睡眠监测（out of center sleep testing，OCST），当然这并不意味着便携式仅在家中或医院外进行，医院监测同样适用。早期根据监测的指标，美国睡眠医学学会将便携式 PSG 分为 4 型，具体如下表所示（表 4 - 3）：

表 4 - 3　　　　　　　　　　便携式 PSG 分型

	1 型：值守 PSG	2 型：非值守 PSG	3 型：改良便携式睡眠呼吸监测	4 型：持续单或双生物指标记录
导联	至少 7 导联：脑电图、心电图、眼电图、颏肌电、气流、呼吸运动、氧饱和度	至少 7 导联：脑电图、心率/心电图、眼电图、颏肌电、气流、呼吸运动、氧饱和度	至少 4 导联：呼吸（至少两个为气流和呼吸运动）、心率/心电图、氧饱和度	至少监测氧饱和度、气流或呼吸运动中的一项

体位	人工或仪器监测	可监测	可监测	无
下肢运动	推荐使用	可选	可选	无
人工干预	可干预	无	无	无

从表中可见，1型监测的信号导联较多，需专业人员监视，可进行睡眠分期、睡眠呼吸障碍、周期性肢体运动等监测；2型较1型的主要区别是不需要专业人员监视；3型导联数减少，主要为睡眠呼吸障碍的监测，因无法进行睡眠时段的区分，常无法准确计算睡眠期间的呼吸事件指数；4型导联数更少，仅一项或两项信号监测，多用于睡眠健康管理或大样本筛查。

二、基于不同生理信号分析的睡眠测评技术

各类睡眠测评技术的基础来源于PSG的各生理信号，可根据临床需要选择相应的检测设备。下面就基于不同生理信号分析的睡眠测评技术分类：体动记录仪、脑电图仪、心电记录仪、血氧仪、智能床垫、智能枕头等。

1. 体动记录仪

体动监测多为体动记录仪，常佩戴于四肢，如手腕或脚腕，以往主要通过重力加速度传感器，现多采用三轴加速度传感器，从多个方向判定受试者的活动情况。若进行睡眠监测，能提供睡眠－清醒的时间，可用于健康成人睡眠模式检测、疑似昼夜节律障碍患者的睡眠评估等。

在2005年，AASM就已发布体动记录仪的实践参数，其应用指征包括：正常人的睡－醒状态、疑似昼夜节律障碍人群（睡眠时相迁移或推迟、倒班工作或时差障碍等）、各种失眠、过度睡眠、不宁腿综合征等。其中，对于失眠无过多体动人群的管理，可同时完成睡眠日志（开关灯时间、下床活动、起夜等），两者结合可提供互补信息。当然现在某些设备有光照感受器，不仅可提高入睡时间的判定，也可对睡眠环境的光线进行监测。目前常见的智能手环可采集人体运动的基础数据，并结合用户输入的个人身体体征等基本信息，根据一些特定算法，可得到针对个人的个性化监测数据。

2. 脑电图仪

脑电监测在国内外已被广泛应用到神经学、心理学、精神学等各种领域，以及临床各项疾病的监测。此类仪器是一种微型盒式磁带记录装置，可24小时动态监测日常活动及睡眠过程中的脑电活动，并记录储存。该仪器可监测睡眠时的脑电活动与临床疾病，如发作性睡病、青少年周期性嗜睡贪食综合征、夜游症、梦魇、失眠等。目前，市面上开始出现各种简易脑电耳机，其通过采集的脑电频率给出大脑处于哪种状态，同时可提供干预，例如，当脑波在8~12Hz时，即α波，表明大脑正处于平静放松状态。此类产品目前多使用在娱乐、健康、科研领域，非医疗设备。

3. 心电记录仪

心率监测是另一种判定睡眠的方法，主要分为胸式监测或手腕监测（如第四章第二节介绍的CPC技术也是采用心电信号进行睡眠测评）。胸式监测其紧贴于胸部对心率的监

测，较为容易，如 SUUNTO、POLAR、FITBOX 等都是通过佩戴在胸部的传感器收集心电信号，将其无线传递给手表并显示。手腕的心率监测其舒适度较好，各研发团队又将目光投向手表，其监测心率主要采用的是光体积描记法，因人类血液呈现红色，其反射红光并吸收绿光，因此，手表使用绿色 LED 灯，配合对光敏感的感光器，检测流经手腕的血液流量，当心脏收缩时，手腕的血流量增加，吸收的绿光也会增加；若为间歇期则会减少，通过每秒发生此事件的次数，则可计算出佩戴者每分钟的心跳次数。基于此技术，对于睡眠的监测也孕育而生，因人体在不同睡眠状态，心率也会有所变化，因而基于心率同样可以做睡眠监测。

4. 血氧仪

血氧仪通常是在人体充血末梢组织（如指尖或耳垂）处检测，工作原理主要是两个发光二极管，其波长分别为 660nm 和 910nm 左右的红外光，因含氧与不含氧的血红蛋白对这两种波长的吸收率差别很大，从而计算出两种血红蛋白的比例。血氧监测一直是人体生命体征的重要指标，研究发现，人在夜间睡眠状态下血氧会发生变化，尤其是打鼾、憋气的人群，由于呼吸道阻塞导致吸入氧气含量低，血氧饱和度也随之降低，临床常结合其他指标（如鼻气流、胸腹呼吸运动等）用于睡眠呼吸障碍类疾病诊断。

5. 智能床垫、智能枕头

该方法是通过在枕头、床垫中嵌入传感器，或在枕头、褥子下面放入特殊的传感装置进行检测，能够长时间无负荷地进行数据的存储，其优势在于睡眠无负担感。床垫与枕头监测的指标可多可少，目前的设备多可监测体位、体动、腿动、呼吸率、心率、打鼾等，已较广泛应用于睡眠监测，但由于其指标多为间接采集，因此在准确度上还有待研究。

三、睡眠测评技术的发展

1. 分析技术的发展

一般睡眠监测的时间较长，采集的生理信号众多，且复杂多样，面对海量且复杂的数据，如何做出准确而快捷的分析是目前面临的问题之一。跟以往 PSG 的人工判读报告不同，现在的睡眠监测结束后通过短时间分析便能拿到报告，大大缩减了时间，减少了人力。分析技术已成为目前睡眠测评研究的主体，其目的是在提高效率的同时确保诊断的准确率。

2. 多种检测方法结合

由于睡眠测评常常需要收集多种生理信号进行综合分析，才能全面了解睡眠状态，因此，将不同的检测方法进行联合使用，如心率与体动的结合，可以给出更多的睡眠状态；血氧与床垫、枕头的结合可以明确打鼾的人是否有低氧血症等。这种结合比较简便，同时可以依据需要进行选择性监测，大大提升了各类方法对睡眠测评的价值。

3. 实时监测分析与干预

睡眠监测主要是了解睡眠情况，研究发现，很多人在睡眠过程中发生意外，甚至死亡，其关键在于发生异常情况时不能及时干预。现已有一些监测仪器可进行睡眠干预，如将血氧脉搏仪和智能枕头通过智能电话相结合，该装置可以动态检测睡眠呼吸暂停事件，且能通过调整枕头的高度和形状促进睡眠呼吸暂停综合征患者康复。该设备是将监测与干预相结合的产品，大大降低了睡眠过程中意外事件的发生，同时可提高睡眠质量，实时监测干预可能成为睡眠测评发展的方向之一。

第六节 睡眠亚健康判断标准

一、睡眠亚健康的中医诊断标准

(一) 辨证相关概念

辨证论治是中医诊断和治疗疾病的主要手段之一，"证"是对疾病所处一定阶段的病因、病性、病位等的概括。换个角度去看，中医的"证"是疾病发生及发展过程中某一特定阶段的状态性描述。"疾病"是相对健康而言的病，并非指西医中具体疾病的名称。"证"是一种状态，对于亚健康而言，根据四诊合参总能做出一个中医的辨证，然后做出适当的调治而取得效果。所以，中医不管在诊察还是在调治亚健康状态方面都具有很大的优势。

(二) 常用中医辨证方法

既然辨证论治是中医理论的核心和优势，所以掌握辨证论治的方法势在必行。中医在发展过程中，形成了多种辨证方法，如八纲辨证、病因辨证、气血津液辨证、脏腑辨证、六经辨证、卫气营血辨证、三焦辨证、经络辨证等，这些辨证方法可兼容并用。下面主要介绍最基本的辨证方法。

1. 八纲辨证

八纲，就是表、里、寒、热、虚、实、阴、阳八个辨证的纲领。医生运用八纲，对四诊所获得的所有病情资料，进行分析综合，从而初步获得关于病位、病性、邪正斗争盛衰和病证类别的总印象的辨证方法，称为八纲辨证。八纲辨证是最常用最基本的辨证方法。八纲是从各种具体证候的个性中抽象出来的带有普遍规律的共性。任何一种疾病和亚健康状态，从人体病位来说，总不外表证和里证；从基本病性来说，可区分为寒证和热证；从邪正斗争的关系来说，可概括为实证和虚证；从病证的总类别来说，都可归属于阴证和阳证两大类。所以，八纲是认识疾病共性的辨证方法，在临床诊断过程中，可起到执简驭繁、提纲挈领的作用。

2. 病因辨证

病因辨证，是在中医学基础理论，尤其是中医病因学的指导下，对患者的症状、体征、病史等进行辨别、分析、判断、综合，以确定患者具体病因的思维过程和辨证方法。任何疾病的发生都有一定的病因，从病因的来源和发病的病位看，病因可分为外感、内伤和其他三大类。具体而言，外感又包括风、寒、暑、湿、燥、火六淫和疫疠邪气对人体的外袭；内伤则包括情志过激、劳逸失度、饮食不调、遗传等多种发自体内因素的伤害；其他病因有中毒、外伤等。病因辨证是准确做出证名诊断的需要，也为干预调摄提示了正确的方向。

3. 气血津液辨证

气、血、津液是人体维持生命活动所必需的营养物质和动力，因此，气、血、津液的不足和运行、输布的失常，是人体患病的基本病机的重要组成部分。气血津液辨证就是运用气血津液理论去辨别、分析、判断、综合患者的病情资料，从而确定其气、血、津液的具体病机、证型的思维过程和方法。气血津液辨证既是八纲辨证在气、血、津液不同层面的深化和具体化，也是对病因辨证的不可缺少的补充。病因辨证重在确定病因、病邪，而气血津液辨证重在诊察患者体内生命物质的盈亏及其功能状态。

4. 脏腑辨证

脏腑辨证，是在认识脏腑生理功能和病理变化的基础上，对四诊所获得的临床资料进行综合分析，以判断疾病和亚健康状态的病因病机，确定脏腑证型的一种辨证方法。简而言之，即以脏腑为纲，对疾病和亚健康状态进行辨证。脏腑辨证可具体分为脏病辨证、腑病辨证、脏腑兼证辨证三方面，其中脏病辨证是脏腑辨证的主体。脏腑辨证的内容较为系统、完整，纲目清楚，明确具体，便于中医辨证思维的应用与拓展，也有利于对其他辨证方法的阐明与发挥。因此，脏腑辨证是临床各科辨证的基础，是中医临床辨证论治的核心部分。

5. 其他辨证方法

其他辨证方法还有六经辨证、卫气营血辨证、三焦辨证和经络辨证。这些辨证方法是中医学在长期的临床实践中，随着中医学术的发展，在不同时代、不同条件下逐渐形成的，它们从不同角度对疾病和亚健康状态的本质进行了分析探讨和概括归类，是中医辨证学理论体系中的重要组成部分。

（三）睡眠亚健康的常见中医证候类型

亚健康状态可以通过中医辨证的方法进行辨识。关于亚健康状态的常见中医证候，目前尚存在一定的争议，鉴于目前对亚健康状态的中医辨证分型有多种方式，医家各执己见，没有统一的规范，故在《亚健康中医临床指南》中，对目前亚健康状态辨证分型进行了整理归纳，总结为以下 8 种类型，用以指导中医临床辨证和调摄。

1. 肝气郁结

肝气郁结是由于肝的疏泄功能异常，气机郁滞所表现的证候。其主要临床表现为：胸胁满闷，喜太息，周身窜痛不适，时发时止，情绪低落和（或）急躁易怒，咽喉部异物感，月经不调，痛经，舌苔薄白，脉弦等。

常用疏肝解郁法治疗。

2. 肝郁脾虚

肝郁脾虚是指肝郁乘脾，脾失健运所表现的证候。临床表现为：胸胁满闷，喜太息，周身窜痛不适，时发时止，情绪低落和（或）急躁易怒，咽喉部异物感，周身倦怠，神疲乏力，食欲不振，脘腹胀满，便溏不爽，或大便秘结，舌淡红或黯，苔白或腻，脉弦细或弦缓等。

治以疏肝健脾。

3. 心脾两虚

心脾两虚是指心血虚证与脾气虚证同时出现的证候。此证型是亚健康状态最常见的类型。临床表现为：心悸胸闷，气短乏力，自汗，头晕头昏，失眠多梦，食欲不振，脘腹胀满，便溏，舌淡苔白，脉细或弱等。

治以补脾养心，补气养血。

4. 肝肾阴虚

肝肾阴虚是指肝肾两脏阴液亏虚，虚热内扰所表现的证候。临床表现为：腰膝酸软，疲乏无力，眩晕耳鸣，失眠多梦，烘热汗出，潮热盗汗，月经不调，遗精早泄，舌红少苔，或有裂纹，脉细数等。

治以补血养阴。

5. 肺脾气虚

肺脾气虚是指由于脾肺两脏气虚，其基本功能减退所表现的证候。临床表现为：胸闷气短，疲乏无力，自汗畏风，易于感冒，食欲不振，腹胀便溏，舌淡，苔白，脉细或弱等。

治以补气健脾。

6. 脾虚湿阻

脾虚湿阻是指脾气虚弱，脾失健运，湿浊内阻所表现的证候。临床表现为：神疲乏力，四肢困重，困倦多寐，食欲不振，腹胀便溏，面色萎黄或㿠白，舌淡苔白腻，脉沉细或缓等。

治以健脾祛湿。

7. 肝郁化火

肝郁化火是指肝气郁滞，气郁化火而肝经火盛，气火上逆所表现的证候。临床表现为：头胀头痛，眩晕耳鸣，胸胁胀满，口苦咽干，失眠多梦，急躁易怒，舌红苔黄，脉弦数等。

治以疏肝清热祛火。

8. 痰热内扰

痰热内扰是指痰火内盛，扰乱心神，以神志症状为主的证候。临床表现为：心悸，心烦，焦虑不安，失眠多梦，便秘，舌红苔黄腻，脉滑数等。

治以化痰清热。

二、睡眠亚健康常用检测技术及应用

睡眠亚健康检测的方法、技术与评估标准是睡眠亚健康研究的难点问题。

首先，亚健康概念的提出时间比较短。临床相关疾病的检查设备、仪器、技术方法和诊断标准方面的研究十分广泛和深入，但有关健康及亚健康方面的相关研究则非常有限。

其次，随着现代新的健康概念和新的医学模式的形成，亚健康也受到越来越多的关注和研究，目前关于亚健康的监测评估方法与干预措施频频出现在各种传媒和网络上，如"亚健康检测仪""亚健康治疗仪""亚健康测评软件"等纷纷登场亮相，但由于绝大多数被市场"炒"作起来的亚健康检测与评估"产品"，均没有经过科学系统的应用研究和研究数据支持，往往在学术技术层面上找不到支撑点，因而许多亚健康产品只昙花一现便无影无踪。究其原因，一是由于许多人对亚健康的现代概念和组成要素不甚了解，只忙于搞市场化产品，结果造成有头无尾的局面；二是有关亚健康检测评估方面的规范性技术方法和标准还没有建立；三是有关亚健康的产业及产品研究"火爆"，而对相关理论和学术技术层面的研究明显滞后。因此，本章便重点介绍亚健康检测评估的原则、常用技术方法和指标体系。

（一）亚健康检测评估的基本原则

1. 人体健康检测与评估是亚健康检测评估的前提

因为只有研究清楚了人体健康的检测与评估标准，并以此作为参照，才有可能对亚健康状态的检测、分析与评估做出科学的结论，因此，健康检测、预测、预警技术与指标体系是研究人体亚健康状态、评价体系的前提条件。

2. 中医四诊和辨证的分类方法是亚健康辨识评估中的重要内容

望闻问切——四诊合参是辨识亚健康状态的重要方法，特别是建立在中医未病学有关潜病态和欲病态基础上的潜在病理信息挖掘提取技术与方法，将对最终建立起有中医特色的亚健康检测与评估体系发挥重要作用。

3. 量表和问卷测量是亚健康状态评估中必不可少的方法

由于亚健康状态者多表现为"有症无据"的"潜病""欲病"或疾病前状态，因此主观感受及相关的问卷或调查就成为亚健康检测、评估的基础内容和重要方面。相关方面已有较多的国内外研究报告可供参考。

4. 现代医学检测技术和设备是亚健康检测评估的重要技术支撑

现代医学科学技术的发展与应用，不但为疾病临床和亚临床诊治提供了新的技术支撑和实践保障，而且也为亚健康状态的检测与动态监测提供了科学基础与信息支持。因此，所有用于疾病早期筛查和亚临床诊断的设备、仪器和技术，同样可以用于亚健康检测与评估。

5. 亚健康检测和评估必须体现方法与指标的综合性、系统性及统一性

亚健康状态的表现具有多样性、复杂性和非特异性的特点，因此，检测方法和技术应该建立在多学科、多途径、多层次的基础上，特别是中西医结合综合优势的发挥，是亚健康检测和评估的重要前提和特色所在。

（二）睡眠亚健康检测

睡眠亚健康检测原则与亚健康检测的原则一致。在没有足够的循证依据及特定的仪器可以确定睡眠亚健康状态之前，应充分利用现在的医学检测方法（如上述提及的 CPC、PSG 技术等）以排除相关疾病。如三大常规、血压、心率等可明确机体的基础健康情况，症状严重者须行相关专业检查，以明确或排除相关诊断。同时应充分利用中医四诊手段，以综合诊断出相应的亚健康状态。

第七节　远程测评与远程干预指导

一、远程测评与远程干预指导的概念

（一）远程测评

运用互联网＋远程视频系统，实时传输高清测评图像，测评专家可通过网络观看测评过程，观看方式多样、灵活，无地域限制，摆脱了传统模式在时间、空间和人数上的限制。

（二）远程干预指导

运用互联网＋云服务器，将回传的测评数据通过测评软件发送给测评专家，通过专家远程解读、分析测评报告，进一步确定干预方案，对疑难问题给予更有效的指导，这样更方便、快捷，突破了传统模式对时间和空间等的要求。

（三）系统基础配置

由于各睡眠中心建设有所不同，所需具体设备也略有不同，其主要设备如下：
1. 计算机主机；
2. 显示器；
3. 高清摄像头；
4. 打印机；
5. 音箱、麦克风；
6. 键盘、鼠标等电脑配件；
7. 流畅的互联网环境。

二、远程测评的工作流程

1. 预约

（1）通过预约登记，填写睡眠健康管理档案，并根据客户情况预约专家，为其提供远程测评服务。

睡眠健康管理档案

姓名		出生日期		年　　月　　日		
性别	□男　□女	身高		厘米	体重	公斤
手机		邮箱				
最高学历	□研究生□本科□高中□初中	职业				
心律失常病史	□无　□有					

近期体检结果	□未见异常　□器质性疾病 器质性疾病名称：
睡眠状况	日常入睡时间：□23 点及以前　□23～1 点　□1 点以后 日常起床时间：□6 点及以前　□7～8 点　□8 点以后 失眠症状：□难以入睡或醒后不易再睡（＞30 分钟） □睡眠不深、多梦、早醒 □醒后不适感、疲乏，或白天困倦等 病程： □失眠症状每周发生少于 3 次，持续 1 个月以下 □失眠症状每周至少发生 3 次，持续时间至少 1 个月 严重程度： □对睡眠数量、质量不满，但对生活和工作影响不大 □对睡眠数量、质量不满，引起明显的苦恼或影响日常生活和工作
PSQI 评分	□＜7 分　□＞7 分（　　　分）　｜血压｜　　　　　　　mmHg
初步评估结果	□亚健康态失眠　□非器质性失眠　□高血压伴失眠
CPC 睡眠质量	睡眠品质总评分： 睡眠品质分析评估：□入睡延迟　□熟睡不足　□呼吸不稳定
整体健康度	分数：
匹配度	
测评人员： 记录日期：　　　年　　月　　日	

（2）将预约安排通知工作人员，做好远程服务准备工作。

2. 远程测评

（1）提前 30 分钟做好远程测评准备，检查视频、音频是否正常，建议准备纸、笔，将想咨询的问题记录下来，以防遗漏或忘记。

（2）测评师简要介绍客户的基本信息、病史、相关检查结果、调理或治疗经过（客户此时可回避）。

（3）远程测评开始，通过摄像头的使用，实时观察客户的体征及测评过程中的相关问题。

（4）通过麦克风的使用，完成专家与客户及睡眠中心测评师的对话。测评师与专家进行讨论交流（测评师提问＋专家解答）。指导睡眠中心测评师进行准确测评。

（5）客户与专家进行交流。

（6）远程测评结束，专家向睡眠中心发送指导意见书。

3. 书写报告

远程测评结束后，测评师及时书面记录测评情况，完成远程测评情况报告。便于查询，为案例讨论提供方便。

三、远程测评的优势

1. 专业化

通过跨区域乃至跨国界的远程测评与干预指导，达到专家共享，使睡眠测评技术更加专业化，便于解决各种疑难的睡眠问题。

2. 高效

通过对图像、声音、文字的网络高速实时传输，使专业化指导不再受地域和时间的限制，为客户带来了快捷方便的远程测评服务，使客户的睡眠问题得到最及时、最有效的干预。

3. 大数据管理、分析

通过云服务器上传睡眠报告，测评中心可以存储大量数据，充分满足顺应时代的专业化大数据管理、分析、挖掘等需求，可丰富教学资源，达到临床共享和教学共享。

4. 科研

有价值的科研成果离不开大数据的统计分析，测评中心的远程测评与干预指导提供了最高效的全面的科研应用数据，有利于协助完成各项临床应用科研课题研究，并指导撰写相关研究文章，通过专业学术论坛交流研究成果。

第五章　睡眠亚健康调理技术和方法

第一节　方药和膏方调理

一、概念

睡眠亚健康方药调理是指运用中医方剂学理论，对睡眠亚健康者进行辨证处方，以改善其睡眠不适，提升其睡眠质量的一种中医养生保健技术。

睡眠亚健康膏方调理是以膏方相关的中医学理论为基础，对睡眠亚健康者辨证施膏，以改善其睡眠不适，提升其睡眠质量的一种中医养生保健技术。

二、基本原理和分类

（一）基本原理

历代医籍及今人的长期临床均表明，中药对睡眠亚健康者的睡眠不适症状和睡眠质量确有改善效果。中医学认为，睡眠亚健康者的病机多为阴阳失和、气血失调，病因可分思虑劳倦太过，伤及心脾；阳不交阴，心肾不交；阴虚火旺，肝阳扰动；心虚胆怯，心神不安；胃气不和，夜卧不安等。病位主要与心、脾、肾等有关，病性有虚有实。

昼为阳，夜为阴，阳主动，阴主静，休憩睡眠时阳气潜藏于阴气内，白昼活动时方从阴气中发散，浮越于外，如此周而复始。中医中药改善睡眠亚健康的本质就是调整阴阳，根据睡眠亚健康者的病机，针对不同病因，通过中医辨证论治或者辨体论治，根据中医中药本身四气五味、升降沉浮的特性，来纠正人体阴阳失衡、脏腑气血失调，从而改善失眠症状，并提高睡眠质量，这就是中医方药和膏方改善睡眠亚健康的基本原理。

（二）分类

1. 方药

部分睡眠亚健康的程度较轻，不伴随其他兼夹症状，可予单味或数味中药组成方药，通过熬煮或煎汤代茶饮的方式服用，如灵芝、薏苡仁、百合、酸枣仁、刺五加、茯苓等。

2. 方剂

若睡眠亚健康者的程度较重，且伴随焦虑、胃脘不适、纳差、心悸、潮热等兼夹症状，须经中医辨别证型后处方施治，根据每个证型的病因病机，选用最适合的方剂配伍。常用方剂有酸枣仁汤、黄连温胆汤、归脾汤等。

3. 膏方

膏方是中医治未病理论的体现，作为方剂的一个特殊剂型，一般推荐在最寒冷的三九天服用，具有口感宜人、携带方便、疗效稳定的特点，适合所有睡眠亚健康者服用。因膏方服用时间较长，一般一料服完需一个月左右，应当将个人长期表现的体质作为处方首要考虑，根据王琦教授"中医体质九分法"，辨体予膏，兼顾症状。

三、调理原则及注意事项

（一）调理原则

以补虚泻实，调整阴阳为基本原则。虚者补其不足，补养心脾，滋补肝肾，益气安神；实者泻其有余，滋阴降火，消食和中。实证日久，因气血耗伤，亦可转为虚证，虚实夹杂者，应泻补兼施。

（二）注意事项

在辨证论治的基础上，给予对应的中药、成药、膏方，以补虚泻实，调整脏腑阴阳为原则。一般推荐用中药汤剂适时调理，用成药辅助，部分睡眠状态较稳定者或是没有条件经常来医院复诊的人群，可以考虑在立冬后服用膏方调理。

依照中医理论及时间生物学原理，建议睡眠亚健康者于每日午饭后和晚饭后半小时至1小时服用，以达到最佳疗效。服药期间禁酒禁烟，避免睡眠前的干扰因素，正在服用安眠药物的患者在医嘱下逐渐减药。对于妊娠妇女，应当禁用活血化瘀类中药，如血府逐瘀汤（胶囊、口服液），其常规的中医证候分型中，也不宜加入活血化瘀类中药。

四、常用方药膏方

（一）常用方药

辨证论治是中医学的特色之一，根据相关指南、教材、专著等资料及临床所见，睡眠亚健康的中医辨证以虚实为总纲进行论治。

1. 实证

（1）肝火扰心证

主症：突发失眠，性情急躁易怒，不易入睡或入睡后多梦惊醒。

次症：胸胁胀闷，善太息，口苦咽干，头晕头胀，目赤耳鸣，便秘溲赤。

舌脉：舌质红苔黄，脉弦数。

治法：疏肝泻火，理气安神。

推荐方药：龙胆泻肝汤（《卫生宝鉴》）加味。

药物组成：龙胆草6g、黄芩12g、栀子10g、泽泻10g、车前子15g、当归10g、生地黄10g、醋柴胡9g、炙甘草6g、生龙骨20g、生牡蛎20g、磁石20g等。

推荐成药：龙胆泻肝丸（水丸）、疏肝解郁胶囊、泻肝安神丸、加味逍遥丸等。

临床注意：苦寒亦能败胃伤阴，中病即止，勿使过剂。

（2）痰热扰心证

主症：失眠时作，噩梦纷纭，易惊易醒。

次症：头目昏沉，脘腹痞闷，口苦心烦，饮食少思，口黏痰多。

舌脉：舌质红，苔黄腻或滑腻，脉滑数。

治法：清化痰热，和中安神。

推荐方药：黄连温胆汤（《六因条辨》）加味。

药物组成：黄连 6g、清半夏 10g、陈皮 12g、竹茹 12g、枳实 10g、山栀 10g、茯苓 10g、远志 12g、柏子仁 12g、甘草 6g 等。

推荐中成药：礞石滚痰丸等。

临床注意：平时饮食宜清淡，忌甜、辣等重口味食物。

（3）胃气失和证

主症：失眠多发生在饮食后，脘腹痞闷。

次症：食滞不化，嗳腐酸臭，大便臭秽，纳呆食少。

舌脉：舌质红苔厚腻，脉弦或滑数。

治法：和胃降逆，宁心安神。

推荐方药：保和丸（《丹溪心法》）合平胃散（《太平惠民和剂局方》）加味。

药物组成：神曲 12g、山楂 12g、莱菔子 10g、半夏 10g、茯苓 10g、陈皮 12g、厚朴 12g、苍术 12g、连翘 12g、鸡内金 10g、麦芽 12g、谷芽 12g 等。

推荐中成药：保和丸（水丸、片、颗粒）。

临床注意：饮食适量，临睡前 2 小时起勿进食，以免加重胃肠负担而致睡眠更差。

（4）瘀血内阻证

主症：失眠日久，躁扰不宁，夜多惊梦，夜不能睡，夜寐不安。

次症：面色黯淡，或面部色斑，唇暗或两目暗黑，胸痛、头痛日久不愈，痛如针刺而有定处，或呃逆日久不止，或饮水即呛，干呕，或内热瞀闷，或心悸怔忡，或急躁善怒，或入暮潮热。

（注："瞀闷"一词见于《素问·六元正纪大论》，指闷乱烦热之状）

舌脉：舌质暗红，舌面有瘀点，脉涩或弦紧。

治法：活血化瘀，宁心安神。

推荐方药：血府逐瘀汤（《医林改错》）加味。

药物组成：当归 10g、生地黄 12g、桃仁 12g、红花 10g、川芎 10g、柴胡 12g、桔梗 9g、川牛膝 15g、枳实 12g、赤芍 12g、甘草 6g、牡丹皮 10g、香附 12g。

推荐中成药：血府逐瘀丸（口服液、胶囊）、七叶神安片等。

临床注意：孕妇及有出血倾向者慎用。

2. 虚证

（1）心脾两虚证

主症：不易入睡，睡而不实，多眠易醒，醒后难以复寐，心悸健忘。

次症：神疲乏力，四肢倦怠，纳谷不香，面色萎黄，口淡无味，腹胀便溏。

舌脉：舌质淡苔白，脉细弱。

治法：健脾益气，养心安神。

推荐方药：归脾汤（《校注妇人良方》）加味。

药物组成：人参10g、白术12g、黄芪15g、当归10g、茯神12g、木香12g、远志12g、龙眼肉15g、酸枣仁15g、合欢皮12g、甘草6g等。

推荐中成药：归脾丸（浓缩丸、合剂、颗粒）、柏子养心丸（片）、人参养荣丸等。

临床注意：慎食寒凉食物，以免伤脾耗气。

（2）阴虚内热证

主症：心烦不寐，腰酸足软，心悸不安。

次症：头晕，耳鸣，健忘，遗精，口干津少，五心烦热。

舌脉：舌红少苔，脉细而数。

治法：滋阴降火，清心安神。

推荐方药：六味地黄丸（《小儿药证直诀》）合黄连阿胶汤（《伤寒论》）加味。

药物组成：生地黄10g、山药12g、山茱萸10g、牡丹皮10g、茯苓10g、泽泻10g、黄连5g、黄芩12g、白芍12g、阿胶15g、鸡子黄2枚等。

推荐中成药：知柏地黄丸、舒眠胶囊、朱砂安神丸、天王补心丸等。

临床注意：慎食热性、刺激性食物，以免助火更伤心。

（3）心胆气虚证

主症：心悸胆怯，不易入睡，睡后易惊醒。

次症：遇事善惊，气短倦怠，自汗乏力。

舌脉：舌质淡苔白，脉弦细。

治法：益气定惊，镇静安神。

推荐方药：安神定志丸（《医学心悟》）合酸枣仁汤（《雷公炮炙论》）加味。

药物组成：人参10g、龙齿20g、茯神12g、石菖蒲12g、远志12g、川芎10g、合欢皮12g、知母12g、夜交藤（首乌藤）15g、酸枣仁15g等。

推荐中成药：枣仁安神胶囊（颗粒）、柏子养心丸。

临床注意：居住环境可播放舒缓音乐，饮食避免辛辣刺激。

（4）心肾不交证

主症：夜难入寐，甚则彻夜不眠。

次症：心中烦乱，头晕耳鸣，潮热盗汗，男子梦遗阳痿，女子月经不调，健忘，口舌生疮，大便干结。

舌脉：舌尖红少苔，脉细。

治法：交通心肾，安神助眠。

推荐方药：六味地黄丸（《小儿药证直诀》）合交泰丸（《四科简效方》）加味。

药物组成：黄连6g、肉桂2g、生地黄10g、熟地黄10g、山茱萸10g、山药12g、牡丹皮10g、茯苓10g、泽泻10g等。

中成药：六味地黄丸、乌灵胶囊、孔圣枕中丹、天王补心丸（浓缩丸、片）、健脑补肾丸等。

临床注意：饮食宜平和，慎食辛辣等刺激性食物。

睡眠亚健康可从以上八个证型论治，但临床上，我们能见到的往往并不是单纯某个证型的症状，而是存在虚实互杂，或是数证并见。所以，在辨证处方时需要灵活应用，抓住主症，兼顾次症。

（二）常用膏方

体质是在遗传变异的基础上，人体所表现出来的形态和机能方面相对稳定的特征。膏滋处方以睡眠亚健康人群的体质为着眼点，在辨体施治的基础上，兼顾症状，每膏含25～35味中药，并以龟甲胶、鹿角胶、阿胶、黄酒、冰糖、饴糖、木糖醇等辅料收膏，根据传统习惯，于每年立冬后开始服用。临床睡眠亚健康者常见体质为气虚质、阴虚质、阳虚质、痰湿质、湿热质、血瘀质、气郁质、特禀质。

1. 气虚质

症状：睡眠亚健康者伴随元气不足，以疲乏、气短、自汗等气虚表现为主要特征。

舌脉：舌淡红，舌边有齿痕，脉弱。

治法：补养正气，安神助眠。

推荐方药：玉屏风合麦味地黄丸加味。

药物组成：酸枣仁200g、制远志150g、五味子100g、生黄芪150g、生晒参100g、西洋参100g、炒白术120g、茯苓100g、当归100g、陈皮100g、麦冬100g、防风100g、生地黄120g、山茱萸100g、山药120g、牡丹皮120g、泽泻100g、百合100g、琥珀60g、炒米仁（薏苡仁）300g、大枣100g、炙甘草60g、炒谷芽100g、炒麦芽100g、陈皮100g、阿胶250g、龟甲胶150g、鹿角胶100g、冰糖500g、黄酒250g（收膏时入）。

2. 阴虚质

症状：睡眠亚健康者伴随性情急躁、五心烦热、口眼鼻干燥、大便燥结、小便短少、皮肤干燥等特征。

舌脉：舌质红，少津少苔，脉象细弦或数。

治法：滋阴清热（燥），安神助眠。

推荐方药：知柏地黄丸加味。

药物组成：酸枣仁200g、制远志150g、五味子100g、知母120g、黄柏120g、生地黄150g、山药150g、山茱萸100g、牡丹皮100g、茯苓120g、泽泻100g、枸杞子100g、杭白菊90g、杭白芍100g、石斛100g、佛手100g、地骨皮100g、淮小麦200g、焦山栀120g、制黄精120g、制首乌120g、麦冬100g、南沙参120g、北沙参120g、制玉竹100g、陈皮100g、甘草60g、龟甲胶300g、阿胶200g、冰糖500g、黄酒250g（收膏时入）。

3. 阳虚质

症状：睡眠亚健康者伴随畏寒肢冷、面色苍白、大便溏薄、小便清长等特征。

舌脉：舌体胖，脉沉微无力。

治法：温补阳气，安神助眠。

推荐方药：肾气丸加味。

药物组成：酸枣仁200g、制远志150g、五味子100g、熟地黄120g、肉桂60g、山茱萸100g、怀山药120g、茯苓100g、补骨脂100g、菟丝子100g、淫羊藿120g、巴戟天100g、紫河车30g、当归100g、炒白术100g、炒白芍100g、麦冬100g、防风100g、炒米仁100g、陈皮100g、甘草30g、鹿角胶300g、阿胶200g、冰糖500g、黄酒250g（收膏时入）。

4. 痰湿质

症状：睡眠亚健康者伴随体形肥胖、腹部肥满松软、面部油脂多、身体困重、眼睑厚重、喜食肥甘等特征。

舌脉：舌苔白腻，脉滑。

治法：祛湿和中，安神助眠。

推荐方药：参苓白术散合平胃散加味。

药物组成：酸枣仁200g、制远志150g、五味子100g、苍术100g、白术100g、川朴（厚朴）60g、陈皮100g、姜半夏100g、茯苓皮300g、生薏苡仁300g、炒扁豆100g、怀山药120g、阳春砂50g、豆蔻50g、泽泻100g、太子参100g、焦六神曲120g、焦山楂120g、广木香100g、黄芩120g、鹿角胶100g、黄明胶150g、阿胶250g、木糖醇400g、黄酒250g（收膏时入）。

5. 湿热质

症状：睡眠亚健康者伴随口苦口臭、心烦急躁、面部油腻、毛孔粗大、易生疮疖、口渴不欲饮、女性带下多色黄、男性阴囊潮湿、大便溏等特征。

舌脉：舌苔黄厚腻，脉滑。

治法：清热祛湿，安神助眠。

推荐方药：龙胆泻肝丸合黄连温胆汤加味。

药物组成：酸枣仁200g、制远志150g、五味子100g、龙胆草30g、焦山栀100g、黄芩150g、黄连60g、黄柏100g、知母100g、怀牛膝200g、天竺黄90g、合欢花60g、生薏苡仁300g、火麻仁150g、郁李仁150g、焦六神曲120g、焦山楂120g、炒莱菔子120g、枳壳100g、陈皮100g、竹沥半夏100g、茯苓150g、泽泻150g、车前子150g、片姜黄90g、黄明胶500g、木糖醇400g、黄酒250g（收膏时入）。

6. 血瘀质

症状：睡眠亚健康者伴随面色嘴唇颜色偏暗、舌下的静脉瘀紫、皮肤粗糙、常不自觉出现皮肤瘀青、健忘、性情急躁、女性痛经且血块较多等特征。

舌脉：舌紫暗，脉涩。

治法：活血化瘀，安神助眠。

推荐方药：桃红四物汤加味。

药物组成：酸枣仁200g、制远志150g、五味子100g、桃仁100g、西红花15g、生地黄150g、当归100g、川芎100g、枳壳100g、赤芍100g、白芍100g、川楝子90g、延胡索120g、龙齿200g、丹参200g、玫瑰花60g、绿梅花60g、广地龙60g、陈皮100g、炒白术100g、怀山药150g、生甘草30g、阿胶250g、龟甲胶250g、冰糖250g、黄酒250g（收膏时入）。

7. 气郁质

症状：睡眠亚健康者伴随平素性情急躁易怒、易激动或忧郁寡欢、胸闷不舒、咽中梗阻、周身结节（如甲状腺、乳腺）较多等特征。

舌脉：舌淡红苔白，脉弦。

治法：疏肝理气，安神助眠。

推荐方药：柴胡疏肝散合甘麦大枣汤、百合地黄汤加味。

药物组成：酸枣仁 200g、制远志 150g、五味子 100g、淮小麦 300g、炙甘草 90g、红枣 200g、柴胡 100g、枳壳 100g、陈皮 100g、青皮 60g、制香附 100g、玫瑰花 60g、绿梅花 60g、合欢花 60g、砂仁 30g、佛手 100g、生地黄 120g、百合 100g、制延胡索 100g、川楝子 90g、当归 100g、阿胶 250g、龟甲胶 250g、冰糖 300g、黄酒 250g（收膏时入）。

8. 特禀质

症状：睡眠亚健康者伴随易过敏、对外界环境适应能力差等特征。

舌脉：无明显特征。

治法：扶养正气，安神助眠。

推荐方药：玉屏风散合麦味地黄丸加味。

药物组成：酸枣仁 200g、制远志 150g、五味子 100g、黄芪 150g、炒白术 120g、防风 100g、麦冬 120g、生地黄 100g、怀山药 120g、山茱萸 100g、牡丹皮 120g、茯苓 120g、泽泻 100g、紫草 120g、茜草 120g、蝉蜕 60g、白芷 100g、生薏苡仁 300g、生甘草 30g、阳春砂 50g、绿梅花 60g、红枣 200g、阿胶 250g、龟甲胶 250g、冰糖 500g、黄酒 250g（收膏时入）。

9. 注意事项

（1）膏方开始服用时减量或半量，如无胃脘不适、口腔溃疡等情况，可增至常量服用。

（2）有其他不适症状或舌苔厚腻、纳运不利的睡眠亚健康者，可先服用"开路方"。

（3）孕妇、传染病患者、其他疾病发作期者不适宜服用。

（4）服用膏方期间出现感冒、舌苔厚腻、生气、疾病发作情况等，暂时停服。

（三）典型案例

案例 1：国医大师周仲瑛医案

王某，女，37 岁。2001 年 7 月 13 日初诊。

患者失眠，入睡困难，多梦，寐意不酣，心烦，口苦，咽干，食纳乏味，空腹时胃痛、胃胀、嗳气，月事 40 日一潮，舌苔薄黄，脉细弦。

辨证属肝血不足，湿热中阻，胆胃不和，心肾不交。

治拟养血安神，清胆和胃。

处方：黄连 5g，法半夏 10g，茯神 10g，炒枳壳 10g，橘皮 6g，竹茹 6g，丹参 15g，酸枣仁 25g，川百合 12g，知母 10g，川芎 10g，夜交藤 25g，佩兰 10g，炒谷麦芽（各）10g，炒延胡索 12g，炒六曲 10g。常法煎服。

复诊：诉失眠好转，胃部不适缓解。但经期量少，舌苔中黄，脉细滑。原方加枸杞子 10g、制首乌 10g、鸡血藤 15g。该患者经过积极治疗后失眠情况明显改善，且胃部不适得到一并解除。

按：患者失眠兼多梦，伴月经周期延长，脉细弦，推知其病在肝，是以肝血不足，阳无以入阴为根本。然阴虚则阳病，故其症亦见阳盛之症，如心烦不寐、口苦咽干、胃痛嗳气、食纳无味、舌苔薄黄，均为湿热中阻、脾胃失运、土虚木乘之象。纵观此证，患者以肝血不足为本，湿热中阻、胆胃不和为标，虚中夹实，虚实交错，治当以养血安神以固其本，清胆和胃以解其标。

方中以黄连温胆汤、酸枣仁汤、百合知母汤等方复合化裁，分治标本。一取酸枣仁汤之意治其本虚，用酸枣仁、知母、川芎，配以夜交藤、川百合、丹参共奏养血安神、清热除烦之功；二取温胆汤之意治其标实，用法半夏、茯神、炒枳壳、橘皮、竹茹，配以炒谷芽、炒麦芽、炒六曲，既可理气化痰，又可清胆和胃；三则佐以佩兰化湿和中；四则宗"久病络瘀"的观点，又以丹参、延胡索行气活血，气血通畅，六脉调匀，则阴阳自可交合。证治相符，顽疾可瘳，故二诊效不更法、守方续进，更加入枸杞子、制首乌、鸡血藤之品增强滋阴补血之力以求巩固。周仲瑛教授通过从肝论治抓住患者失眠的本质，有效动用清肝、疏肝、柔肝、养肝、镇肝、平肝等调肝方法，旨在因势利导，而使病愈。该案兼见湿热中阻证，故配黄连温胆汤清胆和胃，辨治过程中勿忘痰瘀之间可互生互化，夺病之先机，配伍理气化痰之品，是为"凡治血者必调气"。

案例2：国医大师裘沛然医案

陆某，男，45岁。2005年1月9日初诊。

主诉失眠，每晚仅睡2~3小时。病史：因杂事烦乱、情绪紧张导致夜间睡眠不酣，每晚均需服安眠药1~2片，若有心事则彻夜不寐。

刻诊：易醒，醒后不易入睡，睡后乱梦纷扰，并伴畏寒肢冷，口苦烦躁，神疲乏力，盗汗耳鸣，眼前时有飞虫感，夜尿颇多，纳可便调，苔薄，脉细。

进以归脾汤原方7剂。

2005年1月16日二诊：服后精神较前好转，余症如前。后改服黄连温胆汤加减7剂。

2005年1月23日三诊：药后盗汗、口苦有减，但夜寐仅3至4小时，多梦，夜间小便频数，耳鸣明显，四肢关节酸痛，苔薄白，脉沉细。病由肾精亏损、精血不足、脉络失和、心神失养所致。治宜补肾益精，养血安神。

处方：鹿角片12g（先煎），炙龟甲20g，仙茅12g，淫羊藿15g，枸杞子15g，大熟地30g，全当归18g，金樱子15g，覆盆子15g，羌独活（各）15g，生甘草9g，煅磁石30g，酸枣仁15g，大红枣5枚。7剂，水煎服，日1剂。

2005年1月30日四诊：患者服上方7剂后夜梦明显减少，停服西药安眠药也能安睡6小时，夜尿显减，偶尔也仅1次，小便后能再次入睡，关节酸痛也瘥，耳鸣不显。继服上方14剂以示巩固。

患者未再复诊，后经其友人相告，失眠之症已痊愈。

案例3：国家级名中医陈意医案

王某，女，56岁，浙江义乌人。2011年12月3日初诊。

自诉睡眠不佳，每日仅睡4~5小时，睡眠较浅，多梦易醒，疲乏易感，腰背酸痛，苔薄白，脉细。

此为气虚质睡眠亚健康者。阳气盛则瞋，阴气盛则寐，昼为阳，夜为阴，阳则动，阴则静，阴阳平衡，瞋寐有时，精神乃治，神明失养，夜寐不安，由来已久，况气者卫外者也，气虚卫表失固，藩篱不密，易感外邪，屡罹时病，腰背酸痛，口舌干燥，疲乏神倦，苔薄白，脉细。

治拟补养正气，安神助眠。

处方：生晒参 200g，黄芪 200 g，炒白术 120g，防风 120g，麦冬 120g，五味子 120g，酸枣仁 200g，炙远志 120g，柏子仁 120g，生地黄 150g，山茱萸 120g，牡丹皮 120g，茯苓 120 g，怀山药 200g，泽泻 120g，制首乌 200g，桑寄生 200g，怀牛膝 200g，炒杜仲 150g，黄精 150g，枫斗 200g，生龙牡各 200g，白芍 120g，西洋参 200g，枳壳 120g，玫瑰花 60g，佛手 120g，绿梅花 60g，淮小麦 200g，灵芝孢子粉 100g，一料。

龟甲胶 250g，阿胶 250g，冰糖 300g，黄酒 250g，和入药汁中收膏。早晚各服 1 匙，开水冲服。医嘱适当运动，规律起居。外感或腹泻时停服。

次年 3 月复诊，诉睡眠好转，时长基本保持 5 小时以上，疲乏偶有，腰背酸痛明显减轻。继予中药汤剂巩固疗效。

案例 4：国家级名中医陈意医案

刘某，女，40 岁，2011 年 12 月 15 日就诊。

自诉睡眠不佳，睡眠浅易惊醒，醒后需较长时间再次入睡，平日多虑抑郁，胸闷胁痛，月经紊乱量少有血块，面部色斑，口苦便秘，舌紫暗苔薄白，脉弦细涩。

此为气郁质、血瘀质夹杂睡眠亚健康者，年届不惑，复因劳累，过耗其真，劳心思虑，情志不遂，胸闷痞满，胁肋隐痛，心情抑郁，色斑显见，月经紊乱，量少色暗，潮时腹痛，腰部酸楚，夜不安寐，口苦心烦，大便秘结，治拟疏肝活血，清心安神。

处方：柴胡 120g，枳壳 120g，白芍 120g，香附 120g，当归 120g，川芎 120g，生地黄 120g，陈皮 120g，红花 90g，桃仁 120g，丹参 120g，郁金 120g，石菖蒲 120g，土鳖虫 120g，泽兰 120g，焦山栀 120g，牡丹皮 120g，炒白术 120g，茯苓 120g，川连 60g，黄芩 120g，酸枣仁 200g，制远志 120g，五味子 100g，延胡索 120g，川楝子 120g，绿梅花 60g，玫瑰花 60g，川朴花 60g，佛手花 60g，代代花 60g，姜半夏 120g，杜仲 200g，桑寄生 200g，制首乌 200g，麦冬 120g，制大黄 120，红枣 200g，甘草 60g，一料。

龟甲胶 200g，阿胶 200g，蜂蜜 250g，冰糖 250g，黄酒半斤，和入药汁中收膏。

次年 12 月复诊，诉去年调治夜寐较前明显易入睡，继予膏方调理改善睡眠总时长。

附：睡眠亚健康石斛调理

（一）概念

睡眠亚健康石斛调理是采用口服道地霍山石斛产品，有效改善睡眠亚健康者的失眠症状，提升睡眠质量，促进人体睡眠健康的一种中医养生保健技术。道地霍山石斛是以中医经典著作记载为据，用安徽六安大别山（金寨、霍山）霍山产的优质石斛作为原材料，通过中药材 GAP 种植技术、传统炮制技术和现代生物制药工艺学技术制备而成的石斛产品，具有使用方便、效果显著、形式多样等优势。

（二）基本原理

据魏晋陶弘景所著《名医别录》记载："石斛生六安水傍石上，无毒。主益精，补内绝不足，平胃气。石斛，味甘，平。主伤中，除痹，下气，补五脏虚劳羸瘦，强阴。久服厚肠胃，轻身延年。"《道藏》把霍山石斛列为"中华九大仙草"之首，是补阴的佳品。

张景岳在《景岳全书·卷十八·不寐》中记载："盖寐本乎明，神其主也，神安则寐，神不安则不寐。"因此，失眠的根本原因在于阴虚火旺，心神不宁所致，所以滋阴降虚火是解决失眠的根本之道。

在滋阴降虚火的中药中，霍山石斛自古就被作为"滋阴圣品"，能有效改善失眠症状。同时，石斛枝茎内含有大量的石斛活性多糖、石斛生物碱、石斛菲类、有机硒、人体必需的氨基酸等，石斛活性多糖被人体吸收后，能够增加人体津液，可有效调节人体的阴阳平衡。现代研究表明，石斛能滋阴生津，保护五脏六腑机能，扩张血管，有效促进人体对各种营养物质、维生素和矿物质的吸收，能显著改善机体的新陈代谢，提高身体各器官的生理功能，促进血液循环，增强体质，从而达到提高生命质量，轻身延年的作用。

（三）调理原则及注意事项

1. 调理原则

以整体观念、辨证论治、平衡阴阳为首要原则，在调理过程中注重调整脏腑、补养气血、镇静安神，同时，宜辅以滋阴降火、益气镇惊等治法。

2. 注意事项

（1）霍山石斛与凝水石、巴豆、僵蚕、雷丸相克，不能同时食用。

（2）石斛生津能力强，但性寒凉，平日畏寒肢冷，或脾胃严重虚寒者，不适合石斛养生。

（3）石斛滋阴强，能助湿生痰，素日痰多，舌苔厚腻者，湿热病未化燥者，不适合石斛养生。

（4）热病早期阴未伤者不能食用。

（5）孕产妇慎用。

（四）常用霍山石斛的剂型及临床应用

1. 霍山石斛枫斗和铁皮枫斗

（1）以霍山石斛为原材料，经过炮制加工后的霍山石斛枫斗，称之为霍斗（龙头凤尾），便于保存和食用。其记载最早见于清代赵学敏的《本草纲目拾遗》："霍山石斛出江南霍山，形似钗黄细小，色黄而形曲不直，有成球者，彼土人代茶茗，云极解暑醒脾，止渴利水，益人气力。"李时珍在《本草纲目》中评价石斛："强阴益精，厚肠胃，补内绝不足，平胃气，长肌肉，益智除惊，轻身延年。"《中国药学大辞典》记载霍山石斛："若老人虚人，胃液不足而不宜太寒者，则霍山石斛可增强人体的免疫力，强身健体，滋阴降火，从而改善人们的睡眠习惯。"

（2）关于铁皮枫斗名称的由来，在顺庆生教授所著《枫斗的商品规格与应用》中有所描述，当药农采集石斛时发现，有多种外观形态不同的石斛植物，为了便于识别，就常用其外观、形态和颜色给予命名，"铁皮石斛""铜皮石斛""紫皮石斛"的称呼就产生了。

医学有语："北有人参，南有枫斗。"并且，铁皮石斛还有着"千金草""黑节草"等美誉，可见其价值之高。正宗铁皮枫斗，其药效成分主要是石斛多糖、石斛碱和总氨基酸等。《中国药学大词典》称铁皮石斛"专滋肺胃之气液，气液冲旺，肾水自生"，善于养阴生津，治疗阴虚津亏诸症。铁皮枫斗具有滋阴清热，益胃生津，补五脏虚劳及内脏不足，益精壮骨，养肝明目，厚肠胃，安神定惊，逐邪排脓，轻身延年，养颜润肤等诸多功效。

（3）适宜人群及临床表现

1）老年失眠人群

多为阳盛阴衰，阴阳失交。一为阴虚不能纳阳；二为阳盛不得入阴。病位主要在心，与肝、脾、肾密切相关。霍山石斛枫斗可滋阴清热，用于阴伤津亏，口干烦渴，病后虚热，从而保证睡眠质量。

2）白领失眠人群

坐在办公室的白领一族们因工作压力大、久坐、作息不规律等可导致失眠。霍山石斛枫斗具有滋阴养精、护肝利胆、舒清虚热等功效，有助其调整睡眠。

（4）配方及用量

方1：枫斗10g。

主治：各种阴虚津亏证。

用法：久煎，汤代茶饮，或打粉冲服。

方2：鲜石斛（霍山米斛5g或铁皮石斛10g）。

主治：用于各种阴虚津亏证。

用法：洗净，先煎15~30分钟，代茶饮，渣可嚼食吞服。

方3：枫斗9g、百合15g。

主治：阴虚干咳。

用法：水煎服，枫斗先煎2小时。

方4：枫斗3g、川贝母粉3g、冰糖适量。

主治：肺热干咳，痰稠发黄。

用法：水煎服，枫斗先煎2小时。

方5：石斛粥

鲜石斛30g、粳米50g、冰糖适量。

主治：养胃生津，滋阴清热。适于热病后期、津亏烦渴、虚热不退、舌红少津等。

用法：将鲜石斛洗净，切段拍碎，加水1000mL，先煮约30分钟。再将洗净的粳米同煮，粥熟时加入冰糖即成。每日2次，温热服食。

注意事项：鲜石斛以铁皮石斛、霍山米斛为佳；胃寒者加姜丝少许。

方6：石斛10g、麦冬10g。

主治：胃阴亏虚。

用法：水煎服，代茶饮。

方7：鲜石斛膏

鲜石斛2500g、麦冬500g。

主治：润肺养阴，生津止渴。用于肺气久虚，津液损伤，咽干口渴，咳嗽不止，烦闷耳鸣等。若暑热太甚，汗出过多，宜常服之以养津护阴。

用法：上药切碎，水煎3次，每次2小时，合并滤液。先武火后文火煎熬，浓缩至膏状，以不渗纸为度。每50g膏汁加入炼蜜50g，微炼成膏。每服15g，每日2次，开水化服。

方 8：石斛 10g、生地黄 10g、麦冬 10g。

主治：口舌生疮。

用法：水煎服，代茶饮。

方 9：鲜石斛 9g、麦冬 9g、五味子 9g。

主治：病后虚热口渴。

用法：水煎服，代茶饮。

方 10：枫斗 9g、麦冬 9g、生地黄 12g、玄参 12g。

主治：津少口干，便秘。

用法：水煎服，枫斗先煎 2 小时。

方 11：枫斗 10g、麦冬 10g、玉竹 10g、薏苡仁 10g。

主治：阴虚胃热，咽干口渴。

用法：水煎代茶饮，枫斗先煎 2 小时。

方 12：枫斗 10g、西洋参 5g、麦冬 10g、生地黄 10g。

主治：秋燥伤津。

用法：水煎代茶饮，枫斗先煎 2 小时。

方 13：枫斗 10g、冬虫夏草 3g。

主治：阴虚肾亏。

用法：水炖服，或打粉吞服。

方 14：枫斗 9g、麦冬 9g、天冬 9g、沙参 9g、生地黄 12g、天花粉 12g。

主治：热病伤津，口渴心烦，小便短赤。

用法：水煎服，枫斗先煎 2 小时。

方 15：鲜石斛 20g、甘蔗汁 250g。

主治：清热滋阴，养胃生津。用于热伤津液引起的口渴欲饮，大便燥结。也可作为夏季的饮料。

用法：鲜石斛洗净，切碎，加入清水 800mL，煎煮 30～60 分钟。再加甘蔗汁，稍沸，代茶饮。

方 16：鲜石斛 15g、玉竹 12g、麦冬 12g、北沙参 12g、生地黄 9g、甘蔗汁 250g。

主治：湿热病后期阴虚低热，口渴思饮，食欲不振。

用法：前 5 味水煎取汁，代茶饮。

2. 霍山石斛胶囊

（1）霍山石斛胶囊是以霍山石斛、西洋参、枸杞子、酸枣仁为主要原料制成的保健食品。经功能试验证明，本产品具有免疫调节的保健功能，对促进睡眠有较好的疗效。

（2）适用人群

1）适宜人群：心肾不交失眠者、血不上荣失眠者、脑肾不足失眠者、心阳亢盛失眠者、阴虚不眠者、阳虚不眠者、胃热不眠者、胃实不眠者、胃虚不眠者、胆热不眠者。

2）用法用量：每日 2 次，每次 2 粒，早晚空腹服用，温开水送服。

3. 霍山铁皮石斛切片

（1）本产品以霍山铁皮石斛为原料，是获得 GMP 认证的中药饮片产品。主要的药理作用是益胃生津，滋阴清热。用于热病津伤，口干烦渴，胃阴不足，食少干呕，病后虚热不退，阴虚火旺，骨蒸劳热，目暗不明，筋骨痿软。

（2）适用人群及配方用量

1）体弱多病失眠人群

食用方法：煲汤，泡水，直接食用。每天 6～12g。

①茶食：取新鲜霍山铁皮石斛切片 5～10g，以清水冲洗干净后，可加少许红枣或枸杞子在若干清水中，温火煮沸 90 分钟以上即可饮用。

②咀嚼：每次取霍山铁皮石斛切片 5g，清水洗净，早晚直接嚼食即可。

③入膳：可将霍山铁皮石斛切片加入日常饮食中，做到药食两用。

④入酒：取霍山铁皮石斛切片 15～20g，配以枸杞子、西洋参，在 1000g 白酒中浸泡 2 个月后，早晚适量饮用。

2）各种燥热失眠人群（如肺热肺燥、胃热胃燥等）

①治胃热所致的胃痛干呕，舌光少苔者，用霍山铁皮石斛切片配竹茹、芦根、枇杷叶，以养阴、清胃、止呕。

②治肺燥干咳者，用霍山铁皮石斛切片配瓜蒌皮、枇杷叶，以滋阴润肺、化痰止咳。

第二节　西药调理

一、概念

在睡眠亚健康的调理中，西药调理也具有很重要的作用，根据情况进行合适选择，可有效改善睡眠，提高睡眠质量，避免失眠对人体带来的严重危害。

二、基本原理及分类

目前临床改善睡眠常用的西药有三类：苯二氮䓬类、非苯二氮䓬类、抗抑郁药。

（一）苯二氮䓬类

苯二氮䓬类是目前临床上最常用的治疗失眠药物。该类药物通过增强神经信息传导物质，使神经细胞超极化，进而产生抑制效应，达到镇静安眠作用。该类药物能迅速诱导患者入睡，减少夜间觉醒次数，延长睡眠时间和提高睡眠质量，但也改变了通常的睡眠模式，使浅睡眠延长、快动眼（REM）睡眠持续时间缩短、首次 REM 睡眠出现时间延迟，做梦减少或消失。

目前临床应用的主要有地西泮（安定）、艾司唑仑（舒乐安定）、硝西泮（硝基安定）、奥沙西泮（去甲羟基安定）、阿普唑仑（三唑安定、佳静安定）、氟西泮（氟安定）、咪达唑仑（咪唑安定）等。

按作用时间长短可分为以下 3 类：

1. 短效药

主要用于入睡困难者或偶发性、暂时性的失眠人群，如：

咪达唑仑（咪唑安定），起效迅速，口服后 0.5～1 小时血药浓度达到高峰，作用时间短，消除半衰期约 2~3 小时。长期用药无蓄积。

有严重心肺、肝脏功能不全者禁用，呼吸睡眠暂停综合征患者禁用，孕妇、重症肌无力者禁用。

2. 中效药

适用于睡眠浅而多梦者，如：

①艾司唑仑（舒乐安定）：该药具有较强的镇静、催眠、抗焦虑作用，可有效延长慢波睡眠，后遗效应不明显，不良反应少。

禁忌证与咪达唑仑一致。

②阿普唑仑（佳静安定）：有抗焦虑作用，适用于焦虑伴失眠者。半衰期较长，为 12~15 小时，不可骤然停药，需逐渐减量。服药期间不应驾驶车辆或操作机器。

禁忌证同咪达唑仑，不良反应常见头昏、便秘等。

3. 长效药

适用于睡眠浅而早醒者，如：

①地西泮（安定）：治疗范围广，除治疗失眠外，可抗焦虑及抑郁。该药口服吸收快，服用后 14~45 分钟起效，半衰期长，主要活性代谢产物去甲地西泮的半衰期可达 30~100 小时。长期使用地西泮可产生蓄积，停药后药效可持续数日至数周，长期大量使用可产生依赖性，停药前需逐渐减量。乙醇可增加该药的中枢抑制作用，服用该药时应避免饮酒。

禁忌证与不良反应与阿普唑仑相近，青光眼与重症肌无力者禁用。

②氟西泮（氟安定）：口服吸收完全，作用快，对于入睡困难、夜间易醒者作用较好，该药半衰期为 30~100 小时，有后遗效应，可见胃肠道不良反应，老年人可导致共济失调。

孕妇、呼吸睡眠暂停综合征患者、白细胞减少者禁用。

（二）非苯二氮䓬类

该类药物是 20 世纪 80 年代后期逐渐开发的新一代非苯二氮䓬类催眠药，其特点是不良反应少，久服无成瘾，具有较高的安全性。临床常用的主要有：唑吡坦、扎来普隆、佐匹克隆。

1. 唑吡坦

唑吡坦是一种咪唑吡啶类镇静催眠药。能选择性的与中枢神经系统的 γ - 氨基丁酸受体 w1 亚型结合，具有较强的催眠镇静作用。唑吡坦服用后 7~27 分钟起效，作用持续 6 小时，能显著缩短入睡时间，同时能减少夜间觉醒次数，增加总睡眠时间，改善睡眠质量，次晨无明显后遗作用。极少产生"宿睡"现象，也不影响次晨的精神活动和动作的机敏度。停药后很少产生反跳性失眠，重复应用极少积聚，使用较为安全。但连续服用数周可产生药物耐受，不建议长期服用。不良反应与个体敏感性有关，偶尔有思睡、头昏、口苦、恶心和健忘等。

孕产妇、18 岁以下未成年人、重症肌无力及严重呼吸功能不全、肝功能不全者禁用。

2. 扎来普隆

该药化学结构不同于苯二氮䓬类、巴比妥类及其他已知的安眠药，可能通过作用于

γ－氨基丁酸－苯二氮䓬（GABA－BZ）受体复合物而发挥作用。该药能缩短入睡时间，但未观察到有增加睡眠时间和减少觉醒次数的作用。目前主要用于改善入睡困难。该药口服后 30 分钟起效，单次服药作用可持续 6 小时以上。长期服用可能产生药物依赖，不良反应、禁忌证与唑吡坦基本相同。

3. 佐匹克隆

该药为环吡咯酮类第三代镇静催眠药。为抑制性神经递质 γ－氨基丁酸受体的激动药。其催眠作用迅速，适用于不能耐受次晨残留作用的患者。服药后 10～15 分钟起效，半衰期为 5～6 小时，老年人约为 7 小时。

不良反应和唑吡坦相似，严重呼吸功能不全、重症睡眠呼吸暂停综合征患者、重症肌无力及严重肝功能不全者禁用。服药后要避免驾车和操纵机器。

（三）抗抑郁药

该类药物主要用于抑郁伴发的睡眠障碍及需要长期服用药物改善睡眠的慢性失眠患者，常用的有：帕罗西汀、多塞平、米氮平等。

1. 帕罗西汀

该药能选择性抑制 5－羟色胺（5－HT）的再摄取，不与肾上腺素 α1、α2 或 β 受体发生作用，也不与多巴胺 D2 或组胺 H1 受体结合，不抑制单胺氧化酶，具有良好的改善睡眠作用。该药口服吸收良好，10 日内可达稳态血药浓度，因此，在服用初期（10～14天内）需联合其他类短效镇静安眠药。

该药常见的不良反应有乏力、头晕、便秘等，男性可出现性功能减退。对该药过敏者禁用，酒精可增加其镇静作用，用药期间不宜饮用含酒精的饮料。停药需在医生指导下逐渐减量，骤然停药可能出现睡眠障碍、激越、焦虑等停药综合征。

2. 多塞平

该药为三环类抗抑郁药，对组胺 H1、H2 受体具有阻断作用，可用于镇静、催眠。该药口服后 2～4 小时血药浓度达到峰值，半衰期为 8～25 小时。

不良反应有口干、食欲下降、恶心、头晕等，可随机体对药物的适应自行消失。严重心脏病、甲状腺功能亢进、青光眼、尿潴留患者禁用。酒精会增加该药的镇静作用，用药时应避免饮酒。突然停药可出现头痛、恶心等反应，故停药宜在 1～2 个月内逐渐减少用量。

3. 米氮平

该药为四环类抗抑郁药米安色林的类似物，可强力的阻断肾上腺素 α2 受体和抑制 5－羟色胺（5－HT）受体，对组胺 H1 受体也具有较强的阻滞作用，故抗抑郁的同时具有较突出的镇静、安眠作用。该药口服吸收快，口服后 2 小时达到峰值，消除半衰期为 20～40 小时。女性的消除半衰期显著长于男性（平均延长 11 小时）。临床上主要用于睡眠障碍突出的抑郁症。需长期服用安眠药，并对苯二氮䓬类安眠药依赖的失眠患者可应用米氮平。因个体敏感性差异较大，需从小剂量起始（如 7.5mg，睡前服用），在医生指导下调整剂量。

主要不良反应为嗜睡、食欲增加、便秘及口干。对该药过敏及 2 周内接受过单胺氧化酶抑制药治疗者禁用。该药无成瘾性，但长期服用后突然停药，可出现恶心、头疼等不适，建议逐渐停药。用药期间禁止饮酒，避免从事需注意力高度集中的机械性操作。

第三节　药膳食疗调理

一、概念

睡眠亚健康药膳食疗调理是以中医学、中药学、烹饪学、营养学等相关理论为基础，严格按药膳配方，将中药与某些具有药用价值的食物相配伍，采用我国独特的饮食烹调技术和现代科学方法制作而成的具有一定色、香、味、形的美味食品，"寓医于食"，以睡眠亚健康者为主要调理对象，达到改善睡眠不适症状，提升睡眠质量为目的的中医养生保健技术。

比起西药或传统汤药，药膳更受睡眠亚健康人群的喜爱，其服法方便，口感宜人，而且如《医学衷中参西录》中所言："病人服之，不但疗病，并可充饥。"可谓一举两得。

二、基本特点及分类

（一）特点

1. 注重整体，辨证及辨体施膳。
2. 防治兼宜，这是有别于药物治疗的特点之一。
3. 服用方便。有些患者特别是儿童多因畏苦而拒绝服药，而药膳使用的多为药、食两用之品，由药物、食物和调料三部分组成，既保持了药物的疗效，又有食品的色、香、味等特性。
4. 能改善睡眠亚健康状态。

（二）分类

1. 菜肴类

菜肴类是药膳食品加工中剂型形式变化最多的一种，日常应用非常普遍，尤适用于与药物治疗相配合的病后或身体虚弱的睡眠亚健康者，如红枣当归烧鸡肉、养心安神肉等。

2. 粥食类

半流体剂型，其中的药物和食物经过较长时间的熬煮，有效成分得以充分溶出，加之其较易消化吸收，尤适于青少年、老年及脾胃虚弱的睡眠亚健康者，如红枣米仁粥、山药莲子粥等。

3. 汤羹类

流体剂型，是制作药膳食品，发挥养生保健、预防及治疗疾病的最佳剂型。其中的药物和食物在较长时间的熬煮过程中，有效成分充分溶出，食入后更易消化吸收，而且起效更迅速，适合所有睡眠亚健康人群使用，如枸杞银耳莲子羹、百合羹等。

4. 米饭类

固定剂型，具有色、香、味、形多样，以及携带、贮藏方便等优点，适用于所有睡眠亚健康人群，如黑米饭、薏米饭等。

5. 茶饮类

不含酒精的流体剂型，为药材在沸水中冲泡而成的液体，服用方便，携带方便，可常备常饮，适合所有睡眠亚健康人群，如合欢花茶、百合茶等。

6. 糕饼类

按糕点的制作方法制成的，具有花样繁多、方便携带、较易贮藏、取食简单等优点，特别适合需长期巩固疗效的睡眠亚健康者，如大枣莲子糕、小米糕等。

三、调理原则及注意事项

（一）调理原则

根据辨体施膳，以补虚泻实，调整阴阳为基本原则。虚者补其不足，补养心脾，滋补肝肾，益气安神；实者泻其有余，滋阴降火，消食和中。如遇体质夹杂情况，需要兼顾。

（二）注意事项

1. 避免将两个不相宜的药物和食物配合，避免产生不良反应。药物间的配伍要严格遵守"十八反"和"十九畏"；民间已有不少食物与药物间的配伍禁忌，如黄连、甘草、乌梅、桔梗忌猪肉，鳖肉忌薄荷、苋菜，鸡肉忌黄鳝，蜜忌葱，天冬忌鲤鱼，白术忌大蒜、桃、李，人参忌萝卜等。

2. 合并其他基础疾病的睡眠亚健康人群，注意不要在药膳中加入会影响或加重基础疾病的药食。如血糖升高者慎用或不用以淀粉类或糖类烹调的药膳。

3. 根据四季气候变化特点选取适宜类别的药膳及食材。

4. 根据不同地区的气候特点和睡眠亚健康者的年龄、生活习惯的不同而施予相应的药膳。

四、常用药膳食疗

（一）以体质辨证为主的药膳食疗方

1. 气虚质

症状：睡眠亚健康者伴随元气不足，以疲乏、气短、自汗等气虚表现为主要特征。

舌脉：舌淡红，舌边有齿痕，脉弱。

治法：补养正气，安神助眠。

药膳食疗方：

1）养心粥

配方：党参35g，去核红枣10枚，麦冬、茯神各10g。

用量用法：将党参、去核红枣、麦冬、茯神，以2000mL的水煎成500mL，去渣后，与洗净的米和水共煮，米熟后加入红糖服用。

2）黄芪蒸鹌鹑

配方：鹌鹑2只、黄芪30g。

用法用量：将鹌鹑、黄芪一起放入锅中蒸煮，待鹌鹑软烂之后就可以加入调味品服用。

3）大枣粥

配方：大枣 14 枚、茯神 15g、粟米 100g。

用法用量：先煮大枣及茯神，去渣，后下粟米煮粥。每日 2 次，每次 1 碗，温食之。也可加入适量白糖，调匀温服。

2. 阴虚质

症状：睡眠亚健康者伴随性情急躁、五心烦热、口眼鼻干燥、大便燥结、小便短少、皮肤干燥等特征。

舌脉：舌质红，少津少苔，脉象细弦或数。

治法：滋阴清热（燥），安神助眠。

药膳食疗方：

1）百合生地龙齿粥

配方：百合 20g，生地黄、生龙齿各 18g。

用法用量：先水煎生龙齿，50 分钟后入余药同煎，45 分钟后取汤。温服，每日 1 剂，两煎两服。

2）黄连鸡子炖阿胶

配方：黄连 3g、生白芍 20g、鸡蛋 2 个、阿胶 50g。

用法用量：先将黄连、白芍加水煮取浓汁，去渣。再将阿胶加水约 50mL，隔水蒸化，把药汁倒入后再慢火煎膏，将成时放入鸡蛋，拌匀即可。每晚睡前服。

3）生地枣仁粥

配方：生地黄 15g、酸枣仁 12g、粳米 50g、冰糖适量。

用法用量：生地黄切片，与酸枣仁同置锅中，加清水提取生地黄、酸枣仁混合药液，并煮粥。若为鲜生地黄，可直接榨取汁用。粥成后加冰糖适量即可。

3. 阳虚质

症状：睡眠亚健康者伴随畏寒肢冷、面色苔白、大便溏薄、小便清长等特征。

舌脉：舌体胖，脉沉微无力。

治法：温补阳气，安神助眠。

药膳食疗方：

1）山药奶肉羹

配方：生山药片 100g、牛奶半碗、羊肉 500g、生姜 25g、食盐少许。

用法用量：羊肉整块洗净，与生姜以小火清炖半日。取羊肉汤一碗，加去皮洗净的生山药片，加入锅内煮烂后，再加入牛奶、食盐，待沸后即成。

2）山药桂圆粥

配方：鲜生山药 100g、桂圆肉 15g、荔枝肉 3~5 个、五味子 3g、白糖适量。

用法用量：先将山药去皮，切成薄片，与桂圆肉、荔枝肉（鲜者佳）、五味子同煮成粥，加入白糖。晨起或晚临睡前食用。

4. 痰湿质

症状：睡眠亚健康者伴随体形肥胖、腹部肥满松软、面部油脂多、身体困重、喜食肥甘等特征。

舌脉：舌苔白腻，脉滑。

治法：祛湿和中，安神助眠。

药膳食疗方：

1）远志枣仁粥

配方：远志肉 10g、炒枣仁 10g、粳米 50g。

用法用量：粳米如常法煮米做粥，开锅后即放入远志肉、炒枣仁。晚间睡前做夜宵食之。

2）糙米薏米粥

配方：薏苡仁 50g、糙米 100g、冰糖 10g。

用法用量：薏苡仁浸泡 3 小时，糙米浸泡半小时，煮时先用旺火烧沸，转小火熬煮 45 分钟，最后加入冰糖，拌匀即可。

3）半夏秫米汤

配方：半夏 15g、秫米 50g。

用法用量：半夏用制半夏，如法半夏、半夏曲；秫米即高粱米，去壳淘净。取水适量煮秫米、法半夏为粥样，去渣。

5. 湿热质

症状：睡眠亚健康者伴随口苦口臭、心烦急躁、面部油腻、毛孔粗大、易生疮疖、口渴不欲饮、女性带下多色黄、男性阴囊潮湿、大便溏等特征。

舌脉：舌苔黄厚腻，脉滑。

治法：清热祛湿，安神助眠。

药膳食疗方：

1）龙胆竹叶粥

配方：龙胆草 10g、竹叶 15g、白米 10g。

用法用量：先水煎龙胆草、竹叶，过滤取汁，备用；白米加水煮粥，半熟后加入药汁，煮至米烂粥稠，加冰糖适量调味，代早餐服食。

2）绞股蓝茶

配方：绞股蓝茎叶 2g、白糖适量。

用量用法：开水冲泡，当茶饮用，每日数次。

3）上汤白萝卜

配方：白萝卜 500g、高汤、火腿、大蒜、盐。

用法用量：白萝卜切片，焯水后捞出装盘，锅里放高汤，烧开后放火腿、大蒜、盐适量，煮 5 分钟，关火后浇在萝卜上即可。

6. 血瘀质

症状：睡眠亚健康者伴随面色嘴唇颜色偏暗、舌下的静脉瘀紫、皮肤粗糙、常不自觉出现皮肤瘀青、健忘、性情急躁、女性痛经且血块较多等特征。

舌脉：舌紫暗，脉涩。

治法：活血化瘀，安神助眠。

药膳食疗方：

1）丹参冰糖水

配方：丹参30g。

用法用量：上药加水300mL，煎取200mL，去渣，加冰糖适量，微甜为度。每次30mL，每日2次。

2）宁心酒

配方：龙眼肉500g、桂花120g、白糖240g。

用法用量：上药浸入白酒（10斤）内，封固经年，愈久愈佳，其味清美香甜。每次饮15mL，每日2次。

7. 气郁质

症状：睡眠亚健康者伴随平素性情急躁易怒、易激动或忧郁寡欢、胸闷不舒、咽中梗阻、周身结节（如甲状腺、乳腺）较多等特征。

舌脉：舌淡红苔白，脉弦。

治法：疏肝理气，安神助眠。

药膳食疗方：

1）合欢花粥

配方：合欢花30g（鲜者50g）、粳米60g、白糖适量。

用法用量：合欢花先煎，去渣取汁。将粳米兑水煮至米花现，调入白糖和合欢花汁，稍沸即成。空腹服用。

2）百麦安神饮

配方：小麦、百合各25g，莲子肉、首乌藤各15g，大枣2个，甘草6g。

用量用法：上药分别洗净，用冷水浸泡半小时，倒入锅内，加水750mL，用大火烧开后，小火煮30分钟。滤汁，存入暖瓶内，连炖两次，放在一起，随时皆可饮用。

3）玫瑰花烤羊心

配方：鲜玫瑰花50g（或干品15g）、食盐50g、羊心500g。

用法用量：将玫瑰花、食盐入锅中，加水适量，以文火煮10分钟，待冷备用。羊心洗净，切块串在烤签上；然后，蘸玫瑰水反复在火上烤炙，待嫩熟即可。趁热食之，以七分饱为度。

8. 特禀质

症状：睡眠亚健康者伴随易过敏、对外界环境适应能力差等特征。

舌脉：无明显特征。

治法：补肾扶正，安神助眠。

药膳食疗方：

1）核桃糕

配方：核桃肉30g、黑芝麻20g、熟马铃薯泥500g、豆沙馅100g、山楂泥50g、白糖50g。

用法用量：核桃肉切碎，黑芝麻一并下锅，炒后取出，与熟马铃薯泥、豆沙馅、山楂泥、白糖加水淀粉聚合物混合，再切成方块，上蒸笼蒸熟即可使用。

2）莲子百合煨瘦肉

配方：莲子、百合各 30g，猪瘦肉 250g。

用法用量：加水文火煨熟，调味而成。吃莲子、百合、猪肉，喝汤。

3）桑椹粥

配方：桑椹 30g（干品 20g，先将桑椹浸泡片刻）、糯米 50g、冰糖适量。

用法用量：新鲜紫色桑椹果实去掉长柄，糯米、冰糖置砂锅内，加水 400mL，用文火烧至微滚到沸腾，以粥黏稠为度。每日晨起空腹，温热顿服。

9. 注意事项

（1）药膳也是膳食，七分饱即可，不可过食。

（2）平时饮食避免辛辣、寒凉等刺激性食物，以免加重睡眠亚健康状态。

（二）典型案例

案例 1：王某，男性，42 岁。2006 年 9 月就诊。

近因工作原因经常饮食不节，过食肥甘而致失眠，每日睡眠时间至多 6 小时，形体肥胖，嗳气腹胀，舌体胖，苔黄腻，脉沉滑。此为痰湿质睡眠亚健康者，当祛湿和中，安神助眠。

予半夏秫米汤调理。

配方：半夏 15g、秫米 50g。

用法用量：半夏用制半夏，如法半夏、半夏曲；秫米即高粱米，去壳淘净。取水适量，煮秫米、法半夏为粥样，去渣。

饮食注意：饮食适量，临睡前 2 小时起勿进食，以免加重胃肠负担而致睡眠更差。

案例 2：苏某，女性，39 岁。2014 年 3 月就诊。

入睡困难且睡眠浅，入睡后稍有响动易被惊醒，平素常感乏力，四肢倦怠，面色偏黄，胃口一般，舌质淡苔白，脉细弱。此为气虚质睡眠亚健康者，当补养正气，安神助眠。

予养心粥调理。

配方：党参 35g，去核红枣 10 枚，麦冬、茯神各 10g。

用量用法：将党参、去核红枣、麦冬、茯神，以 2000mL 的水煎成 500mL，去渣后，与洗净的米和水共煮，米熟后加入红糖服用。

饮食注意：注意保暖，慎食寒凉，以免伤脾耗气。

第四节　香薰调理

一、概念

睡眠亚健康香薰调理是一种以中医学、中药学、现代睡眠医学等相关理论为基础，以睡眠亚健康者，尤其是紧张压力过度和情志内伤所致睡眠亚健康者为调理对象，经由皮肤系统和呼吸系统传达精油等药用功效的治疗方式，以改善调理对象的失眠状态，提升睡眠质量为目的的中医养生保健技术。通常广义的香薰调理技术又包含所有的芳香疗法，因此，香薰调理技术的方式种类繁多，如自然熏蒸、按摩、芳香浴等。

二、基本原理

香薰调理技术是一种芳香疗法，通过鼻部和皮肤发挥精油的药用功效。

1. 通过鼻部吸收原理

西医学证明，香薰剂与人体鼻腔内的嗅觉细胞接触后，通过肺的呼吸作用于全身，可提高人体神经细胞的兴奋性，使人的生理与心理随之发生变化，并能迅速而精确地产生效应。与此同时，可以使神经体液进行相应调节，促进人体相应器官分泌出有益健康的激素及体液，释放出酶、乙酰胆碱等具有生理活性的物质，改善人体的神经系统、内分泌系统等，从而达到调理全身器官功能的作用。

2. 经皮肤吸收原理

皮肤由表皮、真皮和皮下组织构成，并含有附属器官，皮肤具有吸收能力，某些物质可以通过表皮而被真皮吸收，进入血液循环，影响全身。经过皮肤给药，经释放、穿透及吸收三个阶段。首先药物从基质中释放出来扩散到皮肤上，然后穿透进入皮肤，通过角质层细胞、血管和淋巴管等吸收，进入体循环，发挥全身作用。精油通过皮肤系统，具有超越一般口服治疗的独特优点，可以逃过肝脏的"首过效应"，没有胃肠道消化液的破坏，提供了可预定的、较长的作用时间，降低了药物的毒性和副作用，维持稳定。持久的血药浓度，可提高疗效，减少给药次数，使给药更为方便。

三、调理原则及注意事项

（一）香薰调理的三原则

1. 安全性原则

（1）调理对象为精神情绪紧张、疲惫感明显以及有睡眠亚健康的人群，排除禁用人群，注意慎用人群。

（2）所用的香薰精油应为国家3C认证产品。

（3）调理的环境需安静、私密、温暖，并且保证良好的通风，使调理者感到舒适和放松。

2. 适宜性原则

香薰精油的品种选用和调理方案的制定应与调理对象相适宜。调理人员制定调理方案的过程首先要发现问题，并结合相关的咨询指导，来帮助调理对象正确认知自身存在的亚健康问题，分析可能的原因，了解亚健康的香薰调理方法、原理及有效性。同时，要强调良好的睡眠节律和睡眠卫生，认识提高睡眠质量对维护及促进健康的重要性，帮助调理对象正确理解和处理工作、生活中的压力，以及紧张、负面的情绪问题。选择与调理对象相匹配的香薰精油是确保睡眠亚健康香薰调理效果的关键环节。

3. 有效性原则

评价方法有中医辨证法、睡眠质量测评方法、交感副交感兴奋性的判断、精神压力量表及心理情绪评价量表等评判方法。中医辨证法用于判断受调理者的证型，从而选择合适的中草药精油。睡眠质量测评方法、交感副交感兴奋性的判断、精神压力量表及心理情绪评价量表用于评价患者的亚健康状况和干预后的转归情况，以及最终疗程的调理效果。

（二）注意事项

1. 适用人群

睡眠亚健康者，尤其是紧张压力过度和情志内伤所致的睡眠亚健康者。

2. 禁用和慎用人群

（1）皮肤容易过敏的人，不宜采用精油按摩，由于精油中含有多种化学成分，皮肤易过敏的人会对香料产生过敏反应，如施以精油按摩，皮肤会产生红肿、灼热、瘙痒等症状。

（2）有静脉曲张或静脉曲张性溃疡现象者，均不宜采用精油按摩。在出现静脉曲张部位，或者静脉呈黑色球茎状并突出于腿上的地方按摩，不但会产生疼痛，而且会加重静脉曲张的症状。

（3）皮肤有破损、炎症、烧晒伤的人，或某些部位出现紧绷、疼痛的现象时，不宜采用精油按摩。

（4）因病而导致体温升高或发热的人，不宜采用精油按摩。

（5）恶性肿瘤的部位，一般不宜使用按摩，以防止肿瘤细胞的扩散与转移，使病情加重。

（6）正在出血或内出血的部位，不宜使用按摩。即使四肢关节扭伤，局部肿胀疼痛，应先做冷敷、止血，待内出血停止后，方可使用按摩，以免加重局部出血，带来不良后果。

（7）结核菌引起的运动器官的病症，不宜使用按摩，以免造成进一步损伤。

（8）化脓性病菌引起的关节疾患也不宜用按摩治疗，以免加重病情。

（9）剧烈运动后，饥饿状态时，极度劳累或极度虚弱的患者，亦不宜立即做按摩，以免发生晕厥现象。

（10）酒醉后不宜立即做按摩手法。

四、常用方法及方案

（一）香薰法

1. 适宜人群及临床表现

（1）适宜人群：入睡较困难或睡眠易醒轻度或部分中度人群，以及精神紧张或有日间疲劳感的人群。

（2）睡眠质量测评：可以选用相关对应量表进行评价，也可选用睡眠的客观评价方法。

（3）中医辨识：平和体质或略有偏颇体质倾向。

2. 应用原则

（1）严格遵循香薰调理三原则。

（2）减压放松，平和心境，改善入睡困难及睡眠易醒。

3. 步骤流程

（1）建立睡眠健康管理档案，进行睡眠质量测评和中医辨识。

（2）选择与亚健康症状表现相适应的香薰精油。

（3）制定并完成香薰法的调理方案：包括使用的时间点，使用的频率及香薰治疗的时间长度。例如：每天1次，于睡前开始至香薰药物挥发完全，则自然睡去。后期根据患者的病情调整治疗频率，疗程为1个月。

（4）香薰法调理基本操作步骤

①使用前，认真阅读香薰精油的使用办法及稀释配伍的比例。

②充分了解香薰器械使用的原理和方法，以使香薰制剂达到最佳的使用效果。

③体位：自然舒适，或坐位或卧位，以放松为主，或酌情遵医嘱。

④放松心情后自然呼吸，让香薰分子自然散布在空气中以助解压、放松和睡眠。

（5）功效评价：疗程结束后及时进行如上所述的相应量表及睡眠测评。

（二）香薰按摩油

1. 适宜人群及临床表现

（1）适宜人群：入睡较困难或睡眠易醒轻度或部分中度人群，以及精神紧张或有日间疲劳感的人群。

（2）睡眠质量测评：可以选用相关对应量表进行评价，也可选用睡眠的客观评价方法。

（3）中医辨识：平和体质或血瘀、气郁体质。

2. 应用原则

（1）严格遵循香薰调理三原则。

（2）减压放松，宁心安神，舒脑安眠，改善入睡困难及睡眠易醒。

3. 步骤流程

（1）建立睡眠健康管理档案，进行睡眠质量测评和中医辨识。

（2）选择与亚健康症状表现相适应的香薰精油。

（3）制定并完成香薰按摩油的调理方案：包括使用的时间点，使用的频率，按摩的手法和按摩持续时间。例如：每天1次，于睡前按摩穴位15分钟左右。后期根据患者的病情调整治疗频率，疗程为1个月。

（4）香薰按摩油调理基本操作步骤

①使用前，认真阅读香薰精油的使用办法及稀释配伍的比例，直接涂在皮肤上，进行身体或面部按摩。

②配合按摩手法及穴位，效果更佳。取手少阴、足太阴经穴及督脉穴为主，如神门、三阴交、百会、安眠、申脉、照海等。心脾两虚配心俞、脾俞；心肾不交配太溪、肾俞；心胆气虚配心俞、胆俞；肝火扰神配行间、侠溪；脾胃不和配足三里、内关；健忘配四神聪；多梦配大陵。

③体位：自然舒适，或坐位或卧位，以放松为主，或酌情遵医嘱。

④放松心情后自然呼吸，让香薰分子自然散布在空气中以助解压、放松和睡眠。

（5）功效评价：疗程结束后及时进行睡眠质量测评。

（三）香薰浴

1. 适宜人群及临床表现

（1）适宜人群：入睡较困难或睡眠易醒轻度或部分中度人群，以及精神紧张或有日间疲劳感的人群。

（2）睡眠质量测评：可以选用相关对应量表进行评价，也可选用睡眠的客观评价方法。

（3）中医辨识：平和体质或阳虚体质。

2. 应用原则

（1）严格遵循香薰调理三原则。

（2）减压放松，宁心静气，改善睡眠不适症状。

3. 步骤流程

（1）建立睡眠健康管理档案，进行睡眠质量测评和中医辨识。

（2）选择与亚健康症状表现相适应的香薰精油。

（3）制定并完成香薰浴的调理方案：包括使用的时间点，使用的频率及香薰浴浸泡的时间长度。例如：夏季每天 1 次，冬天可适当减至每周 3~4 次，于睡前调理 15~20 分钟/次为宜。后期根据患者的病情调整治疗频率，疗程为 1 个月。

（4）香薰浴调理基本操作步骤

①使用前，认真阅读香薰精油的使用办法及稀释配伍的比例，浴缸中放入适当温度的水。

②将 8 至 10 滴适当的香薰精油加入浴缸中浸泡，让香薰精油渗入皮肤，浸泡时间以 15~20 分钟为佳，水温须适宜，不宜过长，以免皮肤角质层过度吸水。

③浸泡结束后，适当休息至正常体温后上床休息，摒除杂念，放松心情，以促进入眠。

（5）功效评价：疗程结束后及时进行睡眠质量测评。

（四）香薰敷面

1. 适宜人群及临床表现

（1）适宜人群：入睡较困难或睡眠易醒轻度或部分中度人群，以及精神紧张或有日间疲劳感的人群。

（2）睡眠质量测评：可以选用相关对应量表进行评价，也可选用睡眠的客观评价方法。

（3）中医辨识：平和体质或偏颇体质倾向。

2. 应用原则

（1）严格遵循香薰调理三原则。

（2）减压放松，平和心境，改善睡眠不适症状。

3. 步骤流程

（1）建立睡眠健康管理档案，进行睡眠质量测评和中医辨识。

（2）选择与亚健康症状表现相适应的香薰精油。

（3）制定并完成香薰敷面的调理方案：包括使用的时间点，使用的频率及敷面的时间。例如：每天早晨醒来及入睡前各一次，每次停留 5～10 秒。后期根据患者的病情调整治疗频率，疗程为 1 个月。

（4）香薰敷面法调理基本操作步骤

①使用前，认真阅读香薰精油的使用办法及稀释配伍的比例，将香薰精油与热水按 1:1000 的比例配制，将毛巾浸透后拧干多余水分，敷在脸上并轻轻按压几下，并置于面部停留 5～10 秒，同时吸入挥发出的香薰蒸气，重复多次，以水温适宜为佳。

②敷面后，采取舒适体位，放松心情，摒除杂念，自然入睡。

（5）功效评价：疗程结束后及时进行睡眠质量测评。

（五）香薰内服

1. 适宜人群及临床表现

（1）适宜人群：入睡较困难或睡眠易醒轻度或部分中度人群，以及精神紧张或有日间疲劳感的人群。

（2）睡眠质量测评：可以选用相关对应量表进行评价，也可选用睡眠的客观评价方法。

（3）中医辨识：平和体质或阴虚体质。

2. 应用原则

（1）严格遵循香薰调理三原则。

（2）减压放松，缓和心情，改善睡眠不适症状。

3. 步骤流程

（1）建立睡眠健康管理档案，进行睡眠质量测评和中医辨识。

（2）选择与亚健康症状表现相适应的香薰精油。

（3）制定并完成香薰内服的调理方案：包括内服的时间点，内服的频率。例如：每日早饭饭后口服，2 次／日，每周根据患者的病情变化调整香薰精油的药物配制，后期根据患者病情调整治疗频率，疗程为 2～3 周。

（4）香薰内服调理基本操作步骤

将 1 滴香薰精油加入 8 杯水中送服，以达到调理效果，可调理肠胃。

（5）功效评价：疗程结束后及时进行睡眠质量测评。

（六）香花水

1. 适宜人群及临床表现

（1）适宜人群：入睡较困难或睡眠易醒轻度或部分中度人群，以及精神紧张或有日间疲劳感的人群。

（2）睡眠质量测评：可以选用相关对应量表进行评价，也可选用睡眠的客观评价方法。

（3）中医辨识：平和体质或阴虚体质。

2. 应用原则

（1）严格遵循香薰调理三原则。

（2）减压放松，缓和心情，改善睡眠不适症状。

3. 步骤流程

（1）建立睡眠健康管理档案，进行睡眠质量测评和中医辨识。

（2）选择与亚健康症状表现相适应的香薰精油。

（3）制定并完成香花水的调理方案：日常调理，必要时使用。

（4）香花水调理基本操作步骤

将香薰精油与蒸馏水按1：100的比例配制，用力摇匀后放置24小时，作为爽肤水或保湿剂使用，可平衡皮肤的pH值，具有保湿功能；亦可将香花水放入有喷嘴的器皿内，随时使用。

（5）功效评价：疗程结束后及时进行睡眠质量测评。

（七）干花装饰

1. 适宜人群及临床表现

（1）适宜人群：入睡较困难或睡眠易醒轻度或部分中度人群，以及精神紧张或有日间疲劳感的人群。

（2）睡眠质量测评：可以选用相关对应量表进行评价，也可选用睡眠的客观评价方法。

（3）中医辨识：平和体质或平和体质略有偏颇体质倾向。

2. 应用原则

（1）严格遵循香薰调理三原则。

（2）减压放松，缓和心情，改善睡眠不适症状。

3. 步骤流程

（1）建立睡眠健康管理档案，进行睡眠质量测评和中医辨识。

（2）选择与亚健康症状表现相适应的干花及香薰精油的药物配制。

（3）制定并完成干花装饰的调理方案：日常调理使用。

（4）干花装饰调理基本操作步骤

将香薰精油适量撒在干花中，让其自然挥发，若香薰气味减退，可再次加入，或加入干的花碎中，并用小袋装载，放入衣柜或作为装饰小袋，可美化环境，还有除虫功效，可令衣服留有芬芳香味。

（5）功效评价：疗程结束后及时进行睡眠质量测评。

（八）典型案例

患者陈某，女，52岁。

失眠，需服用安定等药物才能入睡，近日因劳累，日间困顿乏力，脾气暴躁，情绪焦虑，夜眠服用常规剂量安眠药物仍无法入睡，纳差，大便略干，小便可，舌淡红，苔略黄，脉弦细。中医辨证为肝郁气滞，气郁化火证。见图5-1。

	指标	记录值	参考值
1	睡眠总时间（TST*）	6.5 小时↓	7.0~9.0 小时
2	熟睡时间	0.4 小时↓	2.8~4.4 小时
3	浅睡时间	4.4 小时↑	2.0~2.8 小时
4	REM 睡眠时间	1.6 小时	1.4~2.0 小时
5	觉醒时间	0.8 小时↑	≤0.4 小时
6	初入熟睡时间	无初入熟睡	≤30 分钟
7	睡眠效率（TST*/TIB）	89.2%↓	≥90%
8	睡眠呼吸暂停指数（AHI）	14.7 次/小时↑（C：0% O：100%）**	<5（次/小时）

*TST：基于心电与与体位信号得到。　**C：中枢型，O：阻塞型

图 5－1　CPC 睡眠指标比较表（治疗前）

中药香薰助眠液治疗后：入睡困难得到明显改善，不再需要口服安定等镇静安神药辅助睡眠，醒后自觉精力较充沛，情绪改善。见图 5－2。

	指标	记录值	参考值
1	睡眠总时间（TST*）	8.0 小时	7.0~9.0 小时
2	熟睡时间	4.2 小时	2.8~4.4 小时
3	浅睡时间	2.3 小时	2.0~2.8 小时
4	REM 睡眠时间	1.5 小时	1.4~2.0 小时
5	觉醒时间	0.4 小时	≤0.4 小时
6	初入熟睡时间	23 分钟	≤30 分钟
7	睡眠效率（TST*/TIB）	95.4%↓	≥90%
8	睡眠呼吸暂停指数（AHI）	0.2 次/小时↑（C：0% O：100%）**	<5（次/小时）

*TST：基于心电与与体位信号得到。　**C：中枢型，O：阻塞型

图 5－2　CPC 睡眠指标比较表（治疗后）

第五节　针灸调理

一、概念

睡眠亚健康针灸调理是以中医学、针灸学及现代睡眠医学等相关理论为基础，以整体观、辨证施治为指导，改善睡眠亚健康状态的一种中医养生保健技术。

睡眠亚健康针灸调理以睡眠亚健康者为主要调理对象，通过对中医四诊所得资料进行辨证分型论治。选取适宜穴位处方，通过针灸刺激经络和腧穴，调节脏腑组织功能，激发经络之气以改善失眠症状，提升睡眠质量，促进人体健康。

二、基本原理和分类

（一）基本原理

纵观历史文献，针灸对调理睡眠积累了丰富的经验，相关文献记载如《针灸大成》曰："烦闷不卧：太渊、公孙、隐白、肺俞、阴陵泉、三阴交。"《针灸甲乙经》载有："惊悸不得眠取阴交，不得卧取浮郄。"可见运用针灸调理睡眠异常由来已久，并随着中医辨证论治理论的发展也得以不断完善。

针灸调理的基本原理是最大限度地激发机体平衡阴阳的潜力，通过加强自身内在的调节动力，去应对内外环境变化的影响，维持机体脏腑功能协调稳定。在临证时以脏腑辨证为主，结合经络辨证以确定证候，按方施术，或针或灸，或针灸并用，或补或泻，或补泻兼施，而达到疏通经络、调整气血、平衡阴阳，进而祛邪治病的目的。

（二）分类

1. 体针针刺法

体针针刺法是以针刺特定的经络腧穴激发经气，疏通经络，达到恢复脏腑经络生理的一种治疗方法。

2. 耳针疗法

耳针疗法是指运用毫针针刺或其他方法刺激耳穴治疗疾病的一种方法。可作为常规体针的辅助疗法之一，临床应用普遍的是耳穴压籽法，以安全无创且便于患者接受见长。

3. 灸法

灸法，古称"灸焫"，又称艾灸，是指以艾绒为主要材料，点燃后直接或间接熏灼体表穴位的一种治疗方法。具有振奋阳气、疏通血脉的作用，也可在艾绒中掺入少量辛温香燥的药末，以加强治疗作用。

除上述常用针灸调理手法外，尚有头针、腕踝针、皮肤针、三棱针、穴位注射、电针、皮内埋针等针法，临床辨证选用亦有较好疗效。

三、调理原则及注意事项

（一）调理原则

针灸调理原则即应用针灸进行调理所遵循的准则。包括标本缓急、补虚泻实和三因制宜三个主要方面：

1. 标本缓急

标与本是相对的概念。《素问·标本病传论》云："知标本者，万举万当，不知标本，是谓妄行。"强调了掌握标本原则的重要性。"求本"是调理的大法，急则治标、缓则治本、标本兼治则是根据具体情况制定的具体原则。睡眠亚健康常以脏腑阴阳气血失衡为本，痰浊、瘀血、气滞、内热等为标。依病情变化，确定标本缓急而治疗。

2. 补虚泻实

补虚就是扶助正气，泻实就是祛除病邪。《素问·通评虚实论》曰："邪气盛则实，精气夺则虚。"《灵枢·经脉》曰："盛则泻之，虚则补之。"这是针灸补虚泻实的基本原则。

3. 三因制宜

三因制宜是指因时、因地、因人制宜，即根据季节、时辰、地理环境和调理对象的体质状态等不同情况而制定适宜的治疗方法。

4. 取穴原则

（1）就近取穴

即在头面部取穴，"腧穴所在，主治所在""经络所过，主治所及"，这是腧穴主治作用所具有的共同特点，故重用头部穴位以调神。

（2）循经取穴

根据睡眠亚健康的表现症状，选用十四经脉上的穴位，即"定经不定穴"。重用通阴跷的照海和通阳跷的申脉进行治疗，以调和营卫，使阴阳相交。多配用背部腧穴以调和脏腑气血，引背俞之阳交五脏之阴，安五脏之神，则精神乃治，神安得寐。

（3）经外取穴

临床上有些穴位既有一定的名称，又有固定的位置，且文献记载及经验总结证明其具有明显改善睡眠的作用，却不属于十四正经。这些穴位在临床应用上具有针对性较强，效果显著的特性，被称为经外奇穴。

5. 基本取穴

百会、安眠、神庭、神门、三阴交。

（二）注意事项

1. 针灸调理室要求宽敞明亮，光线良好，温度适宜，清洁安静。
2. 所用针具必须经过严格消毒，最好是一次性针灸针具。
3. 对于老人或易紧张及虚弱的受术者，刺激不宜过强，并尽量采取卧位。
4. 针灸操作时应多与患者交流，掌握不同患者的耐受程度，细心观察患者的表情及肢体变化。
5. 艾灸操作时，操作者不应离开，需密切注意艾灸燃烧的情况，防止烧烫伤。

（三）禁忌与慎用

1. 针灸禁忌

（1）病情危重预后不良者禁针。
（2）女性生理期若非为了调经，一般不宜针灸。
（3）有出血性疾病的患者，或常有自发性出血者，不宜针刺。
（4）皮肤有感染、溃疡、瘢痕者，不宜针刺。
（5）大血管所过之处应禁刺，重要关节部位不宜针刺。针刺人体某些相对危险的部位时应慎之又慎，如眼、枕后、胸胁等处。
（6）过劳、过饥、过饱、大渴、大汗、精神紧张者及精神病患者忌针灸。

（7）大惊、大恐、大怒者及酒醉、情绪不稳者忌针灸。

（8）皮薄、肌少、筋肉结聚处及乳头、阴部、睾丸等处不宜施灸。

（9）凡属实热证或阴虚发热、邪热内炽等证宜慎用灸疗。

（四）不良反应及处理

针灸以无毒副作用著称，但因为操作不当或个体差异等，可以导致不良反应的出现，常见的不良反应及处理方法如下：

1. 针刺的不良反应及处理

（1）晕针

即在针刺过程中患者发生的晕厥现象。多因体质虚弱，精神紧张，或体位不当，或针刺手法过重而致。表现为突然出现疲倦，头晕，面色苍白，恶心欲吐，多汗，心慌，四肢发冷，血压下降，脉象沉细，甚或出现病情危重的表现。操作者应立即停止针刺，将针全部起出。使患者平卧，下肢垫高，注意保暖，轻者仰卧片刻，给饮温开水或糖水后，即可恢复正常。重者在上述处理基础上，按相应抢救程序治疗。

（2）疼痛

主要为进针时产生的疼痛。通常是由于操作者进针手法不熟练，或针尖钝、带钩，或针体过粗所致，有时也发生于过度敏感的受术者。对多数人来说，熟练进针是无痛的。正确的操作技能和受术者的配合可以避免疼痛发生。

（3）血肿

指针刺部位出现皮下出血而引起的肿痛。主要是因为针尖刺伤血管所致。表现为出针后，针刺部位肿胀疼痛，继则皮肤呈现青紫色。若微量的皮下出血而出现局部小块青紫时，一般不必处理，可以自行消退。若局部肿胀疼痛较剧，青紫面积大且影响功能活动时，可先做冷敷止血，24 小时后再做热敷，以促使局部瘀血消散吸收。操作者在调治前应仔细检查针具，熟悉人体解剖部位，避开血管，出针时立即用消毒干棉球按压针孔。

2. 艾灸的不良反应及处理

（1）症状加重

若出现症状加重，是正邪交战的正常现象。病邪久居体内，用艾灸的方式激发正气，欲驱邪外出，此时正虚邪胜，势必会有各种不适反应。坚持艾灸，待正气充盛，病邪自会被祛除。

（2）走窜

走窜是指艾灸某处，同时身体其他部位也会有反应。一般是提示经络所联系部位的健康情况，不必过于担心，操作者应结合临床检查，做出相应的诊断，及时向受术者做出解释。

（3）上火

艾灸后有时会出现口干舌燥，喉咙干痛，此时嘱受术者多喝水，适当休息即可。

（4）皮肤灼伤（起疱）

施灸后，局部皮肤出现微红灼热，属于正常现象，不需处理。如因施灸过当，时间过长，局部出现小水疱，只要注意不擦破，可任其自然吸收。如水疱较大，可用消毒的毫针刺破水疱，放出渗液，或用注射器抽出渗液，再涂以烫伤油等，并以纱布敷盖患处，防止感染。

四、常用方案

1. 肝郁化火证

主症：多因情志抑郁、恼怒烦闷而得，突发睡眠异常，多见入睡困难，多梦易惊醒，且醒后难以入睡。

次症：胸闷胁胀、头晕、头痛目赤、耳鸣、口苦咽干。

舌脉：舌红苔黄，脉数。

治法：疏肝解郁，泻火安神。

推荐针法：

处方：

主穴：太冲、行间、足窍阴、安眠。太冲、行间、足窍阴行以泻法，安眠行以平补平泻。

配穴：伴有头晕、头痛、目赤者，配以角孙、率谷、太阳、丝竹空，针刺行以泻法。

注意事项：调畅情志，避免情绪刺激，中病即止。

2. 痰热内扰证

主症：不易入睡、头晕头沉、噩梦纷纭、易惊醒。

次症：脘腹痞闷、食少纳呆、口黏痰多、大便不爽。

舌脉：舌质红，苔黄腻，脉滑数。

治法：清热化痰，和中安神。

推荐针法：

处方：

主穴：中脘、丰隆、内庭、安眠、神门，针刺行以泻法。

配穴：伴有脘腹痞闷、大便不爽者，配以天枢、大横、足三里、外关，针刺行以泻法。

耳穴疗法：取神门、心、脾、脑、内分泌，贴王不留行籽，睡前按压各穴，以产生酸胀感为宜。

注意事项：饮食宜清淡，避免辛辣肥甘厚味之品。

3. 阴虚火旺证

主症：入睡困难、腰膝酸软、悸动不宁。

次症：头晕健忘、口燥少津、五心烦热、盗汗。

舌脉：舌体瘦小，质暗红，苔薄白欠润，脉沉细。

治法：滋阴降火，养心安神。

推荐针法：

处方：

主穴：安眠、神庭、神门、太溪、三阴交、血海。安眠、神庭针刺行以平补平泻；神门行以泻法；太溪、三阴交、血海行以补法。

配穴：伴有头晕、心烦者，配以太阳、印堂、劳宫，针刺行以平补平泻。

耳穴疗法：取神门、心、脑、内分泌、肝、肾、三焦，贴王不留行籽，每次取穴 3 ~ 5 个穴位，睡前按压各穴，以产生酸胀感为宜。

注意事项：饮食宜清淡，避免辛辣刺激性食物，以免动火伤阴。

4. 心脾两虚证

主症：难于入睡，倦怠嗜卧，多眠易醒，且醒后再次入睡困难，熟睡不足。

次症：神疲乏力、心悸气短、食少纳差、面色萎黄。

舌脉：舌质淡苔薄白，脉弱。

治法：补脾益气，养心安神。

推荐针法：

处方：

主穴：内关、心俞、神门、脾俞、安眠、三阴交、百会，针刺行以补法。

配穴：伴有脘腹胀满，食少纳呆者，配以天枢、中脘、足三里，针刺行以平补平泻。

艾灸法：可选择脾俞、胃俞、足三里、百会，予以艾条温和灸，每穴灸15～30分钟，以局部透热为度。

注意事项：适当温补，避免寒凉，注意休息，勿劳伤心神。

5. 心胆气虚证

主症：心悸多梦、不易入睡、睡眠轻浅、易被惊醒。

次症：神疲气短乏力、自汗、多疑善虑、善惊恐。

舌脉：舌质淡苔薄白，脉沉。

治法：益气镇惊，安神定志。

推荐针法：

处方：

主穴：心俞、胆俞、安眠、百会、神门，针刺行以补法。

配穴：伴有心烦多虑、善惊恐者，配以申脉、照海，申脉用补法，照海用泻法。

耳穴疗法：取神门、心、脑、肝、胆、肾，贴王不留行籽，每次取穴3～5个穴位，睡前按压各穴，以产生酸胀走窜感为宜。

注意事项：避免惊吓，注意休息，勿劳伤心神。

6. 心肾不交证

主症：入睡困难，甚则整夜难以入睡。

次症：心烦意乱、头晕耳鸣、潮热盗汗、男子可见梦遗、女子可见月经不调、健忘、便干。

舌脉：舌质红少苔，脉细。

治法：滋阴潜阳，交通心肾。

推荐针法：

处方：

主穴：心俞、神门、肾俞、太溪、三阴交、照海。心俞、神门、申脉针刺行以泻法，肾俞、太溪、三阴交、照海行以补法。

配穴：伴有梦遗或月经不调者，配以关元、气海、八髎穴，行以平补平泻。

注意事项：饮食宜清淡，避免辛辣刺激性食物。

五、典型案例（陆瘦燕医案）

李某，男，33岁。

入寐艰难，症情忽作忽止，近月尤苦，头晕耳鸣，口干心烦，遗精腰酸，舌质红而少苔，脉弦细数。此由肾水亏虚，心阳独亢，宜施壮水制火、交通心肾之法。

处方：心俞、肾俞、神门、三阴交。

手法：心俞，米粒灸，3 壮；肾俞、神门、三阴交，提插补泻，不留针。

二诊：夜寐稍安，然易惊醒，他症亦见改善，舌红脉细。仍予原法加减。

处方：厥阴俞、肾俞、神门、三阴交、内关、太溪。

手法：厥阴俞，米粒灸，3 壮，泻法；肾俞、神门、三阴交、内关、太溪，提插补泻，不留针。

三诊：已能酣然入眠，面现华色，精神大振，头晕耳鸣已除，口干心烦亦失，术后未有遗精，但尚乏力、腰酸，舌红少苔，脉细。再以交通心肾之法治之，佐以调补脾胃，益血养神，以图巩固。

处方：内关、神门、三阴交、脾俞、足三里、太溪。

手法：提插补泻，不留针。

第六节　推拿调理

一、概念

睡眠亚健康推拿是以中医脏腑经络学说为理论基础，并结合现代医学的解剖和病理诊断，在人体体表的特定部位施以一定的操作手法来调整机体生理、病理状况，改善失眠症状，提高睡眠质量，达到防治疾病和保健强身的一种中医养生保健方法，属于中医临床学科中的外治法。

二、基本原理和分类

（一）基本原理

睡眠亚健康推拿按摩调理一方面通过手法直接作用于人体体表的经络、穴位和一些特定部位，对机体的生理、病理过程进行调节；另一方面通过手法转换成不同的能量和信息，以经络、神经、体液系统为载体，对人体各系统的功能进行调节和干预来实现。正确运用手法的作用部位、方向、频率、强度等，并结合症状、体质强弱等因素，可发挥调理脏腑、疏通经络、平衡阴阳的作用，从而改善睡眠质量。

（二）分类

睡眠亚健康推拿调理主要包括任督平衡推拿法、宁心安神法及足部反射区疗法。

三、调理原则及注意事项

（一）调理原则

调理脏腑，镇静安神。心脾两虚者调以补益心脾，阴虚火旺者调以滋阴降火，心胆气虚者调以益气镇惊，痰热内扰者调以化痰清热，肝郁化火者调以疏肝泻热。

（二）注意事项

1. 禁忌证

一般认为，睡眠障碍患者若伴有以下情况，则不适合选用推拿调理：

（1）各种感染、化脓性疾病、骨结核、严重骨质疏松等。

（2）各种开放性软组织损伤、骨关节或软组织肿瘤等。

（3）有局部皮肤破损、皮肤病、严重出血倾向等。

（4）胃、十二指肠等急性穿孔。

（5）有严重的心、脑、肝、肾、肺等脏器病症。

（6）有精神类疾病不能与医生合作。

（7）急性脊柱损伤伴有脊髓症状。

（8）过度饥饿、疲劳及饮酒后。

（9）原因不明，未予明确诊断，并伴有疼痛、发热、眩晕等症状。

2. 不良反应及处理

推拿是一种安全、有效且一般无副作用的调理方法，但如果手法运用不当，也可能出现一些异常情况，需要施术者做出正确判断，并给予及时而恰当的处理。

四、常用方法和方案

（一）任督平衡推拿法

1. 适宜人群的主要临床表现

（1）主要症状：入睡困难（初入熟睡时间 >30 分钟）为主，连续睡眠维持障碍、早醒、再入睡困难等。

（2）睡眠质量测评：PSQI 测评总分为 7 ~ 9 分，或 CPC 睡眠质量测评总分为 60 ~ 79 分。

（3）中医辨识：睡眠亚健康常见的中医证候有心脾两虚证、阴虚火旺证、心胆气虚证、痰热内扰证、肝郁化火证。

2. 应用原则

（1）严格遵循推拿调理原则和注意事项。

（2）调理任督二脉及脏腑功能，以补为主，补中有疏，平衡阴阳，改善睡眠质量。

3. 步骤流程

（1）督脉推拿

患者俯卧位，医者头前坐位。

①拇指揉拨哑门至大椎的督脉一线 3 ~ 5 遍；点按哑门、大椎穴 0.5 分钟；

②双手中指理颈夹脊（由下而上）3 ~ 5 遍；点按风池、完骨穴 0.5 分钟；

③多指揉两侧的胸锁乳突肌 3 ~ 5 遍；

患者俯卧位，医者床旁立位。

④单掌推大椎至腰俞的督脉一线 3 ~ 5 遍；

⑤叠掌揉大椎至腰俞的督脉一线，再拇指点按大椎、至阳、筋缩、命门、腰俞穴各0.5分钟；

⑥单手掌指关节㨰督脉3～5遍，以微热为佳；

⑦掌揉两侧膀胱经，由轻到重，配合患者的呼吸节律；

⑧最后沿督脉一线用捏脊法（捏三提一）3～5遍结束。

（2）任脉推拿

患者仰卧位，医者头前坐位。

①双手拇指分抹前额印堂至太阳穴3～5遍；

②点按睛明、攒竹、鱼腰、丝竹空，每穴0.5分钟，再拿眉弓1遍；

③点按印堂、神庭、百会，每穴各0.5分钟；

④双手大鱼际揉前额及面部3～5遍，以微热为佳；

患者仰卧位，医者床旁立位。

⑤医者立其旁，双掌逆时针方向轮状摩腹3分钟；

⑥单掌推膻中至关元一线3～5遍，再拇指点按膻中、中脘、神阙、气海、关元各0.5分钟；

⑦单手掌指关节㨰腹部五经3～5遍；

⑧掌振腹部3分钟，手法结束。

4. 辨证取穴

①心脾两虚证：点按心俞、脾俞、巨阙、章门，点按各1分钟。

②阴虚火旺证：点按厥阴俞、肾俞、膻中、京门，点按各1分钟。

③心胆气虚证：点按心俞、胆俞、巨阙、日月，点按各1分钟。

④痰热内扰证：点按肺俞、胃俞、中府、中脘，点按各1分钟。

⑤肝郁化火证：点按心俞、肝俞、巨阙、期门，点按各1分钟。

每日1次，7天为1个疗程，疗程之间间隔2天，连续治疗2个疗程。

（二）宁心安神法

1. 适宜人群的主要临床表现

（1）主要症状：入睡困难（初入熟睡时间＞30分钟）为主，连续睡眠维持障碍、早醒、再入睡困难等。

（2）睡眠质量测评：PSQI测评总分为7～9分，或CPC睡眠质量测评总分为60～79分。

（3）中医辨识：平和质或平和质伴偏颇体质倾向。

2. 应用原则

（1）严格遵循推拿调理原则和注意事项。

（2）调理脏腑气血功能，疏通经络，改善睡眠质量。

3. 步骤流程

（1）振心脉

站立位，两足分开同肩宽，身体自然放松，两手掌自然伸开，以腰转动带肘臂，肘部带手，两臂一前一后自然甩动。到体前时，用手掌面拍击对侧胸前区，到体后时，以掌背拍击对侧背心区。初做时，拍击力量宜轻，若无不适反应，力量可适当加重，每次拍击36 次左右。

（2）摩胸膛

右掌按置于两乳正中，指尖斜向前下方，先从左乳下环行推摩心区复原，再以掌根在前，沿右乳下环行推摩，如此连续呈"∞"字形，操作 36 次。

（3）勾极泉

先以右手四指置左侧胸大肌处，用掌根稍做按揉，然后用虎口卡住腋前襞，以中指置于腋窝极泉穴位处，稍用力用指端勾住该处筋经，并向外做拨动，使之产生酸麻放射感，操作 9 次。然后换手如法做右侧。

（4）捏中冲

先以右手拇指、食指夹持左手中指尖（中冲穴所在处），稍用力按捏数次，随之拨放，操作 9 次。再换手如法进行。

（5）揉血海

坐位，两手分别按置左右膝关节上方，用拇指点按血海穴 1 分钟左右，然后再施以轻柔缓和的揉法 36 次。

（6）拿心经

右手拇指置于左侧腋下，余四指置上臂内上侧，边做拿捏，边做按揉，沿上臂内侧渐次向下操作到腕部神门穴，如此往返操作 9 次。再换手操作右侧。

（7）揉神门

坐位，用右手食指、中指相叠，食指按压在左手的神门穴位，按揉 1 分钟。再换手如法操作。

（8）挤内关

坐位，用右手拇指按压在左手的内关穴位上，余四指在腕背侧起到辅助作用，稍用力用拇指指端向上、下挤按内关穴 9 次。再换左手如法操作右侧。

（9）鸣天鼓

双手掌分按于两耳上，掌根向前，五指向后，以食、中、环指（无名指）叩击枕部 3 次，双手掌骤离耳部 1 次，如此反复 9 次。

（10）搅沧海

舌在口腔上、下牙龈外周从左向右，从右向左各转 9 次，产生的津液分 3 次缓缓咽下。

每日 1 次，可以按此方法长期坚持进行自我调理。

（三）足部反射区疗法

1. 适宜人群的主要临床表现

（1）主要症状：入睡困难（初入熟睡时间 > 30 分钟）为主，连续睡眠维持障碍、早醒、再入睡困难等。

（2）睡眠质量测评：PSQI 测评总分为 7～9 分，或 CPC 睡眠质量测评总分为 60～79 分。

（3）中医辨识：平和质或偏颇体质倾向。

2. 应用原则

（1）严格遵循推拿调理原则和注意事项。

（2）调理脏腑气血功能，疏通经络，改善睡眠质量。

3. 步骤流程

（1）温水浸泡足部后，用掌揉法放松足部。

（2）单食指叩拳法点按足部肾反射区1分钟。

（3）拇指叩拳法刮推足部输尿管反射区1分钟。

（4）拇指叩拳法刮推足部膀胱反射区1分钟。

（5）单食指叩拳法点按足部心脏反射区2分钟。

（6）单拇指叩拳法点按肝、脾、胃反射区各1分钟。

（7）单食指叩拳法点按脑垂体、肾上腺、失眠点、生殖腺反射区各1分钟。

（8）单食指叩拳法推按腹腔神经丛反射区2分钟。

（9）单拇指叩拳法点按甲状腺、甲状旁腺反射区各1分钟。

重复（2）（3）（4）步骤。

（10）叩拳法叩击足底结束。

每日1~2次，14天为1个疗程，疗程之间间隔2天，连续治疗2个疗程。亦可以按此方法自我操作，临睡前操作效果较好。

（四）典型案例

吴某，女，58岁，退休人员。

1. 主要症状

入睡困难，易醒，梦扰，每周发生2~3次，每次睡眠少于5小时，连续2周。双目红赤，语声高亢，烦躁易怒，口苦口干，头昏脑涨，大便秘结，小便短赤。舌质偏红，边有齿印，苔黄腻，脉弦数有力。

2. 测评情况

PSQI评估得分：8分。

中医辨证：肝郁化火证。

3. 临床诊断

亚健康状态失眠。

4. 调理方案和实施情况

任督平衡推拿法。每日1次，7天为1个疗程，疗程之间间隔2天，连续治疗2个疗程。

5. 疗程后效果评价

2个疗程后自觉睡眠明显改善，平均每晚可睡6~7小时，中途偶醒1次或不醒至天亮。无心烦、头胀，偶有耳鸣，口微干，大便日行一次，质地软，舌苔薄白。BP：122/82mmHg。PSQI评估得分：2分。见表5-1。

表 5 - 1　　　　　　　　　　疗程调理前后的 PSQI 测评结果比较

PSQI 测评	调理前		调理后	
	情况/评分	得分	情况/评分	得分
睡眠质量	较差	2	较好	1
入睡时间	2	1	0	0
睡眠时间	<5 小时	3	6 ~ 7 小时	1
睡眠效率	76%	1	90%	0
睡眠障碍	6	1	0	0
催眠药物	无	0	0	0
日间功能障碍	0	0	0	0
测评总分	8		2	

第七节　运动导引调理

一、概念

睡眠亚健康运动导引调理是一种以运动和导引等相关理论为基础，以睡眠亚健康者为主要调理对象，以肢体运动、呼吸运动和自我按摩为特点，通过调身、调息、调心锻炼，调顺人体系统的功能状态，来达到提升睡眠质量，改善身心健康状况，防病治病为目的的养生保健技术。

二、基本原理和分类

（一）基本原理

临床研究结果表明，睡眠亚健康运动导引调理技术能减轻失眠症状和提升睡眠质量。

运动调理法的基本原理是运动疗法可以调节大脑皮层活动的强度，增强其对外界刺激的适应性，可改善脑神经的功能状态，从而形成"运动－减轻躯体症状－改善睡眠－增强信心"的良性循环。此外，适量运动还可通过促进体内内啡肽的释放及转移机制，改善睡眠亚健康患者的焦虑、紧张等不良情绪。近年来有文献研究报道，运动疗法尤其是有氧运动被认为可以达到接近镇静催眠药物的效果。由于运动无副作用，更无需考虑药物的依赖性、患者耐受及戒断反跳现象等问题，故被认为是治疗睡眠障碍的有效疗法之一。

广义来说，导引也属于运动方法，但因其是我国一种历史悠久的祛病健身方法，特点突出，且对睡眠亚健康有积极的防治作用，所以单独列出论述。中医学认为，导引可以活动筋骨，调节气息，畅达经络，疏通气血，调和脏腑功能，使机体阴阳平衡，增强体质，从而使人精神抖擞，睡眠香甜，健康长寿。临床实践表明，导引术还可以优化心理状态，缓解大脑皮层的应激性反应，起动大脑的保护性抑制反应，消除焦虑紧张和抑郁状态，从而有利于提高睡眠效率和睡眠质量。不同的导引功法改善睡眠亚健康的原理不尽相同。

太极拳运动通过锻炼身体的柔韧性，可增强人体的体力和耐力，并可调整神经功能活动，使人的情绪稳定，心态平和，减少紧张情绪，通过身心调节来改善睡眠质量。

六字诀通过引气导行，肢体开阖交替，抑制大脑中枢神经的兴奋性，可增加脑部血流量，促进体内内啡肽的释放，使锻炼者获得镇静、舒适、欢畅的情绪，进而改善睡眠问题。

八段锦通过不同的动作疏通经脉进而起到内调脏腑的作用，习练八段锦要求循经取动等特定的运动，能使大脑皮层不断有序化，使神经系统与内分泌系统逐渐处于平衡稳定状态，逐渐优化整合机体的自稳状态，对提高人体身心健康水平具有积极的效果。

易筋经通过一定的肢体姿势锻炼，配合调整呼吸和意念，可以缓解心理紧张，并对人的多个系统具有积极的调节作用，通过调节脏腑功能，以改善睡眠。

气功锻炼对人体的神经系统、心血管系统、消化系统、呼吸系统和内分泌系统等均有良好的作用，从而改善睡眠质量。

（二）分类

睡眠亚健康运动导引调理技术包括运动调理和导引调理。依据运动使人体能量代谢的特点或运动方式，运动可分为有氧运动、无氧运动和混合运动。睡眠亚健康的运动调理主要是有氧运动。睡眠亚健康患者可选择步行、慢跑、游泳、瑜伽、骑自行车、原地跑、球类运动、保健体操等有氧运动。临床研究用于调理睡眠亚健康的导引功法主要有八段锦、太极拳、导引养生功、六字诀、五禽戏、易筋经、气功导引、气息导引。

三、调理原则

我国传统的运动导引调理方法之所以具有健身、治病、益寿延年的功效，因其有着较为系统的理论、原则和方法，归纳起来，有如下几个原则：

1. 内外协调统一

传统的运动导引的练习须注意意守、调息、动行的统一。这三方面中，最关键的是意守，只有精神专注，方可凝神静息，呼吸均匀，导引气血运行。在锻炼过程中，内炼精神、脏腑、气血；外炼经脉、筋骨、四肢，使内外和谐，气血周流，整个机体可得到全面锻炼。

2. 注重动静结合

我国古代养生思想有"宜动""宜静"两种不同观点，两者都源出道家。唐代孙思邈主张："惟无多无少，几乎道矣。"即不宜多动，亦不宜多静。元代朱丹溪提出："天主生物，故恒于动；人有此生，亦恒于动。"指出自然界的变化规律是"动"多"静"少。"动"为阳，"静"为阴，一切物质的运动发展，以阳为主导，时刻处在"阳动"的状态。运动时要顺其自然，神态从容，摒弃杂念，神形兼顾，动于外而静于内。

3. 和谐适度

"度"指的是运动强度。进行调理锻炼时要注意掌握运动量的大小。运动不足则达不到锻炼目的，起不到调理作用；过度的运动，超过了机体耐受的限度，反而会使身体因过劳而受损。反映运动强度的客观指标主要包括心率、最大吸氧量和梅脱值，也可以结合运动者自己的主观感觉加以评定。适宜的运动量能够使锻炼者的食欲增进，睡眠良好，情绪轻松，精力充沛。

4. 个别对待

练习者应根据主客观的需要和条件，有针对性地进行健身锻炼。即从个人的学习、工作、生活的需要出发，根据自己的身体状况、年龄阶段、体质与兴趣爱好，选择适合自己的练习方法，以求达到增强体质、健益身心、延年益寿的良好效果。因此在贯彻个别性原则时，必须要做到因人而异，区别对待，不能强求一致。

5. 持之以恒，坚持不懈

锻炼身体并非一朝一夕的事，要经常而不间断。"流水不腐，户枢不蠹"，这句话一方面说明了"动则不衰"的道理；另一方面，也强调了经常、不间断的重要性，水常流方能不腐，户枢常转才能不被虫蠹。锻炼效果是具有可逆性的，即由于停止锻炼而引起体能水平的下降，虽然每次锻炼后需要一定休息时间进行恢复，但休息时间过长则会降低体能水平，所以，保持体能水平需要通过有规律的锻炼。研究表明，停止力量练习 8 周后，肌肉力量下降 10%；停止耐力练习 8 周后，耐力水平下降 30% ~ 40%。因此，练习者根据自己所确定的近期和远期的锻炼目标，必须有计划持续不断地参加锻炼。只有持之以恒，坚持不懈，才能收到理想的健身效果。

四、常用方法及注意事项

（一）常用方法

1. 步行或慢跑

（1）特点

步行或慢跑是典型的有氧代谢运动方式。这类活动对技术要求不高，对场地和设备要求不高，可以因地制宜地进行锻炼，也是一种既安全又省钱，而且最为自然的运动形式，适合的人群最为广泛。

（2）作用

中医学认为，"走为百练之祖"，人体的五脏六腑无不与脚有关，脚踝以下有 51 个穴位，其中脚掌就有 15 个穴位。脚掌被称为人的第二心脏。坚持步行活动，运用脚掌与地面不断的机械接触和产生的按摩作用，来刺激脚底反射区，从而调节人体相应内脏器官和各系统的功能，达到防病治病、延年益寿的目的。因此，走步对人的健康长寿具有积极的作用和影响。走步健身运动不仅让人精神愉悦，而且还有助于降低体内胆固醇的含量，增加卡路里（热量）的消耗，帮助降低血压，并能起到健脑、减肥、助睡眠、增强体力等功效。中等强度的运动可以增强心脏血管系统的功能，可以有效地控制人体内血糖的含量，减少糖尿病和心脏病对人体的威胁，起到延年益寿的作用。常步行能防治老年人的骨质疏松，提高骨骼和肌肉功能，增强肌肉弹性和张力，防止其早衰。

（3）技术要求

步行健身的正确姿势：双脚应走直行步。脚跟先着地，最后是脚趾，上体自然正直，挺胸抬头，收腹，平视前方，摆臂自然，摆幅一致，整个身体重心上下起伏不大（约 3 厘米），步伐稳健，呼吸平和，要自然放松，可配合深呼吸。

2. 太极拳

（1）特点

太极拳是我国传统的健身拳术之一。其结合"拳术"（手法、眼法、身法、步法的协调动作）、"吐纳术"（吐故纳新的腹式深呼吸运动）、"导引术"（俯仰屈伸的肢体运动）三者成拳，其动作舒展轻柔，动中有静，圆活自然，上下相随，外可活动筋骨，内可流通气血，协调脏腑。

（2）作用

太极拳练习可以调节神经系统的均衡性。人体各系统器官的机能变化主要是由神经系统的调节起着主导作用。许多的疾病是由于中枢神经的不良机能状态引起的，如紧张、恐惧、忧郁、担心、焦虑等负性情绪容易引起皮层下中枢机能紊乱，以致引发睡眠障碍，外周小动脉的收缩，发生高血压，动脉硬化等疾患。

太极拳练习时，要求练习者将注意力集中于动作，尽可能排除杂念。从生理学的角度分析，这是一种转移兴奋性的机制。长期练习太极拳后，运动及太极拳练习有关的中枢处于良性兴奋状态，而使导致内脏机能紊乱的有关中枢处于抑制状态，逐渐消失了高级中枢的不良机能状态，对许多慢性病可以起到治疗和康复的作用。故太极拳不但可用于技击、防身，而且被广泛地用于健身医疗，深为广大群众所喜爱和欢迎，是一种行之有效的传统养生法。

（3）动作名称（以24式简化太极拳为例）

第一组：①起势；②左右野马分鬃；③白鹤亮翅。

第二组：④左右搂膝拗步；⑤手挥琵琶；⑥左右倒卷肱。

第三组：⑦左揽雀尾；⑧右揽雀尾。

第四组：⑨单鞭；⑩云手；⑪单鞭。

第五组：⑫高探马；⑬右蹬脚；⑭双峰贯耳；⑮转身左蹬脚。

第六组：⑯左下势独立；⑰右下势独立。

第七组：⑱左右穿梭；⑲海底针；⑳闪通臂。

第八组：㉑转身搬拦捶；㉒如封似闭；㉓十字手；㉔收势。

3. 六字诀

（1）特点

我国健身气功包括以易筋经、五禽戏、六字诀、八段锦为主体的4种功法。其中以"六字诀"最为简便易行，操作方便，不受时间、地点的限制，容易开展，适合于各类人群。其功法特点：读音口型，系统规范；吐纳导引，内外兼修；舒缓圆活，动静结合；简单易学，安全有效。该功法重在调息，注重对呼吸的调整，容易使习练者的机体内环境趋于平稳，有助于机体各项功能的恢复和提高，是临床对失眠进行干预治疗的常用方法之一。

（2）动作名称

①预备势；

②起势；

③第一式：嘘字诀；

④第二式：呵字诀；

⑤第三式：呼字诀；

⑥第四式：呬字诀；

⑦第五式：吹字诀；

⑧第六式：嘻字诀；

⑨收势。

4. 八段锦

（1）特点

八段锦是由八种不同动作组成的健身术，故名"八段"。"锦"字可以理解为如丝锦那样连绵不断，是一套完整的健身方法。八段锦的体势有坐势和站势两种，后者运动量较大。八段锦把运动肢体与按摩、吐纳相结合，也把古代引导与中医理论结合起来，术式简单易记易学，运动量适中，老少皆宜，强身益寿，祛病除疾，效果甚佳。特别适合于各脏腑组织或全身功能的衰减者，受到老年人、慢性病患者的喜爱。

（2）动作名称

①两手托天理三焦；

②左右开弓似射雕；

③调理脾胃须单举；

④五劳七伤往后瞧；

⑤摇头摆尾去心火；

⑥两手攀足固肾腰；

⑦攒拳怒目增气力；

⑧背后七颠百病消。

5. 易筋经

（1）特点

"易"，指移动、活动；"筋"，泛指肌肉、筋骨；"经"，指常道、规范。顾名思义，"易筋经"就是活动肌肉、筋骨，使全身经络、气血通畅，五脏六腑调和，精力充沛，从而增进健康、祛病延年的一种传统健身法。

古本十二式易筋经所设动作都是仿效古代的舂谷、载运、进仓、收囤和珍惜谷物等各种劳动姿势为基础形态而演化成的。活动以形体屈伸、俯仰、扭转为特点，以达到"伸筋拔骨"的锻炼效果。因此，易筋经能纠正青少年身体的不良姿态，促进肌肉、骨骼的生长发育；对于年老体弱者来讲，经常练此功法，可以防止老年性肌肉萎缩，促进血液循环，调整和加强全身的营养和吸收，对慢性疾病和失眠的改善，以及延缓衰老都很有益处。

（2）动作名称

第一式：韦驮献杵；

第二式：横担降魔杵；

第三式：掌托天门；

第四式：摘星换斗；

第五式：倒拽九牛尾；

第六式：出爪亮翅；

第七式：九鬼拔马刀；

第八式：三盘落地；

第九式：青龙探爪；

第十式：卧虎扑食；

第十一式：打躬击鼓；

第十二式：掉尾摇头。

6. 气功

（1）特点

气功是我国传统的养生手段之一，是体育与医疗相结合的产物。在医学领域，气功疗法是传统中医药学的重要组成部分，在我国有着悠久的历史，至今仍应用于临床，越来越引起现代医学的重视。几千年来，气功理论和功法丰富多彩，变化多端，但始终不出宁神入静、调息运气的范畴。

我国的气功，来源于佛教、道教、儒家、医家和武术家各流派，也有来自民间的。通常分硬气功和气功两大类，后者又包括静功和动功两类。气功锻炼的流派很多，方法各异，但都要求发挥人的主观能动性，调整机体的机能，控制机体的活动，达到肌肉放松，精神安定，思想入静，并进行呼吸锻炼。

（2）作用

气功锻炼对人体的神经系统、心血管系统、消化系统、呼吸系统和内分泌系统等均有良好的作用。在气功锻炼中，意念入静，神经系统处于内抑制状态，能消除大脑皮层的紧张状态，对机体有很好的保护作用。练功时以腹式呼吸为主，能有节律地"按摩"腹腔器官，改善消化和吸收功能。此外，气功锻炼能使皮质激素、生长激素分泌量减少，从而使蛋白质更新率变慢，使酶的活性改变，并使免疫功能增强。

（3）练气功时应遵循如下原则

松静自然，意气合一，动静结合，循序渐进。

（4）练习方法

包括调身、调息和调心。

①调身

即摆好适当姿势。常用的练功姿势有三种，即坐位、卧位和站位。总的要求是全身放松，呼吸协调，动作柔和与圆活，以自感舒适、愉快、轻松为宜。适宜的姿势，可使呼吸自然，意念集中，健身效果显著。

②调息

包括呼吸锻炼和内气锻炼两个方面。前者是在意念活动的主导下进行的，即以意领气，气沉丹田。其根本原则是在自然呼吸的前提下，进行鼻呼吸或鼻吸口呼，逐渐把呼吸锻炼得柔和、细缓、均匀、深长。内气锻炼指练功过程中在一定条件下使体内产生的一种"气"样的感觉，这种内气是体内物质在特定状态下呈现的生理现象。

③调心

即把意念活动集中在自己身体的某一部位或空间的某一实物，或意想某一词义。其要领是排除杂念，达到入静状态。

（二）注意事项

1. 初练者首先要将姿势练熟，然后再进行呼吸、意念和姿势的配合锻炼。中老年人练习，可适当降低难度，如提足跟等动作可以不做，避免因练习引起血压升高、头痛、头晕等。对心脏病、糖尿病等患者注意医务监督。

2. 运动贵在坚持，重在适度。练习的强度以身体发热微微出汗为宜。适宜的运动后会觉得精神饱满，体力充沛，身体无不适感，睡眠质量高，食欲增加。

3. 练习次数每天可以安排 1~2 次。每节锻炼的次数，要根据个人的体质和体力情况灵活掌握，逐渐增加，循序渐进，不可操之过急。

4. 运动时间可在早晨或者在睡前 2 小时左右选择一些适宜项目进行锻炼，如在饭前锻炼，至少要休息 0.5 小时后才能用餐；饭后则至少要休息 1.5 小时以上才能锻炼。为了避免锻炼后过度兴奋而影响入睡，应该在临睡前 2 小时左右结束锻炼。

5. 运动前后要重视热身、放松、保健，如拍打锻炼的肌肉，用热水洗脚，换上干净的服装。

6. 气功练习环境最好要安静，不宜在喧杂、容易产生突然剧烈响声和大风直吹的场所练习。站桩功最好是两人以上共同练习，可以相互照应。

五、典型案例

案例 1

某患者，男性，49 岁，近期体检未见异常。

1. 主要症状

不易入睡，睡眠不深，多梦易醒，醒后难以再次入睡，每晚睡眠时间 4~5 小时，持续 1 年；伴阵发性心悸，乏力神疲，饮食无味，面色无华。

2. 建档及首次测评情况

睡眠质量测评：PSQI 总分为 11 分。

中医体质辨识：气虚质。

3. 临床诊断

睡眠亚健康/亚健康态失眠。

4. 调理方案和实施情况

运动导引调理选用八段锦。最初一个月在专业教师指导下学习功法要点，环境适宜，衣着宽松，每天 1 次，每次练习 40 分钟，每周不少于 5 次练习，要做准备活动和整理运动，2 个月为 1 个疗程。

5. 疗程后效果评价

运动导引调理 2 个月后患者自觉体力明显改善，心悸发作次数减少，多梦消失，入睡时间缩短，PSQI 评分为 9 分。

4 个月后精神体力进一步好转，睡眠时间延长至每晚 7~8 小时，睡眠质量较好，PSQI 评分为 6 分。

案例 2

某患者，女性，51 岁，近半年血压有波动，血压波动在 140～150/80～90mmHg，未用药。余体检未见异常。

1. 主要症状

入睡困难，夜间多梦，每夜睡眠时间 3～4 小时，醒后疲乏感明显，心烦，头晕耳鸣，潮热盗汗，持续半年。

2. 建档及首次测评情况

睡眠质量测评：PSQI 总分为 10 分。

中医体质辨识：阴虚质。

3. 临床诊断

睡眠亚健康/亚健康态失眠。

4. 调理方案和实施情况

运动导引调理建议选用 24 式简化太极拳。最初一个月在专业教师指导下学习功法要点，每天学习 1 小时，掌握太极拳功法后每天进行 60 分钟左右的锻炼，每周不少于 3 次，3 个月为 1 个疗程。

5. 疗程后效果评价

3 个月后患者入睡时间、夜间做梦情况、醒后感觉均明显改善，一夜总睡眠时间延长至 5～6 小时，心烦、潮热盗汗等症状减轻，PSQI 评分为 8 分。

半年后入睡困难、多梦、醒后疲乏等症状基本消失，一夜睡眠时间在 7～8 小时，精神体力佳，血压平稳，PSQI 评分为 6 分。

案例 3

某患者，女性，24 岁，近期体检未见异常。

1. 主要症状

入睡困难，夜多惊梦，易醒，有时胸部胀闷，口苦咽干，时有头晕，持续 4 个月。

2. 建档及首次测评情况

睡眠质量测评：PSQI 总分为 9 分。

中医体质辨识：气郁质。

3. 临床诊断

睡眠亚健康/亚健康态失眠。

4. 调理方案和实施情况

运动调理选用慢跑，每次 30 分钟，每天 1 次，每周不少于 5 次，跑步前后做热身运动，1 个月为 1 个疗程。

5. 疗程后效果评价

1 个月后患者入睡时间缩短，睡眠多梦、易醒等症状减轻，睡眠质量及睡眠效率提高，PSQI 评分为 8 分。

3 个月后诸症基本消失，睡眠正常，PSQI 评分为 5 分。

第八节　情志调理

一、概念

睡眠亚健康的情志调理即运用中医情志学说理论来调理睡眠亚健康人群，以改善其睡眠不适、提升其睡眠质量的疗法。

二、基本原理

所谓情志，是指怒、喜、忧、思、悲、恐、惊这七种精神情感活动，是人们对周围事物所做出的反应，又称为"七情"。中医学认为，每一种情感活动都与内脏相关联，也就是每一个脏腑都有其情感活动。七情过极或持久作用，致使脏腑气血功能失常，产生了七情内伤。情志是人体对外界刺激的正常心理反应，情绪的变化每天都陪伴着我们。

一般情况下，外界刺激不会引起睡眠亚健康状态的发生，但如果刺激过度或过久，超过了正常的适应能力，就会引起睡眠亚健康状态的出现乃至造成疾病。如《素问·阴阳应象大论》曰："人有五脏化五气，以生喜怒悲忧恐。"心之志为喜，肝之志为怒，脾之志为思，肺之志为忧，肾之志为恐。一般情况下，喜、怒、悲、忧、恐属正常的精神活动，只有长期的精神刺激或突然受到超极限的、剧烈的精神创伤，使气血不和、阴阳失调、脏腑经络功能紊乱，就会发生亚健康或疾病，甚至导致早衰。临床尤以心、肝、脾三脏失调多见。不良情绪长时间刺激机体，导致机体稳态破坏，最终影响睡眠，造成睡眠亚健康状态。

情志所伤主要表现为气机紊乱、升降失调，所谓"百病皆生于气"，即是言气机紊乱后可导致很多病变。情志影响气的病变是由于情志的不同而形式不一，即"怒则气上，喜则气缓，悲则气消，恐则气下，惊则气乱，思则气结"。心为五脏六腑之大主，七情各有脏腑所属，各有偏伤，然总归于心。所以情志之病，调心、宁心十分重要。

怎样调心呢？《东医宝鉴》云："欲治其疾，先活其心，必正其心，乃资于道。使病者尽去心中疑虑思想，一切妄念，一切不平，一切入我悔悟平生所为过恶，便当放下身心，以我之天合所事之天，久之遂凝于神，则自然心君泰宁，性地和平，知世间万事皆是空虚，终日营为皆是妄想，知我身皆是虚幻，祸祸皆是无有，生死皆是一梦，慨然领悟，顿然解释，则心地自然清净，疾病自然安痊。"

情志得调，气机流畅，病安从来，人定能长寿。现代人面临着学习、工作、生活等多方面的压力，很多不良情绪无法及时排解、释放，时间一久就成了睡眠亚健康的主要原因。中医也认为睡眠亚健康的重要病因是情志不舒，肝郁化火，热扰心神；忧愁思虑过度，伤脾而生痰热，亦可扰动心神。胸怀开朗乐观、心情舒畅、精神愉快，可以使人体气机调畅、气血和平，保持健康心态、知足常乐是防止睡眠亚健康状态的有力武器。

三、调理原则

在情志调节治疗睡眠亚健康的时候，要避免只重视躯体亚健康，而应该同时注重情志，即通过"心身并调"模式综合调理患者的睡眠亚健康。因为躯体亚健康和心理亚健康可以同时影响人的睡眠，因此，心身并调能更加有效地使得患者的亚健康症状得到同步改善。

四、常用方法

心身并调理论基础则基于中医"形神一体"理论，主要体现在生理上形具神生、神为形主两方面。形具神生强调形体决定精神，心理活动虽藏于五脏，主宰于心，但其是由精气化生的，即"神"的物质基础是精气，如《类经》曰："精能生气，气能生神……精盈则气盛，气盛则神全。"同时，中医学将各种心理活动称为"神"，认为神的活动是人体脏腑活动的表现之一。中医学既强调形体决定精神的唯物论观点，同时又重视神在生命活动中的统帅地位，肯定精神意识对机体内外环境的统一协调有着重大的能动作用，即神为形主。

"心身并调"理论的临床应用基于病理上形变及神、神变及形，即形神二者相互影响为病。形体病变主要是指脏腑机能紊乱，气血瘀滞，甚至组织结构的坏损，而脏腑机能紊乱可导致情志异常，即形变引起神变。如《灵枢·本神》云："肝气虚则恐，实则怒……心气虚则悲，实则笑不休。"说明脏腑的病变，可以导致各种心理活动的异常，如中风后患者，则会出现焦虑抑郁等情志疾病。相反，情志病变亦可引起形体病变，七情太过与不及首先导致气机不畅，进而由气机不畅导致相应的脏腑功能紊乱，以致阴阳失调、经络阻滞、气血逆乱，从而发生疾病。

"心身并调"的基本方法为言语疏导。言语疏导主要是通过言语交流来疏导患者，以期达到心理治疗的目的。如《清代名医医案精华·何书田医案》载："七情抑郁，思虑伤脾，心营耗散，气郁不舒，以致不寐，胆怯惊疑不定，肝木作胀，时时哕气，脉形弦细，此痫症之机。能舒怀抱，戒烦恼，服药方许奏效。用加味归脾法。"此医案是古代医家运用心身并调治疗"睡眠亚健康"的经典案例，患者既有七情抑郁、胆怯惊疑等精神症状，又有不寐、哕气等躯体症状，心身并调，治以"舒怀抱、戒烦恼"与加味归脾法相辅为用，使患者内在肝郁之气条达疏泄，情志调达，睡眠改善，心身恢复正常。

睡眠亚健康人群除了入睡困难、梦多易醒、醒后难睡等症状外，常常伴有头脑不清晰、记忆力下降等躯体症状，以及焦虑、抑郁等精神症状，治疗时要综合分析、心身并调。治疗分为药物治疗和言语疏导。药物治疗又分为调神和调形。调神，主要调理心肝，兼以调理肺脾肾；调形，主要调理肺脾肾，兼以调理心肝。中医学认为，心藏神，心主神明，心主神志；肝主疏泄，调畅情志，人的神志活动和心、肝最为密切，所以调神主要调理心肝。肺主气司呼吸，朝百脉，主治节；脾主运化，主统血；肾藏精，主水，主纳气，人体形体机能和肺、脾、肾的关系最为密切，所以调形主要调理肺脾肾。

中医心身并调基于"形神一体"学说，是区别于现代医学最突出的特点。中医历来重视精神活动与人体生理、病理的密切关系，即心理与生理"形神合一"。中医历来有"病由心生"的说法，现代医学也认为大多数睡眠障碍都与心理因素有关，因此，对于心因性原因所造成的睡眠亚健康，必须以情志调理作为重要的手段。在诊察"睡眠亚健康"时重视区分精神症状和躯体症状，重视"心身并调，治心为上"。

"话疗"是情志调理的主要方式，在睡眠亚健康治疗中具有重要作用。"睡眠亚健康"

患者往往是由于其对人、对事、对物存在错误的观点和认识，没有处理好人和人、人和事、人和物等关系，对于宇宙、人生存在错误的想法、说法和做法，无法适应外界压力所引起。日久则表现为心身共患，治疗时候应该针对患者一些错误的观点，导入正确的观点，通过言语疏导，使患者的心理和精神症状同时得到治疗，打破恶性循环，从而消除心身疾病，恢复健康睡眠。

第九节　音乐调理

一、概念

睡眠亚健康音乐调理技术是一种以中医学、现代睡眠医学、现代物理学、中国乐论及音乐心理学等相关理论为基础，以临床研究数据为支撑，以睡眠亚健康者，尤其是紧张压力过度和情志内伤所致睡眠亚健康者为主要调理对象，以改善调理对象的失眠症状，提升睡眠质量，维护及促进心身健康为目的的中医养生保健技术。

二、基本原理和分类

（一）基本原理

临床研究结果表明，睡眠亚健康音乐调理技术能改善睡眠亚健康者的失眠症状和睡眠质量。其中，音乐静养调理法的基本原理是利用调理音乐平和静美的情态特征，采用聆听方式，通过减压放松、平和情绪、静心安神，从而改善失眠症状和睡眠质量。音乐体感振动放松调理法和音乐循经推拿调理法是建立在调理音乐声波经脉腧穴接收传导特性研究的基础上。

音乐体感振动放松调理法是采用体感音响振动器具（床或床垫），使调理对象在聆听调理音乐的同时，身体同步感受到调理音乐的谐频共振，通过放松心身、静心安神、调理气血和脏腑功能失调，从而改善失眠症状和睡眠质量。

音乐循经推拿调理法是采用体感音响振动按摩器具，在调理对象体表相应的经穴部位进行推、摩、点、按，使调理对象在聆听调理音乐的同时，身体相应经穴接收调理音乐的谐频共振，通过静心安神、调理气血和脏腑功能失调，从而改善失眠症状和提升睡眠质量。

现代心理生理测评结果显示，睡眠亚健康音乐调理方法能改善调理对象的精神心理症状，具有放松肌肉、增加局部血液循环、平衡人体整体热辐射、降低心率及增强副交感神经强度等功效。

（二）分类

睡眠亚健康音乐调理技术主要包括睡眠质量测评，中医辨识，调理音乐和音乐调理方法选择、调理方案制定，调理及睡眠健康管理功效评价四部分的内容。音乐调理方法分为音乐静养调理法、音乐体感振动放松调理法和音乐循经推拿调理法。也可分为单一音乐调理方法，组合不同音乐调理法，或音乐调理法与其他睡眠亚健康调理法组合形成的综合调理法。

三、调理原则及注意事项

（一）音乐调理三原则

1. 安全性原则

（1）调理对象为睡眠亚健康人群，排除禁用人群，注意慎用人群。

（2）所用器具应为国家3C认证产品。

（3）调理环境要安静，音量和振动强度调至调理对象感到舒适为度。室内音量控制在50dB及以下，音响振动适中，切忌音量过大，振动过强。

2. 适宜性原则

调理音乐和调理方案应与调理对象相适宜。调理人员制定调理方案的过程是发现问题和咨询指导的过程，是帮助调理对象正确认知自身存在睡眠亚健康问题、分析可能的原因，以及了解睡眠亚健康音乐调理方法、原理及有效性的过程。同时，要强调23点前入睡对提高睡眠质量和维护及促进健康的重要性，帮助调理对象改变起居无常等不良睡眠习惯，尽可能地帮助调理对象正确认知和处理工作生活中的压力和负性情绪问题。

选择与调理对象相匹配的调理音乐是确保睡眠亚健康音乐调理效果的关键环节。匹配度测评能评价调理音乐与调理对象之间的匹配程度和即时有效性。临床研究结果表明，高匹配度组的睡眠亚健康音乐调理的临床效果显著高于低匹配度组。高匹配度调理音乐可通过增强副交感神经强度来改善睡眠质量。因此，在开展睡眠亚健康音乐调理前，应采用匹配度测评技术，为调理对象选择高匹配度的调理音乐。

3. 有效性原则

评价方法有匹配度测评方法和睡眠质量测评法及中医辨识法等。匹配度测评用于评价单次音乐调理的即时效果，而睡眠质量测评和中医辨识法用于评价疗程调理的近期、远期效果。只有保证每次音乐调理的有效性，才能确保疗程的有效性。

（二）注意事项

1. 适用人群

睡眠亚健康者，尤其是紧张压力过度和情志内伤所致的睡眠亚健康者。

2. 禁用和慎用人群

重度精神心理问题者禁用。急性炎症、内外伤活动性出血（月经期除外）者、低血压、血栓、放置心脏起搏器或支架者，应避免使用音乐循经推拿法和音乐体感振动放松法。

（三）不良反应及处理

调理人员应严格遵循睡眠亚健康音乐调理三原则及注意事项，迄今为止，尚未发现有不良反应报道。

四、常用方法和方案

（一）音乐静养调理法

1. 适宜人群的主要临床表现

（1）主要症状：入睡困难（初入熟睡时间 >30 分钟）为主。

（2）睡眠质量测评：PSQI 测评总分为 7 ~ 9 分，或 CPC 睡眠质量测评总分为 60 ~ 79 分。

（3）中医辨识：平和质或偏颇体质倾向。

2. 应用原则

（1）严格遵循音乐调理三原则。

（2）减压放松，平和情绪，静心安神，改善入睡困难。

3. 步骤流程

（1）建立睡眠健康管理档案，进行睡眠质量测评和中医辨识。

（2）进行匹配度实时监测下的单次音乐调理，确定调理音乐与调理对象的匹配程度。如发现匹配度 <60，要查找原因，及时修正。

（3）制定并完成音乐静养调理方案：每天 2 次，白天（最好是 11 点至 13 点或下午）或自觉紧张焦虑时，调理时间为 15 ~ 20 分钟/次；晚上上床后（最好 23 点前），调理时间为 30 ~ 40 分钟/次。疗程为 1 个月。

（4）音乐静养调理基本操作步骤

①音乐播放器设定：单曲反复播放和定时停止，音量适中。

②体位：白天可采用坐位或自然卧位，夜间自然卧位（最好是平卧位或右侧卧位）。

③方法：排除杂念，专注聆听调理音乐，心身顺遂自然，放松－入静－入睡。

（5）功效评价：疗程结束后及时进行睡眠质量测评。

（二）音乐体感振动放松调理法

1. 适宜人群的主要临床表现

（1）主要症状：入睡困难，熟睡不足，多梦。

（2）睡眠质量测评：PSQI 测评总分为 7 ~ 9 分，或 CPC 睡眠质量测评总分为 60 ~ 79 分。

（3）中医辨识：有睡眠亚健康常见的偏颇体质，如阳虚质、气虚质、湿热质、气郁质等。

2. 应用原则

（1）严格遵循音乐调理三原则。

（2）放松心身，静心安神，调理气血和脏腑功能失调，改善睡眠质量。

3. 步骤流程

（1）建立睡眠健康管理档案，进行睡眠质量测评和中医辨识。

（2）根据《黄帝内经》的五音－五脏关系学说（徵音对心，角音对肝，宫音对脾，羽音对肾，商音对肺），选择适宜调理音乐，进行匹配度实时监测下的单次音乐体感振动放松调理，确定调理音乐与调理对象的匹配程度。如发现匹配度<60，要查找原因，及时修正。

（3）制定并完成音乐体感振动放松调理方案：一般情况下，每周2～3次，每次30分钟（最好是中午或下午进行），10次为1个疗程。

（4）音乐体感振动放松调理基本操作步骤

①开启设备及系统，音量及振动强度调至适中，调暗灯光，播放调理音乐。

②取自然卧位（最好平卧位或右侧卧位）。

③排除杂念，全身心聆听并感受调理音乐的谐频共振，顺遂自然，放松入静。

（5）功效评价：疗程结束后及时进行睡眠质量测评。

（三）音乐循经推拿调理法与音乐体感振动放松调理法组合的综合调理法

1. 适宜人群的主要临床表现

（1）主要症状：入睡困难，熟睡不足，多梦或早醒。

（2）睡眠质量测评：PSQI测评总分为7～9分，或CPC睡眠质量测评总分为60～79分。

（3）中医辨识：偏颇体质，有睡眠亚健康常见证候，如心火扰神证（心系功能失调表现）、肝郁化火证（肝系功能失调表现）、胃气不和证或心脾两虚证（脾系功能失调表现）、心肾不交证（肾系功能失调表现）。

2. 应用原则

（1）严格遵循音乐调理三原则。

（2）静心安神，调理气血，调理脏腑功能失调，改善睡眠质量。

3. 步骤流程

（1）建立睡眠健康管理档案，进行睡眠质量测评和中医辨识。

（2）根据《黄帝内经》的五音－五脏关系学说，选择相对应的调理音乐，进行匹配度实时监测下的单次音乐体感振动放松调理，确定调理音乐与调理对象的匹配程度。如发现匹配度<60，要查找原因，及时修正。

（3）制定并完成音乐综合调理方案：一般每周2～3次，每次35分钟（最好是中午或下午进行）。其中，音乐循经推拿调理15分钟，音乐体感振动放松调理20分钟，10次为1个疗程。

（4）音乐循经推拿调理基本操作步骤

①"心系"功能失调者：分推前胸（约2分钟）；轻摩或轻点轻按膻中（约2分钟）；推心包经（约2分钟）；按内关（约1分钟）；按神门（约1分钟）；

按三阴交（约1分钟）；摩腹（约5分钟）；按心俞（约1分钟）。

②"肝系"功能失调者：推桥弓（约3分钟）；推季肋（约3分钟）；摩腹（约3分钟）；推膀胱经（约3分钟）；按肝俞（约1分钟）；按胆俞（约1分钟）。

③"脾系"功能失调者：推任脉（约3分钟）；推胃经（约3分钟）；摩腹（约3分钟）；按足三里（约1分钟）；推膀胱经（约3分钟）；按脾俞（约1分钟）；按胃俞（约1分钟）；按八髎（约1分钟）。

④"肾系"功能失调者：推膀胱经（约3分钟）；按腰眼（约1分钟）；按肾俞（约

1 分钟）；推擦腰骶（约 3 分钟）；按足心（约 1 分钟）；摩丹田（约 5 分钟）；点太溪（约 1 分钟）。

（5）功效评价：疗程结束后及时进行睡眠质量测评。

（四）典型案例

张某，男性，59 岁，近期体检未见异常。

1. 主要症状

不易入睡，睡眠不深，多梦；每周发生少于 3 次，持续 1 个月以下；上午有轻度疲劳感。

2. 建档及首次测评情况

睡眠质量测评：PSQI 总分为 7 分；CPC 睡眠质量测评总分为 75 分。

中医辨识：平和质有阳虚质倾向。

3. 临床诊断

睡眠亚健康/亚健康态失眠。

4. 匹配度实时监测下的单次音乐体感振动放松调理测评结果

音乐选择为角音 3 号，匹配度 80，干预效果高。

调理对象对音乐调理的主观感受：喜爱该音乐，音乐体感振动感受好，很舒服很享受。

5. 调理方案和实施情况

肝系音乐体感振动放松调理，每天 1 次，每次 30 分钟，6 次为 1 个疗程。

6. 疗程后效果评价

音乐调理疗程后自觉睡眠质量较前改善，无疲劳感。

CPC 睡眠质量测评结果显示，睡眠质量较前改善，尤其是入睡困难和熟睡不足显著改善，子丑寅时熟睡比例明显增加（表 5 - 2、表 5 - 3）。

表 5 - 2　　　　　　　调理前后的 CPC 整夜睡眠质量测评结果比较

CPC 整夜睡眠质量测评	调理前	调理后
总分	75	87
睡眠时间长度	6.3 小时	5.6 小时
初入熟睡时间	41 分钟	6 分钟
熟睡总时间	2.7 小时	3.2 小时
浅睡总时间	2.4 小时	1.8 小时
醒/做梦总时间	1.3 小时	0.6 小时
AHI	7.2	6.8

表5-3	调理前后的基于时辰的 CPC 睡眠质量测评的熟睡比例结果比较					
	熟睡比例（%）					
	亥时	子时	丑时	寅时	卯时	辰时
调理前	0	52.7	47.5	21.7	61.5	0
调理后	0	92.0	59.2	42.5	0	0

第十节 脾胃三位一体调理

一、概念

睡眠亚健康脾胃三位一体调理是一种以中医学、现代睡眠医学等相关学科为理论基础，以脾胃亚健康（如腹胀、嗳气、恶心、早饱、乏力、烦躁、精神不振、注意力不集中等）导致出现的睡眠亚健康人群为调理对象，利用计算机技术将心理疗法、胃肠电起搏和中频电穴位刺激等技术融合，"三位一体"地对胃肠及失眠症状同步进行整体、多靶点协同调理的技术。

二、基本原理

《素问·逆调论》曰："人有逆气不得卧……是阳明之逆也……阳明者，胃脉也。胃者，六腑之海，其气亦下行。阳明逆，不得从其道，故不得卧也。《下经》曰：胃不和则卧不安，此之谓也。"脾胃为后天之本，气血生化之源，对饮食营养的消化和吸收起重要作用。饮食中的营养精微物质由脾运化，转输于全身，以化生精、气、血、津液，为生命活动注入源源不断的能量，人体才有生机活力。脾胃枢机不利，则影响卫气运行而产生不寐。

临床研究表明，功能性胃肠疾病的发病机制复杂，主要有心理精神因素、胃肠电及运动功能紊乱、胃肠电传播异常、自主神经功能紊乱、肠神经系统的传入传出异常、内脏敏感性增高或降低等发病机制，其发病是综合因素导致的结果。长期精神紧张、自主神经功能紊乱等也是导致失眠等睡眠亚健康的重要原因。在充分认识导致出现睡眠亚健康表现基本原理的基础上，充分考虑疾病产生的整体性、复杂性，利用计算机技术将心理疗法、胃肠电起搏和中频电穴位刺激等技术融合，形成"三位一体"地对胃肠症状同步进行整体、多靶点协同调理。

该调理技术中，研究专家们针对脾胃亚健康的症状特点和发病因素，设计针对胃肠放松治疗的语言（包括入静语言、胃肠放松语言、结束语言），并配合背景轻音乐录制于电脑，通过计算机软件控制实现根据语音变化控制中频电和胃肠电起搏输出，使语音、中频电、胃肠电起搏协调工作，按语音指令输出中频电、胃肠电起搏治疗电流（包括时间、强度变化同步），通过治疗电流和心理语言的互相正强化作用以达到治疗目的。同时，在调理过程中，通过心理语言的诱导，使患者进入一个非常放松的状态，抑郁和焦虑情绪得到缓解，增加了穴位刺激、胃电起搏的疗效，穴位刺激、胃电起搏治疗时患者的躯体紧张得到缓解，也增加了其对心理语言的顺从性。穴位刺激能够通过手阳明大肠经及足阳明胃经的级联调节作用，促进胃功能的恢复，加强了胃电起搏的作用。并且胃肠起搏电极为加热电极，可增加腹部温暖舒适感觉，能更好地配合心理语言达到治疗效果。通过恢复胃肠道功能、调整自主神经功能状态、放松紧张情绪，以达到同时调理睡眠亚健康的目的。

三、调理原则及注意事项

（一）调理原则

1. 调理对象要适宜

需排除胃肠道器质性病变，明确诊断为胃肠道功能影响睡眠的人群。

2. 调理方式要适当

上消化道症状选用胃起搏治疗模块，下消化道症状选用肠起搏模块。穴位选用可根据患者的症状和中医穴位理论或医生的临床经验确定，通用穴位可选用足三里和内关穴。要根据具体的临床表现，结合调理经验，可自由组合选用胃肠起搏治疗模块、心理放松治疗模块、中频电穴位刺激模块。通用治疗选用心理放松治疗模块＋胃或肠起搏治疗模块＋中频电穴位刺激模块联合协同治疗。

3. 调理时长要适度

一个治疗疗程约 7～14 天，每天 1～2 次，每次治疗时间约 20 分钟，中途出现严重不良反应时应停止治疗。

（二）注意事项

1. 安置电极前，局部皮肤用酒精擦拭，以减少皮肤阻抗，安置电极部位要准确、牢固。

2. 每次治疗前要进行电极阈值测定，防止电流过大和突然电流变化而引起局部皮肤灼伤。如有局部皮肤灼伤，应暂停该部位的治疗，局部涂抹少许凡士林润滑油。

3. 禁忌证及慎用

（1）消化道出血、胃肠穿孔患者；

（2）消化道肿瘤未手术患者；

（3）消化性溃疡活动期患者；

（4）其他胃肠道严重器质性疾病患者；

（5）有严重心肺功能不全患者；

（6）安装有心脏起搏器和心脏支架患者；

（7）冠心病、心绞痛、心律失常患者；

（8）严重高血压患者；

（9）精神疾病或严重心理疾病不能合作者；

（10）孕产妇；

（11）其他严重疾病不适宜或不耐受者。

四、调理方法

胃肠动力治疗仪与机体接触的有体表胃电起搏电极、体表肠电起搏电极和中频电电极，根据患者的具体症状，选择合适的调理方法。

体表胃电起搏电极粘贴位置：一副起搏电极由2片电极组成，一片电极贴于胃体部在体表的投影处，即剑突与脐连线的中点向左旁开3～5cm，再向上1cm处；另一片电极贴于胃窦部在体表的投影处，即剑突与脐连线的中点向右旁开2～4cm处。

体表肠电起搏电极粘贴位置：一片电极贴于脐水平线向右旁开4～6cm，再向下1～2cm；另一片电极贴于脐水平线向左旁开4～6cm处。

中频电电极粘贴位置：根据患者的具体症状及中医穴位分布情况，选择合适的穴位，分别贴于相关穴位处。穴位选择和定位方法可参考GI胃肠动力治疗仪软件中的穴位和经络定位系统。

根据患者的具体情况，可自由组合选用胃肠起搏治疗模块、心理放松治疗模块、中频电穴位刺激模块。通用治疗选用心理放松治疗模块＋胃或肠起搏治疗模块＋中频电穴位刺激模块联合协同治疗。一个治疗疗程约7～14天，每天1～2次，每次治疗时间20分钟。

1. 常见胃肠功能性疾病调理方案

（1）功能性消化不良、功能性腹痛：体表胃电起搏＋中频电穴位（选用足三里穴、内关穴）＋心理放松语言。

（2）功能性便秘、肠易激综合征：体表肠电起搏＋中频电穴位（选用足三里穴、天枢穴）＋心理放松语言。

2. 适用范围

（1）功能性消化不良、功能性呕吐、功能性便秘、功能性腹胀、功能性腹痛、胃节律紊乱综合征、结肠易激综合征等功能性胃肠病。

（2）消化性溃疡愈合后仍然有胃肠道症状的改善。

（3）由胃肠道不适或疾病引起的睡眠亚健康状态。

3. 中频脉冲电还有以下适用范围

（1）对肩周炎、网球肘、盆腔炎、附件炎、慢性咽喉炎、扭伤、挫伤、肌纤维组织炎、肌肉劳损、肩关节周围炎、颈椎病、腰椎间盘突出症、坐骨神经痛、肱骨外上髁炎、狭窄性腱鞘炎、退行性骨关节病、关节纤维性挛缩、风湿性关节炎、类风湿关节炎、牙周炎、软组织损伤、非细菌性慢性前列腺炎、乳腺增生、乳痛症，具有促进血液循环和镇痛作用。

（2）对周围神经损伤、神经损伤、失用性肌萎缩、部分失神经肌肉的恢复、上下运动神经元损伤肌肉的恢复、术后肠麻痹、尿潴留、声带麻痹、偏瘫恢复、胃下垂（锻炼胃肠平滑肌）、减肥，具有锻炼肌肉的作用。

（3）对瘢痕、瘢痕挛缩、术后粘连、肠粘连、炎症后硬化、注射后硬结、阴茎海绵体硬结、血肿机化，具有软化瘢痕、松解粘连的作用。

第十一节 红外调理

一、概念

睡眠亚健康红外调理是一种以中医学、现代医学、物理学、人体工程力学等学科为理论基础，以亚健康者，尤其是睡眠亚健康者为主要调理对象，根据基于调理对象的调理方案，通过 4～14μm 远红外线的远红外光谱理疗的共振、渗透和温热作用及相关调理技术，能有效改善睡眠亚健康人群的睡眠症状，提高睡眠质量，促进人体健康的一种现代中医养生保健技术。调理对象可以采用居家红外调理，也可到调理机构进行专业红外综合调理。

二、基本原理和分类

（一）基本原理

国内外研究表明，红外辐射通过渗透、共振、温热作用于人体，改变细胞分子的运动状态，温度升高，即产生热效应（一次效应）；与此同时，由于人体是一个结构非常复杂的生物系统，还将产生一系列对人体有益的生理效应（二次效应或"非热效应"），包括：

1. 激活核糖核酸、蛋白质等生物大分子的活性；
2. 促进并改善局部和全身的血液循环，疏通经络；
3. 增强新陈代谢和组织的再生能力（使体内外物质交换处于平衡状态），清除有害物质；
4. 提高免疫力，改善"亚健康"状况；
5. 消炎、镇痛（对于慢性疼痛性和炎症性疾病疗效显著）；
6. 调节神经和呼吸系统功能。

红外部分波长范围的频率与人体内细胞分子的振动频率接近，通过分子谐振生热形成温热效应，促使皮下深层组织温度上升，从而使微血管扩张，加速血液循环，有利于清除血管囤积物、体内有害物质和妨害新陈代谢的障碍物，重新使组织复活。远红外线还可以促进体内一些酶的活性，使细胞自身产生有益血管和器官的物质。促进酵素生成，从而达到活化组织细胞、防止老化、强化免疫系统的目的。

远红外线可深入人体内部组织，具有双向调节神经、血液之功效。一方面通过协调大脑皮层的活动，使交感神经与副交感神经活动协调平衡；另一方面又能够扩张血管，使血压下降，促进正常睡眠状态。此外，远红外线具有升温保暖、抑菌除臭等功能，使人轻松入梦，在睡眠中迅速消除疲劳，可减轻和改善失眠症状，提高睡眠质量。

睡眠亚健康红外调理技术依据中医"阳经主气，阴经主血""气行则血行，气滞则血瘀"的原理，通过远红外线的温热效应，加速血液循环，改善脑组织微循环状况，使脑细胞获得充分的氧气及养料供给，加强新陈代谢，使大脑皮层失衡状况得以改变，可改善心神失养、思虑劳神太过或心神不安，平衡大脑皮层活动，并可改善交感神经活动过度兴奋的状况。

《素问·生气通天论》云："阳气者，精则养神，柔则养筋。"《景岳全书·中兴论》曰："气为阳，阳主神也。"气以生神，脏腑阳气盛则神安，衰则神病，故阳气被伤则不能养神而导致失眠。通过红外技术调理，佐以中医经络调理、磁疗与足底脉冲综合作用于脏腑，为人体补充能量，达到通经络、排寒湿、升阳气、补气血、调脏腑、平阴阳的效果，进而改善人体的睡眠质量。

（二）分类

1. 专业红外综合调理

调理对象症状较重或行动不便者，可在相关调理机构进行专业红外综合调理。

2. 居家红外调理

调理对象症状较轻者，可在家里进行居家红外调理。

三、调理原则与注意事项

（一）红外调理原则

1. 安全性原则

（1）调理对象为睡眠亚健康人群，排除禁用人群，注意慎用人群。

（2）所用器具应通过相关安全认证。

2. 适宜有效性原则

红外技术调理方案应与调理对象自身的实际情况相适宜，调理师在制定调理方案和开展调理之前，应该根据红外测评和体质测评对调理对象的睡眠亚健康原因和调理方向进行详细评估与说明，选择与调理对象相匹配的方法，以确保适宜有效。

（二）注意事项

1. 适用人群

睡眠亚健康者。

2. 禁用和慎用人群

心理、精神异常者禁用；甲状腺功能亢进者，孕妇、幼儿，癌症患者，体内有异物者（钢板或钢钉等），严重皮肤病患者，严重心衰患者或其他严重心脏疾病患者，传染性疾病者，饮酒过量者及过敏者慎用。

3. 其他注意事项

（1）调理前应淋浴，卸妆。

（2）不宜在过饱和空腹时使用。

（3）调理前先喝适量的温水，调理过程中根据需要饮入 1000～1500mL 的温开水。

（4）调理过程中不可擦、搓身体，汗液可用毛巾沾拭。

（5）调理后 2 小时内不宜吃冷饮。

四、常用方法和方案

（一）专业红外综合调理

1. 适用人群及临床表现

有入睡或续睡困难、多梦、易惊醒或睡眠不实、早醒等失眠症状者，中医辨证有相应证候。

2. 应用原则

（1）严格遵循红外调理原则。

（2）调畅情志，均衡饮食，改善睡眠环境，补益心脾，益气生血，疏肝泻热；佐以安神，化痰清热，清泻肝胆，滋阴降火。

3. 基本操作步骤

（1）开穴排风：使用远红外光谱理疗舱 4 档理疗 + 汗蒸功能 5 分钟，至微微出汗即可（可适当调整时间），打开毛孔。

（2）开展 5～10 分钟中医经络调理，不同原因所引起的睡眠亚健康经络调理如下：

心脾两虚者：开穴排风后，疏通膀胱经、肝胆经、心经、心包经、脾胃经。

肝郁化火者：开穴排风后，疏通任脉、督脉、心经、心包经、脾胃经、肝胆经、手足太阳经。

心胆气虚者：开穴排风后，疏通任脉、督脉、心经、心包经、脾胃经、肝胆经、手足太阳经。

痰热内扰者：开穴排风后，疏通任脉、督脉、心经、心包经、肝胆经。

阴虚火旺者：开穴排风后，疏通任脉、督脉、心经、心包经、脾胃经、肝胆经。

（3）红外技术调理：使用远红外光谱理疗舱 3 档理疗 + 汗蒸 + 足疗功能，开展红外技术调理 20～30 分钟；全程饮入 800～1200mL 的温开水。

出舱后平躺休息并使用远红外颈椎康复枕红外热灸 + 3 档强度 3 级低频电灸 15 分钟。

（二）居家红外调理

1. 适用人群及临床表现

有入睡或续睡困难、多梦、易惊醒或睡眠不实、早醒等症状者，无明显中医证候。

2. 应用原则

（1）严格遵循红外调理原则。

（2）调畅情志，均衡饮食，改善睡眠环境，益气生血，滋阴补阳。

3. 基本操作步骤

（1）早起洗漱之后，使用远红外光谱理疗舱 3 档理疗 + 汗蒸 + 足疗功能，开展红外技术调理 20～30 分钟，全程饮入 800～1200mL 的温开水。

（2）晚上洗漱之后，使用远红外频谱理疗养生桶 55℃ + 足底生物电灸 10 级功能 30 分钟，可补心血，改善微循环。

（3）同时，使用远红外光波理疗垫 5 档温热手部 30 分钟，改善手部微循环，促进心经和心包经的气血畅行，改善心脏供血。

（4）睡前使用远红外颈椎康复枕红外热灸＋3档强度3级低频电灸调理15分钟。

（5）最后使用能量养生睡眠系统3档，进入睡眠。

第十二节 能量场调理

一、概念

睡眠亚健康能量场调理技术是借助"健康能量场养生住宅"，制造出一个可以释放负离子、远红外线、生物电、生物磁场、生物声等微量元素并聚集能量的环境，从而达到提升机体的精、气、神，改善失眠、疲劳等亚健康症状的目的。能量场调理属于非药物调理方法。

二、基本原理

《素问·生气通天论》中记载："苍天之气清净，则志意治，顺之则阳气固，虽有贼邪，弗能害也，此因时之序。故圣人传精神，服天气，而通神明，失之则内闭九窍，外壅肌肉，卫气散解，此谓自伤，气之削也。"中医学认为，气是构成人体及维持生命活动的最基本能量，同时也具有生理机能的含义。现代医学认为，气是流动的"信息－能量－物质"的统一体。基于此，现代许多养生方面的专家从改善人体周围生存环境入手，探寻适合现代人的最适宜的能量养生技术。在改善睡眠方面，具有创新性的养生能量场应运而生，具有代表性的如崔德亮专家团队研发的"健康能量场养生住宅"。

"健康能量场养生住宅"是根据传统中医五行（木、火、土、金、水）学说，把人体的五脏（心、肝、脾、肺、肾）、自然的五色（白、青、黑、红、黄）、药物的五性（酸、苦、甘、辛、咸）等有机系统地联系起来，将几十种具有调理作用的五色中医矿物质药物研磨成粉，然后添加一些具有保健养生功能的氨基酸、微量元素等，制作成五种颜色的合成能量粉料，然后根据调理的需要，选择合适颜色的配比，合成能量粉，并均匀地（平均厚度约1mm）涂抹在居住的墙面或墙板上，与墙体的内墙黏合在一起，涂到墙面以后，可以释放负离子、远红外线、生物电、生物磁场、生物声等微量元素，并且制造出一个聚集能量的环境，从而达到提升机体的精、气、神，改善失眠、疲劳等亚健康症状的目的。

健康能量场养生住宅可提升居住环境中的负离子等。通过呼吸作用，这些负离子进入体内后，可以调节机体内在的生物节律，抑制老化；使肝肾功能、肠蠕动功能活化；改善脂质、糖代谢；促进吸收消化，产生代谢激素；能活化NK细胞；抑制有害菌、病原菌的增殖，防止感染，从而增强自身的自然免疫力及对各种疾病的自然治愈力，以提升睡眠质量。并且其远红外线可加速机体血液循环，改善脑组织的微循环状况，使脑细胞获得充分的养料供给，加强新陈代谢，使大脑皮层的失衡状况得以改善，加深抑制过程，起到安神促眠的作用。

三、调理原则及注意事项

（一）调理原则

整个调理过程中应以整体观念，辨证调治为主，注重因人而异的个性化调理。在调理过程中平衡阴阳，补养脏腑，并应循序渐进。同时注意能量场调理中五行与五脏的关系。

（二）注意事项

1. 调理前应开窗通风，使健康能量场养生住宅保持合适浓度的负氧离子，以达到最佳调理效果。

2. 患者要心情愉悦，保持放松的自然状态，遵循调理人员的安排。

3. 患者调理期间，必须要有监护人，发现不适症状时要及时就医。

4. 危重患者，必须在医务人员和亲属的监护下进行调理。

5. 要注意保暖和防暑，在冬季要保暖，在夏天高温时要防中暑，一般温度控制在23℃左右，湿度65%左右。同时，还要注意室内温度的调节，以及打开换气扇，及时换取新鲜空气。

6. 注意控制调理时间。

7. 对健康能量场养生住宅的能量粉料过敏者，不能开展此项调理。

8. 调理期间，正常饮食，清淡为主，多喝水。

9. 孕产妇禁用。

四、调理方法

根据传统中医五行（木、火、土、金、水）、五脏（心、肝、脾、肺、肾）、五色（白、青、黑、红、黄）、五性（酸、苦、甘、辛、咸）等理论，通过对患者症状的综合判断，选择具体的调理疗程。

一般一个调理疗程为21天，分为3个阶段，第一阶段为1~7天，调理时间控制在20小时左右；第二阶段为8~14天，调理时间控制在12小时左右；第三阶段为15~21天，调理时间控制在10小时左右。

通过健康能量场养生住宅释放的负离子、远红外线、生物电、生物磁场等能量，可起到修复机体、平衡脏腑、改善体质、防治疾病的效果。

一般在调理时，能量房间的温度控制在23℃左右，湿度65%左右。保持室内环境优雅，放松心情，多喝水，正常饮食，尽量以清淡为主。保持正常睡眠，尤其是子午时睡眠。同时，还可结合中医推拿按摩、音乐调理、健康教育、健康训练等其他调理技术一起进行调理。

第六章　睡眠亚健康调理

第一节　睡眠亚健康的调理原则

睡眠亚健康的调理原则是：调整睡眠，促进睡眠，改善睡眠；按照先养后医、先非药物后药物的调理顺序。

（一）调整睡眠

中医调理睡眠障碍的基本出发点，不是强迫异常的睡眠状态迅速改变，而是尽可能地恢复正常睡眠与觉醒的运行。查找病因、分析病机甚为重要。以失眠为例，中医学认为，失眠的病因主要有外邪所感、七情内伤、思虑劳倦太过或暴受惊恐，也可由先天禀赋不足、久病虚劳或年迈体虚等所致。主要病机为阴阳气血失和，阴阳脏腑功能失调，以致神明被扰，神不安舍。总的治则为补虚泻实，调整阴阳。补虚则用益气养血，滋补肝肾，补脑安神之法；泻实则用清肝泻火，和中消滞，活血化瘀之法。

改善睡眠卫生是调理失眠、睡眠时相后移综合征、睡眠时相前移综合征等的必要手段。每天按时睡眠，保持好的睡眠习惯，但按时睡眠不应是机械地固定在某个时间点，而是应当遵循阴阳运行规律，做有序的适当的调整。中国古代养生家根据一年四季的变化，提出不同季节的睡眠时间。

春季的睡眠时间是"夜卧早起"，即说入夜即卧，天明即起。

夏季的睡眠时间是"夜卧早起，毋厌于日"，则讲的是夏季晚间睡眠时间宜延后，但晨起时间不变，中午可以增加午睡时间。"夏三月，宜晚眠早起，感天地之清气，令人寿。"（《运化玄枢》）

秋季的睡眠时间是"早卧早起"，也就是说秋季睡眠时间宜稍长，以补夏季睡眠时所伤之阴气。"早卧早起，与鸡俱兴，使志安宁，以缓秋刑，收敛神气，毋外其志，使肺气清，此秋气之应，养收之道也。"（《备急千金要方》）

冬季的睡眠时间在一年中最长。"早卧晚起，暖足凉脑，曝背避寒，勿令汗出，目勿近火，足宜常濯。"（《修龄要指》）

（二）促进睡眠

调理睡眠障碍时，要注意区分不同的睡眠亚健康态，有的放矢地调理各种原发疾病。

中医促进睡眠有很多方法，大体可归纳为药物调理、非药物调理、心理干预等方式。

除了药物调理外，针灸、按摩等非药物调理方法也是非常简便有效的方法，可以促进睡眠，调理入睡困难型失眠等症，又可提神、减轻嗜睡等症状。

睡眠亚健康态的各种状态，多因情志所伤、劳逸失度、久病体虚、情志过激、饮食不节等而致阴阳失调，心神不宁，故调理时除用药物外，必须注意配合心理疗法，即注意患者的精神因素，根据其病因，消除思想顾虑，避免情绪激动，则会取得更好的疗效。在心理调理的同时，也应重视心理护理，如正确认识睡眠与失眠，建立良好的睡眠生物律，优化睡眠环境，适当锻炼，保持良好的心理状态。

（三）改善睡眠

中医改善睡眠、防治睡眠障碍的主要手段是采用睡眠养生的方法，逐渐提高睡眠的质量，进而预防睡眠障碍的发生，提高应对睡眠障碍的能力。如选择适合自己睡眠习惯的睡眠用具或者功能性睡眠用具，可提高睡眠质量，增强睡眠舒适度。

中医学认为，五脏精气是情志活动的物质基础，情志活动是五脏精气的外在表现。正常情况下，人体发挥着自我调理情感和防御，以缓冲外界精神刺激，其对外界的刺激既有适应性，又有防御性。但七情所伤，五志过极则会导致气血逆乱，气机失和，使机体阴阳失于平衡，而产生疾病。因此，预防睡眠亚健康的产生，应保持心情舒畅，避免不良情绪刺激。此外，临睡前不宜过度兴奋，避免浓茶、咖啡，适当体力劳动及锻炼均可促进睡眠。

针对引起睡眠亚健康的原因进行预防也是改善睡眠的一项重要措施。如针对倒班所致的睡眠障碍，可减少夜班，且不连续夜班，优化轮班机制。另外，还可优化睡眠环境，室内温度适宜，避免噪音和光线刺激，被褥清洁干燥，也可改善睡眠质量。

（四）综合调理

睡眠是复杂的生理现象，睡眠亚健康人群也有着复杂的形成原因。在调理睡眠亚健康时要充分利用各种调理手段，综合调理。

1. 睡眠健康宣教

如创造良好的睡眠环境，养成良好睡眠习惯及有规律的睡眠，使其心理与躯体活动都形成条件反射，并做好睡前必要准备，不食用浓茶、烟酒、咖啡等刺激性食物，勿看刺激性电影、电视，勿讨论令人激动的话题，解除对身体压迫的因素。睡眠要守时，合理饮食，定时运动。

2. 药膳食疗

药膳食疗对亚健康状态之应用研究须全面综合分析，从而正确地辨认出不同的证型，然后针对不同的证型施以恰当的调理，以达到调理疾病的目的。中医药膳食疗特别重视脾胃功能，根据患者脾胃的消化吸收和运化功能状态而给与不同的膳食，《黄帝内经》中提出了"虚者补之""实者泻之""寒者热之""热者寒之"等调理原则，这些不仅是中药调理的重要原则，也是药膳食疗调理的原则。

三因制宜即因人、因地、因时，是指要根据患者、地域及天时的不同，而灵活运用不同的调理的方法，这是中医调理的重要原则，也是药膳食疗调理的原则。不同的疾病和体质，其阴阳气血的盛衰也各不相同，有的偏寒，有的偏热，有的平和，其禀赋、强弱、性格类型也不一样，各人的嗜好也会有很大的差异。地域不同，自然条件、人文情况也不一样，因而饮食习惯、体质影响及所患疾病也不同。四时的气候不同，常见病、多发病的种类也不一样，四时的当令食材也有很大的差异。因此，在药膳食疗的配方中要根据这些具体的情况，因人、因地、因时制宜，合理配膳。

食物之所以具有调理作用，主要是因为它们与药物一样本身具有性味偏胜。药有药性，食物有食性，因此，不同味的食物具有不同的调理作用，食物和药性一样分为四气五味，也就是寒、热、温、凉四气，辛、甘、酸、咸、苦五味。因此，针对不同的睡眠亚健康状态，针对亚健康人群的不同体质类型及生活习性，而处以不同的药膳或食疗方。

3. 针灸推拿疗法

针灸与推拿的理论基础都是经络学说和神经反射学说。中医学认为，人体存在着经络，其能运行气血、联络脏腑、沟通内外、贯通上下。经络具有传导感应、调虚实等功能。中医学认为："经脉者，所以能决生死，处百病，调虚实，不可不通。"同时经络阻滞也是亚健康发生的原因。针灸、按摩通过刺激经络、腧穴，从而调节脏腑组织功能，泻其有余，补其不足，促使机体气血流通，阴平阳秘。

现代生理学证明，神经－体液－内分泌系统都直接或间接地参与了人体的各项生理状态的调节过程。针对外界环境的不断变化，人体有着系统的调机制以维持内环境的稳定，即神经－体液－内分泌系统，其中神经调节起着重要的作用。其机制主要是神经反射（感受器－传入神经－中枢－传出神经－效应器）。针灸和按摩的操作，如毫针刺、小针刀、隔姜灸、提捏等都是在体表施给感受器的刺激，这一刺激使感受器兴奋，通过神经反射最终对机体产生调节作用。实验证明，针灸、按摩具有双向调节作用，比如对血压偏高者能降压，对血压偏低者又能升压。因此，针灸、按摩不失为一种对睡眠亚健康的有效防治方法。

4. 中药疗法

从传统的失眠理论看，通常认为其是由于多种内外致病因素引起机体阴阳失调、气血失和，导致心失所养或心神不安，其病位在心，调理重点是养心安神。睡眠亚健康状态虽然种类繁多，但从中医角度看仍不外是机体阴阳失衡、五脏失调，通过服用中药方剂，调整阴阳、燮理五脏，一样可以达到调理睡眠亚健康状态的目的。

5. 西药调理

西药作为睡眠障碍的必要治疗手段，在睡眠障碍的治疗中不可或缺。部分西药副作用相对较小，疗效确切，在针对睡眠亚健康状态比较严重，接近睡眠障碍的人群中，可以适当地短期选用西药以尽快地恢复其睡眠。如苯二氮䓬类镇静催眠药物，有较宽的安全范围，可根据作用时间等选用。但尽管大多数催眠药物在短期内使用有效，但目前尚没有研究数据表明这些药物的长期效果。在调理失眠患者时应权衡利弊，口服药物调理失眠还有其明显的局限性，例如，对于已形成明显药物依赖者，或伴有睡眠呼吸暂停综合征的患者，或是需要夜间唤醒进行工作的人员，以及伴有严重失眠的孕妇，现有的药物都存在禁忌，临床应慎用。

6. 其他疗法

催眠调理、疏泄疗法、认知行为疗法等。

第二节　亚健康状态失眠

亚健康状态失眠是指以失眠为主要表现的睡眠亚健康，不伴其他明显的睡眠不良事件发生，也不包括有失眠表现的呼吸性睡眠亚健康。现代人因工作压力大、人际交往多、作息不良等因素，失眠非常常见。

失眠的原因非常复杂，现代医学研究表明，失眠是由于脑部睡眠相关系统（脑干中缝核、孤束核、网状结构、背侧丘脑、下丘脑、视交叉上核、大脑皮层）功能异常及相关睡眠因子紊乱所导致睡眠的结构和进程出现失调。影响失眠的因素众多，一方面与性别、年龄和遗传素质等易感因素有关；另一方面也与生活质量、工作性质、人际关系、睡眠环境等外界条件，以及个人睡眠习惯、精神因素、躯体疾患等关系密切。较为常见和重要的失眠原因归纳如下：

1. 环境因素

每个人都有一个相对稳定和习惯的睡眠环境，如果因为种种原因而改变了这个环境，如旅游，出差，到一个新的环境，也可能因为卧具不适而影响睡眠。

2. 躯体因素

睡眠是复杂的生理活动，受躯体、精神的多方面影响，各种躯体不适都可导致睡眠不良。

3. 精神因素

焦虑、紧张、抑郁等不良情绪多会引起入睡困难、睡眠表浅等。

4. 药物因素

许多药物也可影响睡眠，如降压药、肾上腺素、中枢兴奋剂、支气管扩张药、咖啡因、氨茶碱、类固醇、烟碱、甲状腺制剂、阿托品等。长期服用安眠药者，突然停药常常会产生入睡困难，此即安眠药的戒断反应。临床安眠药的不当使用，不仅无法达到调理目的，反而易加重失眠症状。又如抗抑郁剂等也可造成不同程度的失眠。

5. 年龄因素

一般人随着年龄的增长，睡眠时间缩短，更为甚者可出现老年性失眠。

6. 生活习惯因素

如睡眠节律的改变，生物有按时间有节奏地调节自己活动的本领，称为"生物钟"。白天觉醒，晚间睡眠，不断地反复进行，这也属于"生物钟"现象。睡眠节律的改变，当然会造成睡眠亚健康。如过度的夜生活、熬夜、值夜班、旅行时差、白天睡眠过多等。长期习惯饮酒促眠者，一旦停饮也会出现不同程度的睡眠不适。睡前过于刺激，如高强度锻炼，强脑力活动，或睡前饮茶、饮咖啡及进食兴奋性的食物等不良生活习惯，对睡眠的影响也很常见。

一、入睡困难

入睡困难型失眠表现为入睡困难，即开始睡眠时不能入睡，不容易入睡和入睡慢，大多数入睡困难与心里负担过重、抑郁、焦虑等情绪有关。

【判断依据】

1. 以入睡困难为主诉，持续时间不足 1 个月，但反复出现。

2. 可出现其他失眠症状，如早醒、睡眠难以维持等，但以入睡困难出现次数最多，症状最重。

3. 不伴有日间功能受损。

4. 排除由各种精神、神经和躯体障碍所致的失眠。

【调理原则】

失眠的表现多种多样，入睡困难是失眠的主要表现之一，在调理入睡困难型失眠亚健康状态时要注重于改善患者的紧张心理，打破失眠的恶性循环，创造良好的睡眠环境，提高生活质量。入睡困难型失眠多与肝失疏泄相关，病位主要在肝，与心、肾、脾胃有关。肝主疏泄，若疏泄失司，气机郁结，日久则生热化火，则见肝郁化热等症。

【调理方法】

1. 调整情绪

提醒自己不追求快速入睡。过于追求快速入睡反而导致压力增大，难以快速入睡。同时睡前应避免从事刺激性的工作和娱乐，也不要从事过分紧张的脑力活动，这样也可以避免产生狂躁症，多做些能松弛身心的活动，如洗个热水澡，听听柔和抒情的轻音乐。

2. 膳食调理

（1）桂圆莲子汤

取桂圆、莲子各 100g，煮成汤，该汤有养心宁神、健脾补肾的功效，最适合中老年人。

（2）三味安神汤

酸枣仁 10g，麦冬、远志各 3g，加水 500mL 煎成 50mL，于睡前服用。以上 3 种药材均有宁心、安神、镇静的作用，合用具有较好的催眠作用。

（3）养心粥

取党参 35g，去核红枣 10 枚，麦冬、茯神各 10g，加 2000mL 水煎成 500mL，去渣后，与洗净的米加水共煮，米熟后加入红糖服用。具有养气、补血、安神的功效，对于心悸、健忘、失眠、多梦有明显改善作用。

3. 针刺调理

针刺调理失眠主穴可取：安眠、四神聪、印堂、神门，施以平补平泻；肝火扰心者加太冲、行间，用捻转泻法；痰热扰心者配脾俞、大俞；心肾不交者配心俞、肾俞。

4. 中医辨证调理

中医调理失眠以和阴阳、调气血为主，多数医家认为失眠主要归结于心。然而其他脏腑病变也可导致失眠，因此在调理上，肝胆、脾胃、肾均有涉及。入睡困难型失眠的调理法则以宁心安神为主，但因各脏腑气、血、阴、阳诸不足，以及外感、内伤等诸因素皆可影响脏腑功能，导致失眠，因此也要兼顾其余影响因素。

（1）肝火扰心证

症状：不寐多梦，急躁易怒，伴有头晕头胀，目赤耳鸣，口干口苦，便秘溲赤。舌红苔黄，脉弦而数。

调理法则：疏肝泻火，镇心安神。

方药：龙胆泻肝汤。龙胆草 6g、黄芩 9g、栀子 9g、泽泻 12g、木通 6g、车前子 9g、生地黄 9g、当归 3g、柴胡 6g、甘草 6g。

（2）痰热扰心证

症状：心烦不寐，胸闷脘痞，泛恶嗳气，口苦，头重，目眩。舌偏红，苔黄腻，脉滑数。

调理法则：清化痰热，和中安神。

方药：黄连温胆汤。黄连 6g、半夏 6g、竹茹 6g、陈皮 9g、枳实 6g、茯苓 4.5g、甘草 3g。

（3）心肾不交证

症状：心烦不寐，入睡困难，心悸多梦，伴头晕耳鸣，腰膝酸软，潮热盗汗，五心烦热，咽干少津，男子遗精，女子月经不调。舌红少苔，脉细数。

调理法则：滋阴降火，交通心肾。

方药：六味地黄丸合交泰丸。熟地黄 24g、山茱萸 12g、山药 12g、泽泻 9g、牡丹皮 9g、茯苓 9g、黄连 15g、肉桂 1.5g。

5. 西药调理

苯二氮䓬类药物是目前调理失眠应用最广泛的一类药物，常作为调理失眠的首选药物之一。苯二氮䓬类药物可有效缩短睡眠潜伏期，使入睡加快。虽然作用明显，但有一定程度的药物依赖性和宿醉症。临床上常用的药物有阿普唑仑、艾司唑仑等。

6. 其他调理

（1）创造一个良好的睡眠环境

环境对睡眠的影响显而易见。虽然大环境难以改变，但改变小环境简单易行，对睡眠大有裨益。睡眠区的光线要暗，卧室应用厚的窗帘或百叶窗来隔绝室外的光线。如果室外的噪音大，睡觉时要注意关上门窗。此外，舒适、合理的床上用具，对提高睡眠的质量也大有好处。选用高度符合人体科学的枕头和软硬合适的床垫、床单、被子等床上用品，就不会因种种不适而影响到睡眠。

（2）注意饮食习惯

注意晚餐不要吃得太饱，或空腹睡觉，这两种情况都会影响睡眠。临睡前吃点奶制品或喝一杯牛奶有助于睡眠。睡前忌饮大量含酒精的饮料，包括啤酒及其他酒类。酒精虽可抑制大脑神经，缩短入睡时间，但其作用短暂，饮酒后将使睡眠更为表浅，且影响 REM 睡眠，造成睡眠紊乱。人体对酒精造成的睡眠影响有耐受性，需不断增加剂量才能达到原有效果时，容易造成酗酒。此外，含咖啡因的饮料，如咖啡、茶等，因其对人的大脑神经能产生兴奋作用，睡前最好不要饮用。

二、早醒

早醒是指早醒型失眠，主要表现为较自身睡眠规律的苏醒时间提前 1~2 小时，总睡眠时间 <6 小时，且醒来不能再入睡。

【判断依据】

1. 早醒，比平时早醒 1~2 小时，总睡眠时间 <6 小时。

2. 醒来时头脑特别清楚，很难再入睡。

3. 日间残留效应：次日感到头昏、精神不振、乏力、嗜睡等。

4. 除外因为某件事要做而引起情绪紧张所造成的早醒；或因小便急而醒来解小便，解完后上床又能很快入睡者；或睡眠环境改变。

5. 如果经常反复出现早醒，同时又有情绪低落、精神不振、兴趣下降、空虚无聊、悲观消沉、注意力涣散、犹豫不决、激情消失、容易激怒等症状，就应考虑可能已进入了抑郁状态或是患了抑郁症。

【调理原则】

补虚泻实，调整阴阳，并通过改变生活方式来调整睡眠。

【调理方法】

1. 非药物调理

改善紧张心理，不要太计较睡眠的量。对睡眠量的要求是因人而异的，而且不同年龄的人也不一样，年龄愈小，睡眠量需要愈多，随着年龄的增长，睡眠会逐渐减少。一个人一天并非一定要睡上 7~8 个小时，合理的睡眠量应以能解除疲劳，保持精神愉快，能很好地进行一天的工作与学习为标准。相反，如果对睡眠的量过分计较，常因少睡半小时而心神不定，对"睡个好觉"只能是有害无益。

（1）劳逸适度，改变不良生活习惯。戒烟、酒，忌辛辣刺激性食物，如咖啡、浓茶等。晚餐不要过饱。

（2）上床前以 40~50℃ 温水洗脚后，搓揉脚底片刻。冬天更应该将脚搓至温热。

（3）睡前喝一杯牛奶或吃一点甜食，有助于提高睡眠质量。

（4）物理疗法：有电疗法、磁疗法、声疗法及光疗法等。

（5）抑郁症患者应加强心理调理。

2. 中医辨证调理

（1）肝郁化火证

症状：心烦不能入睡，烦躁易怒，胸闷胁痛，头痛面红，目赤，口苦，便秘尿黄。舌红，苔黄，脉弦数。

调理法则：舒肝解郁，清热安神。

方药：丹栀逍遥散。柴胡 10g、当归 10g、白芍 10g、白术 10g、茯苓 10g、生姜 3 片、甘草 10g、薄荷 3g、牡丹皮 10g、栀子 10g。

（2）痰热内扰证

症状：睡眠不安，心烦懊恼，胸闷脘痞，口苦痰多，头晕目眩。舌红，苔黄腻，脉滑或滑数。

调理法则：理气化痰，利胆和胃。

方药：温胆汤。生姜 12g（切片）、生旱半夏 6g（捣碎）、陈皮 9g、竹茹 6g、枳壳 6g、炙甘草 3g。

（3）阴虚火旺证

症状：心烦不寐，或时寐时醒，手足心热，头晕耳鸣，口干少津。舌红，苔少，脉细数。

调理法则：滋阴泻火。

方药：黄连阿胶汤合酸枣仁汤。黄连 12g，黄芩 6g，芍药 6g，鸡子黄 2 枚，阿胶 9g，酸枣仁（炒）15g，甘草3g，知母、茯苓、川芎各6g。

（4）心脾两虚证

症状：多梦易醒，神疲乏力，面色不华。舌淡，苔薄，脉细弱。

调理法则：益气补血，健脾养心。

方药：归脾汤。白术10g、黄芪15g、党参12g、炙甘草10g、当归15g、丹参15g、龙眼肉10g、木香6g、鸡血藤15g。

（5）心胆气虚证

症状：多梦易惊，心悸胆怯。舌淡，苔薄，脉弦细。

调理法则：安神定志，宁心安神。

方药：安神定志丸。远志6g、石菖蒲5g、茯神15、茯苓15g、朱砂2g（冲服）、龙齿25g（先煎）、党参9g。

3. 西药调理

当前临床调理失眠的药物主要是镇静催眠类药物，苯二氮䓬类和非苯二氮䓬类镇静催眠药物在临床上最为常用。但临床应用镇静催眠类药物时常需遵守以下原则：

（1）在对因调理的基础上合理使用镇静催眠类药物。

（2）严格掌握镇静催眠类药物的适应证，根据不同失眠的特点正确合理用药。例如，入睡困难型失眠选用短效药物；早醒型失眠应当采用长效药物；睡眠轻浅但晨起又有保持清醒头脑需求的患者应当予以中效药物。

（3）制定调理失眠的策略时，需具体针对不同类型的失眠特点而定。

（4）首次用药当从小剂量开始。

（5）经常更换使用不同类型的药物，偶尔可使用安慰剂。

（6）严格掌握禁忌证。

三、易醒

易醒型失眠表现为维持睡眠困难，即睡眠浅，容易觉醒，或频繁觉醒，或长时间觉醒，每晚觉醒的时间占15%～20%，而正常人一般不超过5%，导致睡眠时间不足和质量差，从而产生疲倦和种种失眠的难受感觉，如无力、警觉性差、头痛、紧张等现象。这类失眠可由很多不同的原因引起，其中大多数是病理性的。

【判断依据】

1. 以失眠为主诉，病程持续1个月以上。

2. 夜间觉醒次数≥2次，或凌晨早醒，或每晚觉醒的时间占15%～20%。

3. 对睡眠量或质的不满意而引起患者明显的苦恼，或影响社会活动及工作。

4. 失眠症状主要表现为睡眠维持困难，可表现为睡后易转醒，睡眠时早醒，伴有醒后疲乏或白天困倦等。

5. 失眠并非由其他的精神疾患或身体的疾病，或酒精、药物的使用，或其他特定的睡眠疾患所引发。

【调理原则】

随着生活奏的加快，生活压力的骤增，失眠患病人数急剧上升，失眠的调理也日益受到重视。失眠既存在营卫失和、阴阳失调，又因升降失常、心肾失交后导致经络失通、心神失养，病机关键为阳不入阴。证以虚实为纲，虚则气、血、精、津之不足，实则火、热、气、血之壅塞。至于调理，以补虚泻实、平衡阴阳、调和营卫为主，即《灵枢·邪客》云："补其不足，泻其有余，调其虚实，以通其道而去其邪。"

【调理方法】

1. 保健调理

保健调理通过对局部的直接作用和神经、体液的间接作用而引起人体反应，以调整血液循环，改善营养代谢，提高免疫功能，调节神经系统功能，进而改善睡眠障碍。常见的保健调理包括电疗法、声疗法、磁疗法及光疗法等。

调整生活习惯和适当的体育锻炼对睡眠也有促进作用。合理膳食，保证营养全面而均衡。饮食宜清淡为主，戒除烟酒、咖啡，忌辛辣刺激性食物。每天睡前可以喝一杯温热的牛奶。

2. 膳食调理

（1）安神汤

将生百合15g蒸熟，加入一个蛋黄，加200mL水搅匀，放入少许冰糖，煮沸后再加50mL的水搅匀，于睡前1小时饮用。百合有清心、安神、镇静的作用，经常饮用，可收立竿见影之效。

（2）百合绿豆乳

取百合、绿豆各25g，冰糖少量，煮熟烂后，服用时加些牛奶，对于夏天睡不着的人，具有清心、除烦、镇静之效，牛奶所含的色氨酸能转成血清素以促进睡眠。

3. 推拿调理

（1）轻揉百会、印堂、太阳、睛明、攒竹、鱼腰、丝竹空、头维。

（2）开天门、拿五经、扫散头部。

（3）拔伸颈项，点按风池、风府、安眠穴。先予头面部调理后，再予脊背部推拿调理。患者俯卧位，依次按揉心俞、肝俞、胆俞、肾俞，然后自大椎穴开始沿督脉方向推至尾骶部数次，以微透热为度。每日1次，10天为1个疗程。

4. 针刺调理

针灸选穴：百会、神庭、神门、四神聪、三阴交、照海、申脉。

针灸方法：施以平补平泻，每次30分钟。

5. 中医辨证调理

（1）肝火扰心证

症状：不寐多梦，急躁易怒，伴有头晕头胀，目赤耳鸣，口干口苦，便秘溲赤。舌红苔黄，脉弦而数。

调理法则：疏肝泻火，镇心安神。

方药：龙胆泻肝汤。龙胆草6g、黄芩9g、栀子9g、泽泻12g、木通6g、车前子9g、生地黄9g、当归3g、柴胡6g、甘草6g。

（2）心脾两虚证

症状：不寐，多梦易醒，心悸健忘，神疲食少，头晕目眩，四肢倦怠，腹胀便溏，面色少华。舌淡苔白，脉细无力。

调理法则：补益心脾，养血安神。

方药：归脾汤。人参9g、龙眼肉9g、黄芪9g、白术9g、当归9g、茯苓9g、远志9g、酸枣仁9g、木香6g、甘草3g。

（3）心胆气虚证

症状：不寐，多噩梦，易于惊醒，处事易惊，终日惕惕，胆怯心悸，伴气短自汗，倦怠乏力。舌淡，脉弦细。

调理法则：益气镇惊，安神定志。

方药：安神定志丸合酸枣仁汤。远志6g、石菖蒲5g、茯苓6g、党参9g、酸枣仁15g、知母6g、甘草3g。

6. 心理调理

认知行为疗法是目前采用最多的一种心理学疗法，其主要是让患者了解有关睡眠与失眠的基本知识，纠正患者对失眠后卧床的不良认知行为和睡眠改善后存在的不良认知，处理患者的求全责备心理，从而达到减轻焦虑、改善睡眠的目的。一般心理调理包括支持性的心理调理、暗示疗法等。

【典型案例】

刘某，男，51岁。2010年11月30日初诊。

主诉：失眠7年。

现病史：入睡需1~2小时，多梦，睡中易醒，脱发，疲乏无力，心烦急躁，手心汗出，纳谷不馨，体重下降，大便溏薄。舌有齿痕，质淡稍暗，舌苔薄，脉沉细。

中医诊断：失眠（心脾两虚，肝热扰神）。

调理法则：补益心脾，清肝安神。

处方：归脾汤加减。

党参10g、白术10g、茯苓15g、半夏9g、白芍15g、当归10g、牡丹皮10g、炒麦仁15g、远志10g、龙眼肉10g、陈皮10g、石菖蒲10g、生龙牡各30g。7剂，水煎服，每日1剂。

2010年12月7日二诊：失眠减轻，入睡稍快，有梦，睡中易醒，醒后可再睡，心烦消失，气短乏力，手心汗出，大便正常，舌有齿痕，质淡红苔薄，脉沉细。病症减轻，调理有效，守法以治，上方加黄连3g、谷麦芽各15g，7剂。

2010年12月14日三诊：失眠减轻，入睡好，睡中易醒，多梦，气短疲乏减轻，腰酸痛，手心汗出，大便干，4~5天1次，舌有齿痕，质淡尖红苔薄，脉沉细。病症好转，兼以和胃通腑。上方去谷芽、麦芽、龙眼肉，加熟大黄5g、炒栀子3g，7剂。

2010年12月21日四诊：多梦，睡中易醒，气短，太息，腰酸，大便日1次，舌质淡苔薄，脉沉细。仍以前法，上方去熟大黄、栀子，加地榆10g、肉桂1g，7剂。

按语：本案患者入睡难，多梦，睡中易醒，脱发，疲乏无力，纳谷不馨，体重下降，大便溏薄，舌有齿痕，质淡稍暗舌苔薄，脉沉细，是心脾两虚的表现；心烦急躁，手心汗出，为肝热扰神。治以补益心脾，清肝安神。

四、多梦

多梦是临床上常见的一种睡眠障碍，指睡眠不实，自觉乱梦纷纭，常伴有头昏神疲、醒后精神不振等表现，临床中的多梦主要是作为失眠和嗜睡症的伴随症状被提及，同时区别于失眠中的"不寐""不得眠""不得卧"或"目不瞑"等。其主要表现为夜间睡眠时多梦，或常为噩梦，醒后精神不振，感觉神疲头昏。且容易造成大脑的疲劳，影响身体恢复，时间长了还可能诱发疾病。

【形成原因】

1. 外邪侵袭人体，引起机体阴阳、营卫失调，使人夜卧不安，从而多梦。

2. 情志损伤，伤及脏腑，耗损精气，令神魂不安，发为多梦，或阴血亏虚，不能奉养心神，潜涵肝魂，制约相火，而使神魂浮游，发为多梦。

3. 劳欲过度，肾精亏虚，心火亢盛，水火不济，心肾不交，则心神不宁而发生多梦。

4. 饮食失节，损伤脾胃，使土虚木郁，神魂不宁而多梦；或因过食肥甘厚味，痰热内蕴，内扰肝胆，魂不得宁而发多梦。多梦的出现，可致睡卧不宁，梦幻纷纭。

【判断依据】

1. 睡眠不实，自觉乱梦纷纭，易惊。

2. 常伴有失眠、头晕或头痛、健忘、心悸、乏力、食欲不振等症状。可用睡眠脑电图等观察患者的睡眠情况。

3. 排除精神疾患等。

【调理原则】

着眼心肝，治"神"调"魂"。根据中医理论，多梦与"神""魂"关系最为密切，且多为本虚之证候。中医学认为，心藏神，肝藏魂，因而多梦的产生主要责之于心、肝。正所谓心藏神，主神志，《灵枢·大惑论》云："心者，神之舍也。"人的精神意识、思维活动都是在心神统领下进行的，所以主要调理心肝以提高患者的睡眠质量。

【调理方法】

1. 保健调理

改变饮食习惯，饮食清淡；忌食大辛大热或大寒大凉之品；忌在睡前饮用浓茶、咖啡、酒，忌吸烟。养成良好的生活习惯，作息规律，不熬夜。

2. 膳食调理

（1）龙眼莲子百合羹

龙眼肉25g，莲子25g，百合50g，白糖、桂花少许。

龙眼肉、莲子、百合放锅内加水煨炖，文火慢熬。熟稠后，每晚睡前半小时服用，连服25天。另外，桂圆枣仁饮、葱枣汤、莲子百合煲瘦肉、玉灵膏、参枣米饭、莲子猪肚等均可选用。

（2）三心汤

猪心1只，莲子心10个，竹叶心25个。

猪心洗净剖开，放入莲子心及竹叶心，加水文火煨炖。熟后加盐等调味，佐餐服食。宜连吃半个月，每日1剂。

（3）壮胆养心汤

太子参30g，柏子仁15g（打碎），酸枣仁15g，桂圆肉25g，百合50g，莲子25g。

制法：太子参、柏子仁、酸枣仁先加水煎取药汁，去药渣留汁。桂圆肉、百合、莲子加水煎汤，初沸时倒入药汁，调匀后再煮，沸后煎25分钟，加少量糖调味饮服。一般在睡前半小时服用，也可每日服2~3次，每日1剂，需要连续服25日。

（4）百合二豆饮

百合15g，赤小豆30g，绿豆30g，鲜花生叶20g。

鲜花生叶先加水煎汁，去渣留汁，赤小豆、绿豆先以清水浸泡30分钟，然后与百合一起入锅，加水文火煨煮。初沸时加入花生叶汁，再稍煮即可饮服。一般在睡前半小时服，宜连服25日。

3. 推拿调理

（1）抹额

以两手食指屈成弓状，第二指的外侧紧贴印堂，由眉间向前额两侧抹40次左右。再按揉脑后，以两手拇指罗纹面，紧按风池穴，用力旋转按揉30次左右。随后按揉后脑30次左右，以感到酸胀为宜。

（2）搓手浴面

先将两手搓热，随掌心紧贴前额，用力向下搓擦到下颌，连续10次。

（3）按摩耳郭

人体躯干和内脏均在耳郭有一定反射部位，按摩耳郭有助于调理全身功能，有利于促进睡眠。每次按摩50~60下，以耳郭发热为宜。

（4）泡足踏石

每晚睡前用温水泡足20~30分钟。泡足时，可在水盆底部铺些小鹅卵石，称为"泡足踏石"。泡足的同时，即可进行抹额、按揉脑后、搓手浴面、按摩耳郭、拍打足三里等按摩动作。泡足后至上床前，最好再搓揉脚掌心（即涌泉穴）。

4. 针灸调理

针灸选穴：以心俞、神门、三阴交、隐白、厉兑为主穴。

针灸方法：根据具体情况采取虚实补泻的方法，12天为1个疗程。

若心血不足、心阴不足者加血海、膈俞等；心肾不交者加肾俞、太溪等；心胆气虚者加胆俞、行间等；心脾两虚者加血海、脾俞等；痰火内扰者加丰隆、太冲等。

5. 中医辨证调理

（1）心气不足证

症状：多梦易惊，失眠，神疲困倦，短气，或喜悲善哭，精神恍惚。舌质淡，苔薄白，脉细弱。

调理法则：益气补血，养心安神。

方药：参香散加减。

（2）心血不足证

症状：心悸怔忡，心烦失眠，多梦易惊，健忘头昏，面色少华。舌淡，脉细。

调理法则：补益心血，宁心安神。

方药：四物汤加减。

（3）心阴不足证

症状：心悸怔忡，失眠多梦，五心烦热，咽干舌燥。舌红少津，脉细数。

调理法则：滋阴降火，宁心安神。

方药：天王补心丹合益气安神汤加减。

（4）心肾不交证

症状：心烦，失眠，多梦，遗精，腰酸腿软，潮热盗汗。舌红无苔，脉细。

调理法则：滋阴降火，交通心肾。

方药：黄连阿胶汤加减。

（5）心胆气虚证

症状：惊悸不宁，胆怯善恐，夜寐多梦，胸闷气短。舌质淡，苔薄白，脉细弦无力。

调理法则：镇惊定志，宁心安神。

方药：温胆汤合平补镇心丹加减。

（6）心脾两虚证

症状：睡后易醒，睡不踏实，多梦，并有心悸，纳少，腹胀便溏，乏力。舌淡，脉虚弱。

调理法则：补益心脾，宁心安神。

方药：归脾汤。

（7）食滞胃脘证

症状：夜卧不安不能眠，兼见脘闷嗳气，腹胀不舒。舌苔厚腻，脉滑有力。

调理法则：消食和胃，行气消痞。

方药：保和丸加减。

6. 耳针调理

《灵枢·口问》曰："耳者，宗脉之所聚也。"即人体经脉汇聚于耳。现代临床研究发现，对神门、皮质下等耳穴进行刺激，能使神经功能的兴奋和抑制恢复平衡。对于多梦的耳穴调理，以神门、脑、皮质下为主穴。若伴有心慌者加心、脾穴，阴虚火旺者加肾穴，兼有便秘者加便秘点，胃腹不和者加胃穴，肝火上扰者加肝穴。

【典型案例】

王某，女，60岁。1992年3月1日初诊。

患者夜寐不实，梦多纷扰而易醒，醒后难以入睡，梦中多见往日熟人，所历旧事，晨起头重脚轻，心慌，神倦乏力，懒言，纳差。舌苔薄质淡，脉细弱。

辨证为心脾血虚型多梦。

遂选心、脾穴，以王不留行籽固定贴压，并嘱患者每晚睡前按压2～3分钟。调理1个疗程后，诸症消失。

五、睡眠表浅

睡眠表浅指睡眠结构的异常，其与正常睡眠者的睡眠结构相比较，表现为NREM睡眠中N1期、N2期（浅睡期）超过睡眠总时间的60%和（或）NREM中N3期（深睡期）少于睡眠总时间的10%，并且自觉睡眠质量差，进而影响到日常生活、工作学习与社会交往等，并排除躯体疾病或神经精神疾患所导致的继发性失眠。

【形成原因】

1. 生活方式、社会环境等因素，如加班熬夜、吸烟酗酒、饮食无规律、营养不平衡、运动过少是造成亚健康失眠的主要原因。

2. 年迈病后或禀赋不足。

【判断依据】

1. 睡眠结构的异常，其与正常睡眠者的睡眠结构相比较，表现为浅睡期超过睡眠总时间的 60% 和（或）NREM 深睡期少于睡眠总时间的 10%。

2. 以睡眠表浅为主诉，对睡眠质量的不满引起明显的苦恼或社会功能受损，并具有对失眠状态及其结果相当关注。

3. 至少每周发生 3 次，并持续时间不足 3 个月，且排除躯体疾病或精神障碍导致的继发性失眠。

4. 无重大器官器质性疾病及精神心理疾病，或尽管有明确的非重大器官器质性疾病或精神心理疾病诊断，但无需用药维持，且与目前不适状态或适应能力的减退无因果联系，并排除其他可能引起失眠或睡眠表浅的疾病。

【调理原则】

补虚泻实，调整睡眠结构，使患者深睡期延长，浅睡期缩短。

【调理方法】

1. 保健调理

针对亚健康失眠的形成原因，对亚健康失眠的调理，首先采用中医养生保健理念以纠正不良睡眠习惯，改变其歪曲的睡眠认知非常重要，这些因素既可能是失眠的诱因，也会促使失眠慢性化。结合中医养生保健的理念，培养良好的睡眠卫生习惯，如睡眠要守时。

2. 膳食调理

小米百合粥

将原料小米 50g，百合、大枣、桂圆各 30g，水适量。将原料淘净，放入锅中，加水适量烧开，小火熬 20 分钟即成，每日晚餐作粥服用，同时保证副食（蔬菜及主食搭配齐全）营养充足。

3. 推拿调理

（1）走罐（天部）

开始阶段使用响罐法或单罐单向走罐法作用于天部，解除被操作者的紧张情绪，使之逐步适应，并通过体表反应来了解病情的性质。施术时间为 2~3 分钟。

（2）走罐（人部、地部）

调理过程中根据被操作者的耐受度和病情的需要灵活选择不同的手法，应用单罐双向走罐法、螺旋走罐法或旋响复合走罐法等作用于人部，根据体表的反应，在阳性反应区给予定点旋罐法、定点旋摇罐法、定点摇响罐法、定点振响罐法或定点推拨罐法等作用于地部。施术时间为 10~15 分钟。

（3）走罐（收尾）

结束前，手法刺激量宜适当减轻，起到整理的作用，以单罐单向走罐法或罐体温熨法收尾。施术时间 1~2 分钟。

整个过程的走罐刺激量应遵循"浅刺激→中重度刺激→浅刺激"的原则。施术时间为 20 分钟左右，1 周 2 次，4 周为 1 个疗程。

4. 针灸调理

针灸选穴：双侧内关、足三里、三阴交、中脘、气海。

针灸方法：诸穴针刺得气后行平补平泻法。留针 30 分钟，每日 1 次，10 次为 1 个疗程。

5. 中医辨证调理

（1）肝郁化火证

症状：睡眠表浅，或伴有心烦不能入睡，烦躁易怒，胸闷，胁痛，头痛，面赤目赤，口苦，便秘，尿黄。舌红苔黄，脉弦数。

调理法则：疏肝理气，解郁安神。

方药：柴胡疏肝散或逍遥散加减。陈皮（醋炒）6g，柴胡6g，川芎、香附、枳壳（麸炒）、芍药各4.5g，甘草（炙）1.5g。

（2）痰热内扰证

症状：睡眠不安，心烦懊恼，胸闷脘痞，口苦痰多，头晕目眩。舌红苔黄腻，脉滑或滑数。

调理法则：和胃利胆，化痰安神。

方药：黄连温胆汤合逍遥散加减。川连6g、竹茹12g、枳实6g、半夏6g、橘红6g、茯苓10g、柴胡10g、当归10g、芍药10g、白术10g、炙甘草5g、煨生姜3g、薄荷3g。

（3）心脾两虚证

症状：睡眠欠安，多梦易醒，或朦胧不实，心悸，头晕目眩，神疲乏力，面色不华。舌淡苔薄，脉细弱。

调理法则：补养心脾，养血安神。

方药：归脾汤加减。白术9g、当归9g、茯神9g、黄芪12g、远志6g、龙眼肉12g、酸枣仁12g、人参6g、木香6g、炙甘草3g、生姜6g、大枣3枚。

（4）阴虚火旺证

症状：睡眠欠安，兼有心烦不寐，头晕耳鸣，口干舌燥，五心烦热，心悸汗出，健忘或有腰膝酸软。舌红，脉细数。

调理法则：滋阴清热，补心安神。

方药：天王补心丹加减。生地黄120g、当归60g、天冬60g、麦冬60g、柏子仁60g、枣仁60g、五味子60g、人参15g、玄参15g、丹参15g、白茯苓15g、远志15g、桔梗15g。

（5）心胆气虚证

症状：睡眠表浅，可伴有多梦，易惊醒，胆怯怕声，心悸，胸闷气短。舌淡，苔薄白，脉细弱或弦细。

调理法则：安神定志，养心安神。

方药：安神定志丸化裁。茯苓、茯神、人参、远志各30g，石菖蒲、龙齿各15g。

6. 专方调理

安神解郁汤：酸枣仁、夜交藤（首乌藤）、茯神、磁石、石菖蒲、远志、柴胡、白芍、合欢花、豆豉、山栀子。

益肾养血安神汤：生地黄、熟地黄、山茱萸、怀牛膝、桑寄生、枸杞子、远志、五味子、党参、当归。

六、饮食性失眠

饮食性失眠属于继发性失眠，是指因饮食不节，损伤脾胃，导致胃肠道功能失常而出现不能熟睡、多梦、入睡困难、睡眠质量下降和睡眠时间减少，伴或不伴有日间认知功能障碍、便秘或腹泻、胃部闷胀等症状的一种亚健康状态。

【形成原因】

饮食性失眠是由于饮食不或饮食不当，如晚间进食过多、进食油腻辛辣食物、摄入太多咖啡因、对某种食物敏感等不良饮食习惯，而导致脾胃受损，气机不畅，营卫、阴阳失和，影响心神，进而导致失眠。

【判断依据】

1. 有明确的饮食不节史，如入睡前暴饮暴食，或摄入油腻、生冷、黏滑等难以消化的食物。

2. 睡眠过程的障碍，表现为入睡困难、睡眠质量下降和睡眠时间减少。

3. 伴有日间认知功能障碍，注意功能下降，计划功能下降，同时伴有轻微的便秘或便稀、胃部闷胀等症状。

【调理原则】

通过改变生活方式和饮食习惯来提高睡眠质量，着眼脾胃，理脾，消食，和胃，安神定志。

【调理方法】

1. 认知行为调理

遵循有规律的睡眠时间表，营造舒适的睡眠环境，注意睡姿，以右侧卧为好。同时，避免睡前兴奋、睡前进食；睡前应少饮水、先小便；白天时选择合适的时间和方式进行锻炼，同时调整心态，消除焦虑情绪。

2. 饮食调理

饮食以少量多餐为宜，睡前进食一不宜过饱，二不宜过少。饮食过饱，消化不良，会导致胃部胀气而影响入睡。反之，晚饭吃得太少，腹中空虚，使人感到饥饿而易醒，即中医所说："胃不和则卧不安。"应多食百合、胡桃、木耳、荔枝、粟米、莲子、大枣、芹菜等有助于睡眠的食物。

3. 膳食调理

肝火扰心者宜食柑橘、金橘等理气化滞解郁之品。

食疗方：芹菜萝卜汤。

痰热扰心者宜食山楂、杏子等消食导滞化痰之品。

食疗方：枇杷羹。

胃气失和者宜食萝卜、荸荠等。

食疗方：萝卜半夏海带汤。

心脾两虚者宜食红枣、龙眼肉、茯苓、山药等补心健脾之品。

食疗方：百合粥、柏子仁粥等。

3. 针灸调理

选取神门，配四关穴、足三里、丰隆、隐白、额三针。神门用平补平泻，四关穴用泻法，足三里、丰隆、隐白行捻转，有消食和胃之功，额三针（前额正中发际及左右旁开各1.5寸）随证加减。配合艾灸，灸百会、涌泉各15分钟。

4. 推拿调理

（1）从印堂沿督脉循行按揉至玉枕3分钟，再从鱼腰经本神沿膀胱经按揉至玉枕3分钟。

（2）从太阳、瞳子髎经率谷沿胆经按揉至风池3分钟。

（3）双手五指分开，按揉两侧颞部5分钟。每天1次，7次为1个疗程。

5. 耳穴调理

主穴取神门、皮质下、交感；配穴取心、脾、胃、小肠、肾。

操作：寻找敏感点，75%的酒精常规消毒耳郭，选取表面光滑近似圆球状或椭圆状的中药王不留行籽，贴于0.6cm×0.6cm的小块胶布中央，用左手固定耳郭，右手持镊子夹取粘有王不留行籽的胶布，对准穴位贴压并稍加用力，使患者耳朵感到酸麻。嘱患者自行按压，以加强刺激，每次按压能感到热、胀、微痛为宜，每日3~5次，每次1~2分钟。单侧取穴，两耳轮换，3天一换，1个月为1个疗程。

6. 中医辨证调理

（1）肝胃不和证

症状：失眠，健忘，脘胁胀痛，呃逆嗳气，心烦易怒。舌苔薄白或薄黄，脉弦数。

辨证：肝气郁结，疏泄失职，横逆犯胃，胃失和降而卧不安。

调理法则：疏肝解郁，理气和胃。

方药：柴胡疏肝散加减。柴胡15g、芍药12g、川芎12g、枳壳10g、陈皮20g、香附12g、白术12g、茯苓20g、佛手12g、香橼12g、甘草6g。

（2）痰火宿滞证

症状：失眠多梦，腹胀，恶心，纳差，伴有口苦、呕涎。苔腻，脉滑数实而有力。

辨证：痰火宿滞，中焦壅遏，气机失常，若痰火上扰，胃气不和，致使卧不得安。

调理法则：清热化痰，宁心安神。

方药：黄连温胆汤加减。黄连12g、陈皮20g、茯苓20g、半夏12g、枳实12g、远志12g、菖蒲15g、酸枣仁12g、甘草6g。

（3）饮食停积证

症状：不得卧，多伴嗳气腐臭，脘腹胀满疼痛。

辨证：饮食停积致胃失和降，治宜消食导滞。

调理法则：消食和胃，安神定志。

方药：保和丸加减。山楂12g、莱菔子20g、神曲12g、半夏12g、连翘10g、陈皮20g、泽泻12g、白术12g。

（4）脾胃虚弱证

症状：失眠多梦，辗转反侧，眩晕健忘。

辨证：多因脾胃虚弱，劳倦思虑太过，饮食不节所致。

调理法则：健脾和胃，养心安神。

方药：四君子汤加减。

（5）胃阴不足证

症状：脘闷嘈杂，饥而不能食，不寐，多梦，心烦口渴，小便黄短，大便干。苔燥，脉虚数。

辨证：素体阴虚，或湿邪久羁阳明胃土，或积热内蕴，灼伤胃阴，胃阴受损，下克少阴癸水，水亏不能上济心火，阴不制阳，升降失和，阳不入阴，心中烦而不得卧。

调理法则：养阴益胃。

方药：益胃汤和芍药汤加减。

七、老年性失眠

老年性失眠特指老年人出现难以入睡、睡眠不深、易醒、多梦、早醒、醒后不易再睡、醒后不适感、疲乏或白天困倦等症状的一种继发性睡眠亚健康状态。

【形成原因】

1. 生理性因素

神经细胞随年龄的增长而减少，而睡眠是脑部的一种活动现象，由于神经细胞的减少而导致失眠。

2. 脑部器质性疾病

脑部器质性疾病可使脑部血流量减少，引起脑代谢失调而产生失眠症状。

3. 全身性疾病

由于心血管疾病、呼吸系统疾病，以及其他退行性脊椎病、颈椎病、类风湿关节炎、四肢麻木或伴有症状而影响睡眠。

4. 精神疾病

老年人易患抑郁或有抑郁倾向，抑郁症多有失眠、大便不通畅、心慌等症状，其睡眠障碍主要表现为早醒及深睡眠减少。

5. 心理社会因素

各种心理社会因素均可引起老年人的思考、不安、怀念、忧伤、烦恼、焦虑、痛苦等，都可使老年人产生失眠。

【判断依据】

1. 以失眠为主的睡眠质量不满意状态：难以入睡、睡眠不深、易醒、多梦、早醒、醒后不易再睡、醒后不适感、疲乏或白天困倦。

2. 心理上积极关注失眠，对睡眠数量、质量的不满引起明显的苦恼或社会功能受损。

3. 每周发生 3 次以上，持续时间少于 1 个月。

4. 年龄在 60 周岁以上。

5. 排除其他可引起失眠的疾病。

【调理原则】

补肾填精，同时注意调理脾胃，斡旋气机。

【调理方法】

1. 生活方式调理

（1）老年人要尽量坚持白天的清醒状态，以保证夜间的高质量睡眠。当然，并不是不要白天少睡，在下午 1～2 点有睡意时，可很自然地少睡片刻，15～30 分钟即可。

（2）适量地做些运动，平时多参加一些业余活动，或者比较有意义的活动，最好能够亲近大自然，放松心情。晚饭过后可以出去散散步，尽量不要吸烟喝酒，不要让大脑处于一个兴奋的状态。

（3）在临睡前最好洗个热水澡或是用热水洗洗脚，可使全身放松，易于入睡，可预防老年性失眠。

（4）定期体检：老年人组织器官多有不同程度的退化，使得退行性疾病与慢性疾病的患病率高。有些疾病可对睡眠构成不利影响，如前列腺肥大、糖尿病、泌尿系统疾病引起的夜尿增多可扰乱睡眠；慢性肺部疾病造成的肺功能降低，通气换气不足易致失眠发生。另外，因疾病引起的疼痛和瘙痒也会显著影响睡眠。因此，老年人要注意定期体检，及时发现和控制有关疾病，以减轻疾病所致失眠的发生。

2. 饮食调理

（1）小米粥

取小米适量，加水煮粥，晚餐食用或睡前食之。小米性微寒，具有健脾、和胃、安眠之功效。

（2）牛乳粥

先以粳米 60g 煮粥，待粥将熟时，加入新鲜牛乳 250mL，再煮为粥。

（3）龙眼肉米粥

取龙眼肉 30g、大枣 5 枚、粳米 60g 共煮，随意食用。龙眼肉含有多种维生素和糖类营养素，不仅可以滋补强身，还有镇静、健胃作用，可专治心脾血虚引起的失眠。晚睡前煮粥服，其催眠的效果良好，老年人尤为见效。

（4）大枣粥

取大枣 10 ~ 15 枚、粳米 60g 煮粥。可晚餐趁温热服食。大枣味甘性平，含糖类、蛋白质、维生素 C、有机酸、黏液质、钙、磷、铁等，有补脾安神的功效，经常食用，催眠效果良好，老年人尤宜。

（5）莲子粥

取莲子 30g，加食盐少许，水煎服。莲子有益心、肾，有助睡眠之效，患有心悸怔忡，睡眠不实，以及患有高血压或由心火太盛引起的烦躁失眠者，每晚睡前服一剂，便可安然入睡。

（6）桑椹粥

取桑椹 25 ~ 50g，加入适量冷水煎，每晚服。桑椹含有葡萄糖、果糖、苹果酸、钙及多种维生素等，具有宁心、滋肝肾、补血等功效。鲜果上市季可适量常食，对于用脑过度而致失眠的人大有裨益。中成药桑椹膏，也是四时皆宜的养血、补脑、安眠的佳品。老年人睡前食用，可收到安眠的良好效果。

3. 间隔灸督脉法

于下午或傍晚采用自制眠安散及姜片间隔灸督脉法。

眠安散药物组成：附子、黄连、肉桂等按 3：3：4 比例备药，经超微粉碎加工为细末。

4. 针灸调理

主穴：神门、三阴交、安眠、百会、四神聪。

配穴：心脾两虚者加心俞、脾俞、膈俞、内关、足三里，针用补法；心肾不交者加大陵、太冲、照海，针用泻法，太溪、申脉，针用补法；心胆气虚者加心俞、胆俞、大陵、丘墟，针用补法；肝火扰心者加肝俞、太冲、印堂、太阳穴，针用泻法；痰火扰心者加神庭、内庭、丰隆。

5. 中医辨证调理

（1）心脾两虚、气血不足证

症状：多梦易醒，心悸健忘，神疲食少，头晕目眩。舌淡，脉细。

调理法则：益气养血安神。

方药：人参当归汤加减。人参 10g、黄芪 25g、山药 12g、黄精 12g、龙眼肉 10g、远志 6g、酸枣仁 12g、茯神 12g、当归 15g、五味子 7g、木香 5g、炙甘草 5g。

（2）津亏肠燥、腑气不通证

症状：入睡困难或时睡时醒，脘腹胀满，大便干燥，嗳呃食嗅。舌红，苔黄，脉沉弦。

调理法则：通腑调胃安神。

方药：通腑安神汤。生地黄 30g、当归 20g、川军（大黄）10g、瓜蒌仁 15g、栀子 10g、麻仁 12g、柏子仁 12g、夜交藤 10g、茯神 10g、神曲 10g。

（3）气机郁滞、心神受扰证

症状：入睡困难，烦乱不已，胸胁胀满，口苦咽干。舌边尖红，脉沉弦。

调理法则：调肝畅志，理气安神。

方药：丹栀逍遥散加减。牡丹皮 12g、栀子 7g、柴胡 7g、当归 18g、坤草（益母草）20g、合欢皮 20g、朱砂 2g、茯神 10g、知母 10g、枣仁 10g、薄荷 3g。

（4）肝肾不足、气化失司证

症状：肝肾不足，气化失司。

调理法则：温补肝肾，固泉安神法。

方药：固泉安神汤。黄芪 15g、桂枝 7g、桑螵蛸 15g、乌药 15g、山药 15g、狗脊 7g、芡实 10g、茯神 15g、五味子 5g、益智仁 15g、补骨脂 10g。

（5）脾肾虚寒、肠滑失禁证

症状：夜尿多，寐不安，大便清稀，脘腹冷痛，喜温喜按。舌淡，脉沉缓。

调理法则：涩肠固脱，养脏安神。

方药：真人养脏汤加减。人参 10g、白术 10g、肉豆蔻 10g、诃子 10g、黄芪 18g、米壳（罂粟壳）10g、吴茱萸 7g、补骨脂 12g、山药 18g、制附子 5g、升麻 5g。

（6）营卫迟滞、内风躁动证

症状：入睡困难，皮肤干燥、脱屑、瘙痒。舌微紫，脉涩。

调理法则：养血安神。

方药：养血息风安神汤。生地黄 30g、当归 10g、川芎 6g、酸枣仁 12g、木贼 10g、荆芥 7g、蝉蜕 7g、夜交藤 15g、茯神 15g、乌梅 10g、地肤子 15g、合欢皮 20g。

（7）阳气虚衰、神失所养证

症状：精神萎靡，似睡难眠，身有冷感，四肢欠温或逆冷。舌淡，脉沉。

调理法则：扶阳益阴安神。

方药：茯苓四逆汤加减。干姜 10g、熟附子 10g、人参 10g、茯苓 10g、山药 12g、益智仁 15g、大枣 10g、炙甘草 10g、白术 10g。

（8）痰瘀化热、热扰心神证

症状：似睡难眠，烦躁易惊，咳嗽咯痰，胸闷口苦，睡梦多，易惊恐而醒。舌苔黄腻，脉滑数。

调理法则：化痰，清热，安神。

方药：温胆汤加减。陈皮 10g、半夏 10g、竹茹 10g、栀子 10g、川连 7g、黄芩 10g、石菖蒲 10g、款冬花 10g、鱼腥草 30g、益智仁 10g、远志 10g、白果 10g、甘草 6g。

【典型案例】

王某，女，65 岁。2005 年 6 月初诊。

患者退休后渐渐出现失眠，入睡困难，睡后易醒，醒后不易入睡，并且渐渐加重，无特殊明显诱因。近半月来常夜间转辗 1 小时以上方能入睡，睡后易醒，夜间睡眠常中断 2 次以上，曾间断自服过舒乐安定（艾司唑仑）、养血安神胶囊、安神补脑液等。入院查见精神萎靡、眠少健忘、腰膝酸软、口干心烦、舌红少苔、脉细偏数。

辨证为肾阴亏虚，阳不入阴，治以滋阴补肾。

方药：熟地黄 20g、菟丝子 10g、肉苁蓉 10g、山茱萸 10g、肉桂 6g、黄连 6g、炙远志 12g、炒枣仁 12g、麦冬 10g、五味子 12g、炙甘草 6g。水煎服，每日 1 剂，分 3 次服。

连服 2 周后，患者睡眠有所好转，口干心烦，腰膝酸软症状明显减轻，但时伴见纳差，上腹时感饱胀不适，上方加砂仁、陈皮、山药、白术等健脾理气药。2 周后精神明显改善，容易入睡，但睡后偶尔有中断现象，睡眠质量明显改善。继续服用首方 4 周，睡眠基本正常，无明显夜间中断情况。

八、焦虑性失眠

焦虑性失眠是指因焦虑障碍出现的紧张恐惧、心悸不安等情绪引起的失眠症状，具体表现为入睡困难和频繁觉醒的同时伴随多梦，睡梦中惊醒后可出现恐惧感，或因焦虑不安而逐步加重失眠症状。由此，患者在白天多存在心烦意乱、易烦躁、急躁、紧张、害怕和不安等精神症状，以及头痛、头晕、无力、恶心、厌食、尿频、颜面潮红、心悸胸闷、气短、颤抖等躯体症状。

【形成原因】

焦虑障碍所致的情绪失调可对神经递质、神经受体、神经肽的基因表达产生持久性影响，使其异常活跃，由此破坏自身昼夜节律及睡眠时的内稳态，使自主神经系统兴奋性显著增高，从而导致睡眠－觉醒周期的异常改变，即造成失眠。

【判断依据】

1. 患者以失眠为主诉，符合失眠诊断的一般症状，如入睡困难，或难以维持睡眠，或睡眠质量差、白天的社会及职业功能受失眠的影响。

2. 有明显的焦虑和烦恼，与失眠明确相关。

3. 自主神经系统反应性过强：表现为运动性不安，过分警惕，可有头痛、头晕、胸闷、心悸、出汗、阵发性时冷时热、喉头阻塞感、尿急、尿频等表现。

4. 排除焦虑症、躯体疾病、兴奋药物过量和药物依赖戒断后及其他类型精神障碍。

【调理原则】

宁心安神，调理气血，平衡阴阳。同时增强人体免疫力，改善人体生物节律，提高细胞活力。

【调治方法】

1. 心理调整

保持良好的心态，学会缓解压力，放松心情，正确应对生活中的负性事件，对生活有积极认知，对睡眠有正确认识。焦虑状态严重的患者，应当及时找心理咨询师或心理辅导老师咨询。

2. 食疗调理

（1）心脾两虚证

用桂圆肉20～30g，粳米50～100g，大枣5～10枚，山药50g熬粥，晚餐食用。偏气虚者，猪心1个切开，装入党参、黄芪、当归各20g煮熟，去药渣，食猪心；偏阴虚者，乌龟肉250g，百合50g，大红枣5～10枚（去核）共煮，吃肉。

（2）阴虚火旺证

用百合50g，核桃仁50g，莲子50g，小米100g，加水适量，熬粥，时常食用，或以莲子心3～5g开水冲泡代茶饮，睡前饮用。

（3）痰热内扰证

山楂、麦芽、葵花籽各30～50g，小米100g熬粥食用。

（4）肝郁化火证

注意清淡饮食，多食瓜果、蔬菜及富含维生素的食物。

3. 推拿调理

（1）从印堂沿督脉循行按揉至玉枕3分钟，再从鱼腰经本神沿膀胱经按揉至玉枕3分钟。

（2）从太阳穴、瞳子髎经率谷沿胆经按揉至风池3分钟。

（3）双手五指分开，按揉两侧颞部5分钟。每天1次，7次为1个疗程。

4. 针灸调理

主穴：百会、上星、内关、神门、足三里、三阴交、太冲。

配穴：肝火扰心者配行间；痰热扰心者配丰隆、劳宫；心脾两虚者配心俞、脾俞；心肾不交者配心俞、肾俞；心胆气虚者配心俞、胆俞。

操作：行电针调理，留针，电刺激40分钟/次，每天1次。

5. 中医辨证调理

（1）肝郁化火证

症见：焦虑不安，性情易怒，目赤口苦，两肋胀痛，头晕梦多，入睡困难，纳少，善太息，口渴喜饮，小便黄赤，大便秘结。舌红苔黄，脉弦数。

调理法则：疏肝清热。

方药：龙胆泻肝汤加减。龙胆草6g、黄芩10g、山栀10g、郁金10g、香附10g、菊花10g、淡竹叶10g、柏子仁10g、龙齿10g、磁石10g、白芍10g、合欢皮15g、珍珠母15g。

（2）痰浊内扰证

症见：焦虑不安，失眠头重，痰多胸闷，纳少，心烦口苦。苔腻微黄，脉滑。

辨证：宿食停滞，积湿生痰，痰热上扰。

调理法则：清热化痰，和中安神。

方药：黄连温胆汤加味。法半夏10g、陈皮10g、茯苓10g、枳实10g、山栀10g、竹茹10g、焦山楂10g、黄连3g、莱菔子15g、珍珠母15g、磁石15g、百合15g。

（3）阴虚火旺证

症见：心烦少寐，头晕耳鸣，健忘，五心烦热，腰膝酸软，口干少津。舌红，脉细数。

调理法则：肾阴不足，不能上承于心，心肾不交而不寐。

治则：滋阴清心。

方药：酸枣仁汤加减。酸枣仁15g、生地黄15g、百合15g、山茱萸15g、夜交藤15g、五味子10g、茯苓10g、知母10g、麦冬10g、莲子10g，川芎9g、甘草6g。

（4）心脾两虚证

症见：多梦易醒，心悸健忘，头晕目眩，肢倦神疲，饮食无味，面色少华。舌淡，苔薄，脉细弱。

辨证：思虑过度，劳伤心脾，气血不足，心失所养。

调理法则：益气健脾，养血安神。

方药：归脾汤。人参9g、龙眼肉9g、黄芪9g、白术9g、当归9g、白茯苓9g、远志9g、酸枣仁9g、木香6g、甘草3g。

（5）心胆气虚证

症见：失眠多梦，易惊醒，心悸胆怯，遇事易惊，倦怠无力，小便清长。舌质淡，脉弦细。

辨证：受惊吓刺激，心胆气弱，心神不安所致。

调理法则：益气镇惊，安神定志。

方药：安神定志丸加减。党参、龙齿、酸枣仁、珍珠母、夜交藤各15g，茯神、远志、石菖蒲、川芎、知母各10g，琥珀粉3g。

九、抑郁性失眠

抑郁性失眠是由于抑郁的情绪导致失眠，以持久的心境低落和睡眠不适为主要症状的亚健康状态。

【形成原因】

抑郁性失眠的形成原因十分复杂，在西医学认识中，主要是由于生活的打击、工作与学习的压力、未遂的意愿及社会环境的变化等造成。此外，身体某些原有疾病（如心脏病、肾病、哮喘、溃疡病等）也可导致抑郁性失眠的产生。

在中医学认识中，可因情感所伤、劳逸失调、久病体虚、五志过极、饮食不节等引起阴阳失调、阳不入阴所致，但大多由情志不遂，肝郁脾虚，郁结化火，邪火扰动心神所致。

【判断依据】

1. 有失眠的典型症状，入睡困难或睡而易醒，醒后不寐，连续1周以上，不足1个月。

2. 失眠是患者抑郁情绪所导致，以心境低落为主，并至少有下列 4 项。

①兴趣丧失，无愉快感；

②精力减退或疲乏感；

③精神运动性迟滞或激越；

④自我评价过低、自责，或有内疚感；

⑤联想困难或自觉思考能力下降；

⑥出现过自杀的念头或有自伤行为；

⑦睡眠障碍，如失眠、早醒，或睡眠过多；

⑧食欲降低或体重减轻；

⑨性欲减退。

严重标准为社会功能受损，给本人造成痛苦或不良后果。

3. 常伴有头痛头昏、心悸健忘、神疲乏力、心神不宁、多梦、咽喉和胸部紧缩感、纳减及胃肠症状等躯体症状。

4. 经各系统实验室检查，未发现有其他影响睡眠的病变。

【调理原则】

失眠和抑郁存在着复杂的双向因果关系，在给予镇静催眠调理的同时，不能忽略了抗抑郁的调理，按照"未病先防、既病防变"的干预原则，抑郁性失眠的亚健康调理应注重心理疏导，平衡镇静催眠与抗抑郁的关系，出现轻微反应即应给予辨证调护，改善其症状，防止其进展。

中医学认为，情志过极，超过机体承受范围，则会引起脏腑功能紊乱，气血失和，产生疾病，抑郁性失眠的发生正由此而来，故调理上应注重养肝柔肝，镇肝潜阳，滋肾阴降心火，使肝阳得潜，心神得养，自然安然得眠。

【调理方法】

1. 心理疏导

抑郁性失眠是由于抑郁情绪导致的失眠，以心境低落为主，心理疏导至关重要。在调理时，医者应以仔细、认真和蔼的态度耐心地听取患者诉说病情，让其感到医生可以信任，能完全接受自己的叙说，尤其是初诊之时，医者以引导方式让其道出自己的烦恼和伤心事，鼓励其多交朋友或者与亲朋好友一起去旅游。

2. 膳食调理

（1）小米鸡蛋粥

小米 50g、鸡蛋 1 个。先以小米煮粥，取汁，再打入鸡蛋，稍煮。临睡前饮此粥，并以热水泡脚，然后入睡。

（2）麦仁粥

麦仁 30g、大枣 15 枚、甘草 15g。小麦去皮，与后 2 味入锅，加水 3 碗，煎至 1 碗，每晚睡前顿服。

（3）炖猪心法

猪心 1 个，三七、蜂蜜各 30g。将猪心洗净，与三七共煮，待猪心熟后加入蜂蜜，吃肉饮汤。

3. 推拿调理

（1）患者仰卧位，医生用一指禅推法，抹印堂－神庭一线及两侧印堂－眉弓－太阳线10遍；指按、指揉印堂、神庭、攒竹、睛明、鱼腰、太阳、角孙、百会等穴，各2分钟；抹前额3~5遍；拿五经、拿风池、拿肩井2~3分钟；行双手扫散法，1分钟；指尖击前额至头顶，反复3~6遍。

（2）医生用掌摩法先顺时针方向摩腹，再逆时针方向摩腹，时间约5分钟；指按、揉中脘、气海、关元等穴，各1分钟。

（3）患者俯卧位，按揉背部太阳经，按揉心俞、肝俞、脾俞、胃俞、肾俞、命门等穴，各1分钟；捏脊3~4遍；掌推背部督脉及两侧太阳经3~4遍。推拿力度视患者体质及耐受程度而定，以患者感觉酸沉，调理后轻松舒适，似欲入寐为佳。每日1次，10天为1个疗程，共2个疗程。

4. 针灸调理

抑郁性失眠以失眠为主症，针灸选穴以疏肝调神安眠为主，主穴为：印堂、四神聪、安眠、神门、照海、申脉；配穴为：肝俞、胆俞、心俞、脾俞等；心俞、脾俞可用补法，其余均为平补平泻。

5. 中医辨证调理

中医调理以补虚泻实、调整脏腑阴阳为原则。实证泻其有余，如疏肝泻火；虚证补其不足，如补益心脾，益气镇惊安神。

（1）肝郁气滞证

症状：心情抑郁，不易入睡，梦多易惊，善叹息，胁痛，呕逆，或腹痛便秘，发病每因情志不畅而加重。舌淡苔薄，脉弦。

调理法则：疏肝解郁，行气安眠。

方药：柴胡疏肝散。柴胡9g、川芎6g、香附6g、陈皮9g、芍药6g、枳壳6g、甘草3g。

（2）肝郁化火证

症状：心情抑郁，入睡困难，口渴喜饮，目赤口苦，小便黄赤，大便秘结。舌红苔黄，脉弦而数。

调理法则：疏肝泻火，镇心安神。

方药：龙胆泻肝汤。龙胆草6g、黄芩9g、栀子9g、泽泻12g、木通6g、车前子9g、生地黄9g、当归3g、柴胡6g、甘草6g。

（3）心脾两虚证

症状：情绪低落，心烦少寐，多梦易醒，心悸健忘，神疲食少，头晕目眩，四肢倦怠，腹胀便溏，面色少华。舌淡苔白，脉细无力。

调理法则：补益心脾，养血安神。

方药：归脾汤。人参9g、龙眼肉9g、黄芪9g、白术9g、当归9g、茯苓9g、远志9g、酸枣仁9g、木香6g、甘草3g。

（4）心胆气虚证

症状：情绪低落，多噩梦，易于惊醒，处事易惊，终日惕惕，胆怯心悸，伴气短自汗，倦怠乏力。舌淡，脉弦细。

调理法则：益气镇惊，安神定志。

方药：安神定志丸合酸枣仁汤。远志6g、石菖蒲5g、茯苓6g、党参9g、酸枣仁15g、知母6g、甘草3g。

十、睡眠觉醒时相提前

睡眠觉醒时相提前，是指入睡与觉醒时间均比传统的作息时间显著提前的睡眠亚健康状态。以早睡早醒为特征，主要表现为睡眠期比相应期望的时间提前，结果导致傍晚思睡，过早入睡和比自己期望的时间过早觉醒。调查发现，中年人中约有1%的人患有睡眠觉醒时相提前障碍。本亚健康状态的发病率随年龄增长而增加。睡眠觉醒时相提前亚健康状态如及时调理，可恢复正常睡眠节律；反之，极易发展为睡眠觉醒时相提前障碍。

【形成原因】

1. 西医学认识

（1）遗传因素

近年来有很多报道认为，睡眠觉醒时相提前与家庭遗传有关。家族性睡眠觉醒时相提前人群多在儿童或成年早期发病，症状持续存在并随年龄增加而加重。

（2）环境因素

睡眠亚健康人群如减少下午或傍晚的光照，或由于早醒而过早暴露晨光，可以破坏昼夜节律，具有增加睡眠觉醒时相提前的风险。过早上床，可致睡眠时相提前。环境因素可诱发、维持或加剧睡眠觉醒时相提前。

2. 中医病因病机

中医学认为，水液运化失常，湿浊壅滞，或脾胃虚弱，运化迟滞，导致食后困倦早醒；或素体脾虚，或外寒直中脏腑，过食生冷，可致脾阳虚，出现早睡。《素问·阴阳应象大论》有云："年四十而阴气自半也，起居衰矣。"年老肾亏，或久病伤肾，房劳过度等损伤肾阳，肾阳虚衰不能温煦脾阳，或脾阳久虚不能充养肾阳，可致脾肾阳气俱伤而出现此症。

【判断依据】

1. 本状态多发于老年人。

2. 入睡与觉醒时间均较自己意愿的正常睡眠时间提前，以早睡早醒为特征，多表现为傍晚不能保持清醒或凌晨过早觉醒，或者两者同时存在。

3. 与正常的睡眠时间相比，主睡眠期时相提前，但保持稳定的24小时睡眠觉醒模式。

4. 症状持续不足3个月。

5. 不能用其他类型睡眠障碍、内科疾病、神经或精神疾病、药物或物质使用等解释。

【调理原则】

睡眠觉醒时相提前属于睡眠昼夜节律异常，主要由遗传因素和环境因素引起。调理原则主要是消除诱因，培养科学的生活方式，注重睡眠健康教育，养成良好的睡眠习惯，健脾化湿温阳，重新调整生物钟到理想的24小时日夜周期，防止症状的加剧和传变。

【调理方法】

1. 一般干预

（1）时间疗法

时间疗法是以每两天时间内通过严格遵守固定的作息时间，将每天的入睡时间连续提前3小时，直至达到理想的睡眠时间，与患者所希望的上床时间一致。但实施较困难，尤其是在经常有睡眠提前的老年人，会在好转后很快恢复原来的状态。

（2）物理疗法（光疗）

对患者在晚上19～21点进行白光治疗，可以用于干预睡眠维持有问题的人群，使睡眠时相延后和减少睡眠中醒来。亮光对本状态有潜在的干预价值。

2. 饮食调摄

（1）冬瓜苡米粥

鲜冬瓜皮100g，洗净切块，加苡米（薏苡仁）50g，同煮成粥，可经常服用。能健脾利湿，适用于脾虚湿浊内盛者。

（2）姜枣苡米粥

苡米50g、大枣10枚、生姜5片，共煮成粥，可经常食用。能健脾温胃祛寒，适用于脾阳不足者。

（3）核桃大枣粥

核桃仁5个、大枣5枚、粳米50g，加水煮粥服。能补肾健脾，适用于脾肾阳虚者。

3. 推拿按摩调理

患者取俯卧位，取心俞、膈俞、肝俞、脾俞、胃俞、肾俞，用推、揉、按手法。每日1次，10次为1个疗程。

4. 针灸调理

选取太白、三阴交、足三里、脾俞、胃俞、阴陵泉、太冲、章门、期门等穴位。留针30～60分钟，每日1次，10次为1个疗程。

5. 中医辨证调理

（1）湿浊壅滞证

症状：怠惰嗜卧，早醒，身体困重，脘腹胀闷，口腻纳呆，或腹痛便溏。苔白腻，脉濡缓。

调理法则：健脾燥湿，行气和胃。

方药：平胃散加减。

若泄泻较甚者，加茯苓、泽泻、白术；若苔黄腻，脉滑数者，加黄连、黄芩。

（2）脾胃虚弱证

症状：困倦乏力，早醒，纳少面黄，脘腹胀满，食后胀甚，神疲乏力，少气懒言。舌淡苔白，脉缓。

调理法则：益气健脾，理气和胃。

方药：六君子汤加减。

若脘腹胀满较甚者，加枳壳、厚朴；若畏寒肢冷，脘腹疼痛，喜温喜按者，加附子、干姜。

（3）脾阳亏虚证

症状：早醒，神疲乏力，畏寒肢冷，或脘腹隐痛，喜温喜按，纳少，口淡不渴。舌淡胖，脉沉迟。

调理法则：温中祛寒，健脾益气。

方药：理中丸加减。

（4）肾阳亏虚证

症状：嗜睡，多寐早醒，形寒肢冷，面色㿠白，腰膝酸软，小便频数，夜尿频多。舌淡胖或边有齿痕，舌苔白滑，脉沉细无力。

调理法则：温补脾肾。

方药：肾气丸加减。

6. 情志调摄

心理干预可以帮助亚健康人群认识到睡眠亚健康的性质，建立正确的认知，以消除顾虑。

【典型案例】

患者，70岁，男性。

主诉早醒，上床时间是晚上21时，通常在5分钟之内入睡。晚上患者因为夜尿要醒来两次，通常是午夜和凌晨2时，排尿后会很快睡着。早上4～5时自发醒来，之后不能再眠，但待到早上6时30分才起床。白天，一直能够保持清醒，在下午13时午睡1～1.5小时。否认精神沮丧或者抑郁。患者目前服用利尿剂治疗高血压，否认服用任何安眠药。体格检查正常。

诊断：睡眠时相提前综合征。

治疗：指导此患者要避免午睡，并且在晚上散步（避免晨间接受强光照射）。

后随访，这些改变能够延迟他的入睡时间至晚上22时，并且一直睡到早上5时50分。一旦睡醒，患者马上起床，在早饭前专注于他自己的爱好活动中。他对新的作息方式感到比较满意。

十一、睡眠觉醒时相延迟

睡眠觉醒时相延迟，又可称为睡眠时相延迟亚健康，是以不能在期望的时间入睡和觉醒，晚上入睡和早上觉醒均延迟，睡眠觉醒时间通常推迟在2小时以内，而睡眠周期基本正常为主要表现的慢性睡眠亚健康状态。早睡努力通常失败，早上觉醒难，其由于晚睡晚起，此类睡眠亚健康人群生活节奏受到严重影响。睡眠觉醒时相延迟亚健康状态如及时调理，可恢复正常睡眠节律；反之，极易发展为睡眠觉醒时相延迟障碍。

【形成原因】

1. 中医病因病机

中医学认为，夜间睡眠较晚，增加夜食，饮食不节，宿食停滞，脾胃损伤，脾失运化，酿生痰热，壅遏于中焦，使胃气失降，阳气浮越，阳不入于阴而出现此症。现代人由于生活不规律，吃夜宵等而致食积肠胃，导致脾失健运，酿成痰浊，食滞郁而化热，痰热互结扰心，而致此症；或晚间过多娱乐，思虑过度，情志不调，肝郁气滞，气郁化火，心火炽盛，扰心神而难寐；或因夜间工作，人为的延迟入睡时间，阳不入阴而出现难寐；

或素体阴虚，或病久体衰，肾阴亏虚，不能上奉于心，心肾不交，心火亢盛而夜寐不安。

2. 西医学认识

本状态确切的发生机制尚不清楚，西医学认为主要与调节睡眠觉醒的内稳态系统异常有关，主要有以下几个方面：

（1）遗传因素

目前研究显示，生物钟基因 hPer3 的多态性与睡眠时相延迟有关。hPer3 的主要功能是将生物钟母钟信号经体液和神经系统送达效应器，从而调节生理、生化、行为的昼夜节律。

（2）环境因素

早晨暴露日光不足和夜间较晚还暴露亮光均可加重昼夜时相延迟。有研究表明，晚上置身于低至 100 勒克斯（lx）的人造光环境即足以影响睡眠时相，而深夜光照可能永久性加剧时相的延迟。

（3）个体因素

夜间工作、不适应社会工作日程安排、跨时区旅行、倒班等均易诱发睡眠觉醒时相延迟亚健康状态。过度饮用咖啡或服用兴奋剂可进一步延迟睡眠发生，加重已延迟的睡眠时间。有研究表明，睡眠觉醒时相延迟障碍人群对调节昼夜时相延迟的夜间光过度敏感，或对调节睡眠时相提前的早晨光敏感度低，致睡眠觉醒时相推迟。

【判断依据】

1. 多在青春期发生，平均发生年龄为 20 岁，也可在儿童期发生。

2. 不能在期望的时间入睡和觉醒，晚上入睡和早上觉醒均延迟，通常推迟在 2 小时以内。典型表现为在凌晨 2：00～6：00 之间难以入睡，无约束情况下，偏爱的觉醒时间是白天 10：00～13：00 之间。

3. 每天入睡与觉醒时间基本一致，可保持 24 小时睡眠觉醒周期，睡眠时间及质量基本正常。

4. 症状持续不足 3 个月。

5. 不能用其他类型睡眠障碍、内科疾病、神经或精神疾病、药物或物质使用等解释。

【调理原则】

睡眠觉醒时相延迟属于睡眠昼夜节律异常，主要由遗传、环境、个人因素等引起。调理原则主要是消除诱因，培养科学的生活方式，注重睡眠健康教育，养成良好的睡眠习惯，疏肝养阴，泻火化痰，重新调整生物节律到理想的 24 小时日夜周期，防止症状的加剧和传变。

【调理方法】

1. 一般干预

（1）健康教育与行为指导

建议亚健康人群重新调整日间、傍晚或夜间的社会活动、家庭活动及运动时间等，按照社会通常作息时间重新设定新的上床及起床时间，保证与年龄相符的睡眠时间。一旦形成了早一点睡眠的作息习惯，应严格遵守。这特别适合由行为导致的睡眠时相推迟患者。此外，应教育患者有了睡意再上床，因为无睡意上床并不能提前入睡。下午 4 点后，不应饮酒和喝咖啡。治疗睡眠觉醒时相延迟亚健康的主要挑战是保持这种早睡的习惯，避免工作、聚会到深夜。

（2）逐步调整睡眠时间

临床上常采用传统的时间疗法来重置生物钟节律，重建良好睡眠卫生习惯和睡眠觉醒时间。策略是逐步提早入睡时间，直至睡眠和觉醒时间与社会作息时间一致。该方法对于睡眠亚健康儿童及青少年有明显效果，缺点是要求在调治期内没有社会责任的束缚（工作或照看小孩等），对睡眠环境要求较高，如卧室非常安静等。

（3）定时光照

光亮是昼夜时相转换最主要的授时因子，如在合适时间内应用强光照射，可以转变体内生物钟的时相。临床研究表明，早晨予以光照射可使睡眠时相前移，傍晚或就寝前光照可使睡眠时相推迟。

2. 饮食调摄

（1）薄荷茶

原料：薄荷5g。

做法：开水冲，代茶饮。

功能：薄荷辛凉，疏肝解郁，适用于肝郁化火者。

（2）竹叶莲子羹

原料：新鲜苦竹叶50g，莲子20g，鸡蛋1个。

做法：竹叶、莲子熬水，莲子煮熟，"化粉"为度；鸡蛋去壳打散；将竹叶、莲子水（沸水）倒入打散的鸡蛋内，搅拌，使之调匀，根据个人的喜好，可加白糖或食盐食用。

功能：清心泻火，养阴安神。用苦竹叶清心除烦而使独亢之心阳下潜，鸡蛋补养心神而治本。适用于心火炽盛者。

（3）枣竹灯心粥

原料：酸枣仁20g，玉竹20g，灯心草6g，糯米200g。

做法：先将酸枣仁、玉竹、灯心草用清洁纱布包裹，放入锅中，与糯米同煮成粥，捞出纱布包，即可食粥。

功能：酸枣仁养心安神；玉竹滋阴养液；灯心草清心火；糯米养阴益气，和中健胃。四味共煮成粥，可共奏养阴清火、安神镇静、和中除烦之功，服食时，可酌加冰糖。适用于阴虚火旺者。

（4）樟茶鸭子

原料：肥鸭1只（约3斤），樟木屑100g，茶叶50g，川贝母10g，花椒粉、生姜、食盐、味精、葱、植物油各适量。

做法：鸭子去内脏、翅、脚，洗净沥干，将盐、花椒、川贝母研粉，遍搽鸭子内外，腌渍2小时；将大铁锅置旺火上，葱平铺锅底，再将樟木屑、茶叶混合铺上；将鸭子放置木架上，离樟木屑茶叶末混合物寸许，加盖，熏10分钟，将鸭子翻身再熏，呈黄色时取出，将熏好的鸭子上蒸笼，放上姜块，蒸至八成熟时取出，沥干水分，将鸭子放入植物油内煎炸，呈褐黄色时，捞出，切块装盘，撒上花椒粉、味精，即可食用。

功能：健脾化痰，宽胸理气。本品香味独特，旨在芳香健脾，清化热痰。用鸭肉，取其甘咸微寒，可滋阴退热；川贝母化痰宁嗽；二者合用，痰热可除。葱、樟木屑、茶叶、花椒可芳香化湿，宽胸理气，和胃降逆。诸品同食，痰热可除，釜底抽薪，神清肺净，脾升胃降，自能安然步入梦乡。适用于痰热内扰者。

3. 推拿按摩调理

按揉神庭、四神聪、百会、太阳、攒竹、睛明等穴位。

4. 针灸调理

主穴：神门、三阴交、四神聪、安眠穴。

配穴：肝郁化火者加用行间、太冲、风池、阳陵泉、合谷、肝俞；阴虚火旺者加大陵、太溪、太冲；心火炽盛者加肾俞、心俞、太溪、郄门；痰热扰心者配内关、中脘、足三里、内庭。

操作：虚则补之，实则泻之，留针30分钟，每日1次，10次为1个疗程。

5. 中医辨证调理

（1）肝郁化火证

症状：入睡困难，次日觉醒困难，多梦，头晕胀痛，口苦口干，急躁易怒，或胁肋灼痛，小便黄，大便秘结。舌红苔黄，脉弦数。

调理法则：疏肝解郁，清肝泻火。

方药：龙胆泻肝汤加减。

若胁肋胀痛明显者，加川楝子、延胡索；若咽中如有物梗阻，咽之不下，吐之不出者，加半夏、厚朴、茯苓、紫苏叶。

（2）阴虚火旺证

症状：虚烦难寐，入睡困难，次日觉醒困难，兼见手足心热，盗汗，口干少津，健忘耳鸣，腰酸梦遗，心悸不安。舌红少苔，脉细数。

调理法则：滋阴降火，清心安神。

方药：六味地黄丸合黄连阿胶汤加减。

若五心烦热，腰膝酸痛者，加知母、黄柏；盗汗较甚者，加地骨皮、龙骨、牡蛎。

（3）心火炽盛证

症状：心烦难寐，入睡困难，次日觉醒困难，口渴多饮，小便短黄，大便秘结，面红。舌尖红赤，苔黄，脉数有力。

调理法则：清心泻火，养阴安神。

方药：朱砂安神丸加减。

若心下痞满，心烦口渴，大便秘结较甚者，加大黄、黄芩；若烦热口渴，小便赤涩热痛者，加木通、生地黄、竹叶。

（4）痰热内扰证

症状：心烦难寐，入睡困难，次日觉醒困难，胸闷脘痞，泛恶嗳气，口苦，头重目眩。舌偏红，苔黄腻，脉滑数。

调理法则：清热化痰，和中安神。

方药：温胆汤加减。

若恶心呕吐较甚者，加旋覆花、紫苏叶；若咳嗽，痰黄黏稠者，加瓜蒌、胆南星、桑白皮。

6. 情志调理

首先，应给予亚健康人群充分的关心和鼓励，从而帮助其建立良好的作息时间。

其次，可以采用松弛反应训练，包括放松身体和放松大脑。常用的方法有沉思训练、自身控制训练、生物反馈、听催眠曲和回忆美好往事等。

最后，调节行为，最新和效果较为肯定的研究方法有调兴奋、调呼吸和调卧姿。

【典型案例】

患者，女，40 岁。

主诉：入睡困难 10 余年。平时的上床时间是晚上 23 时，到凌晨 2~3 时患者才能入睡，次日早上 6 时被闹钟叫醒。工作日只睡 4 个小时，白天倍感疲惫。而在周末，一直睡到早上 10~11 时，醒后感觉神清气爽。白天很少午睡。既往没有抑郁病史，最近生活也没有压力，没有摄入咖啡因史。因为她很少在晚上 11 时睡着，有时候会饮酒或者服用非处方性安眠药，但效果不明显。服用镇静催眠药会令她次日早上感觉昏昏沉沉。

体格检查：正常。

诊断：睡眠时相延迟综合征。

治疗：持续 30 分钟至 1 小时的强光治疗（1000 勒克斯），治疗时间是早晨 6 时，但是这并没有提高她入睡的能力。由于周末她自发的起床时间是早上 9~10 时，光照的时间可能在时相反应曲线的错误一边。于是强光治疗推迟到早上 9 时 30 分，几天下来反应甚微，于是将治疗时间改到早上 8 时 30 分。之后患者发现能提前入睡了。接下来几天，强光治疗的时间越来越提前，一直到与其平时早上起床时间相一致。通过这种治疗，患者逐渐提高了她的入睡能力。

在几周的治疗后，患者大多数晚上都是在 0 时到 0 时 30 分开始入睡，之后她每天早上，包括周末的起床时间不迟于 6 时 30 分，并且每天起床后待在室外 30 分钟或 1 个小时，或者待在室内的灯光下至少半个小时。通过这些努力，患者一直保持着治疗后的睡眠习惯。

十二、意识模糊性觉醒困难前期

意识模糊性觉醒困难前期是指由睡眠向觉醒转换的过程中，意识并非完全清醒状态下出现的短暂行为异常。表现为对时间和地点定向朦胧、精神活动迟钝、说话颠三倒四等，甚至伴有躁动表现，可持续数分钟至数小时，次日对夜间发生的事不知晓或伴有朦胧性回忆。意识模糊性觉醒困难亚健康状态如及时调理，可恢复正常睡眠觉醒；反之，极易发展为睡眠期朦胧样微觉醒障碍（即意识模糊性觉醒困难）。

【形成原因】

1. 中医病因病机

（1）劳逸失调

劳倦太过则伤脾，过逸少动亦致脾胃虚弱，运化不健，水湿内生。李杲所著《脾胃论》认为："脾胃之虚，怠惰嗜卧。"《丹溪心法·中湿》指出："脾胃受湿，沉困无力，怠惰好卧。"

（2）饮酒

酒为水谷之精，其性剽悍，少饮可宣通血脉，舒筋活络。但饮酒过度，经常饮酒如浆，可致蕴湿生热；又因酒热之气，损伤脾胃，湿盛内阻，则可多寐难醒。

（3）年老多病，脾阳不足

老年人主要由于阴盛阳衰所致此症。因阳主动，阴主静，阴盛故多寐。此外，病后或年老阳气虚弱，营气不足，困倦无力亦可致晨起时意识模糊。

2. 西医学认识

任何加深睡眠和造成睡眠困难的因素，都可能成为意识模糊性觉醒困难亚健康状态的发生原因。本状态是在睡眠剥夺恢复过程中，意识状态不清醒时所出现的行为异常。在自发性过度睡眠、发作性睡病、睡眠呼吸暂停综合征患者、睡行症和睡惊症患者中，意识模糊性觉醒困难亚健康状态及朦胧样微觉醒的发作尤其频繁。本状态的发生可能与递质的过度释放有关。

【判断依据】

1. 常见于儿童，好发于睡眠不足者。随着年龄增长，其发病率和发作频率逐渐减少。成人期发生较少见。

2. 从睡眠中被强行唤醒后出现并非完全清醒状态，经历一个轻度意识模糊的过程。主要表现为对时间和地点定向朦胧、精神活动迟钝、说话颠三倒四等。

3. 持续时间小于5分钟。

4. 排除复杂部分性癫痫发作及其他类型的睡眠亚健康状态或睡眠障碍。

【调理原则】

意识模糊性觉醒困难亚健康状态是意识状态尚未完全清醒时出现的短暂的行为异常，任何加深睡眠和造成睡眠困难的因素，都可能成为其诱因。调理原则要是消除诱因，培养科学的生活方式，注重睡眠健康教育，养成良好的睡眠习惯，以防患者自伤，防止症状的加剧和传变。治宜健脾化湿温中。

【调理方法】

1. 原因干预与生活调理

（1）意识模糊性觉醒困难亚健康状态应注意确定其发生原因的重要性，同一状态可能有多种原因。针对不同的原因应采取相应的处理，如因睡眠不足引起者，应保证充足的睡眠。

（2）培养良好规律的生活方式，注重饮食调摄，忌暴饮暴食，忌烟酒，避免饥饱不均。

（3）睡眠卫生方面，首先帮助患者建立有规律的作息制度，从事适当的体育锻炼或劳动，持之以恒。养成良好的睡眠习惯，去除各种影响睡眠的外在因素。

2. 饮食调理

（1）冬瓜苡米粥

鲜冬瓜皮100g，洗净切块，加苡米50g，同煮成粥，可经常服用。能健脾利湿，适用于脾虚、湿浊内盛者。

（2）姜枣苡米粥

苡米50g、大枣10枚、生姜5片，共煮成粥，可经常食用。能健脾温胃祛寒，适用于脾阳不足者。

3. 推拿按摩调理

（1）基本放松法

取穴：脾俞、神阙、关元、内关、水沟。

操作：采用单手掌揉、点按、点揉法推拿，强度以局部酸胀感为度。

（2）颈部放松法

取穴：颈部阿是穴、风池、合谷。

操作：采用㨰法、拿法放松肩颈部肌肉，手法由轻到重；然后施以揉法、擦法；再以拍击法拍击肩部；最后点揉风池、合谷穴结束治疗。

（3）足底放松法

取穴：足底脾、胃、颈、颈项、大脑、小脑、脑干等反应点。

操作：温水浸泡后用搓法、推法、揉法、拿法、捏法、点按法、点揉法对以上穴位分别进行治疗，临睡前推拿效果更佳。

4. 针灸调理

（1）体针

取穴：主穴为十二井穴、合谷、内关、人中（水沟）。湿邪内盛者配丰隆、阴陵泉；脾阳不足者配神阙、关元，亦可艾灸。

操作：以醒神开窍为主，10 次为 1 个疗程。

（2）耳针

取穴：皮质下、脾、肾上腺、耳背心。

操作：每日选择 3~4 穴，交替使用，每日 1 次，每次 30 分钟，10 次为 1 个疗程。或用王不留行籽或嵌针埋藏，每 3~5 日更换 1 次。

（3）水针

取穴：足三里、阴陵泉、丰隆、内关。

操作：每日选择 2~3 穴，分别于每穴注入维生素 B_6 注射液或维生素 B_{12} 注射液 0.5~1mL，每日 1 次，7 次为 1 个疗程。

5. 中医辨证调理

（1）湿邪内盛证

症状：多寐，觉醒困难，头重如裹，胸闷纳少，身重嗜睡。苔白腻，脉濡缓。

调理法则：健脾燥湿。

方药：平胃散加减。

若兼痰多者可加半夏、天南星等化痰降逆之品；脾虚湿盛者可加茯苓健脾化湿；湿盛者加藿香、佩兰芳香化湿；湿阻日久化热，湿热内蕴者，予以黄连温胆汤加减。

（2）脾气亏虚证

症状：觉醒困难，食后困倦多寐，少气懒言，语声低微，食少或便溏。舌质淡，苔薄白，脉细。

调理法则：益气健脾。

方药：六君子汤加减。

若兼食积不化者可加神曲、山楂、麦芽消痰导滞；阳虚者可加干姜温中健脾；痰多者加半夏燥湿化痰。

（3）脾阳不足证

症状：病后或年老之人，嗜睡多寐，觉醒困难，神疲食少，懒言易出汗，畏寒肢冷。舌质淡，苔白，脉细弱。

调理法则：温阳益气。

方药：理中丸加减。

若兼食积不化者可加神曲、山楂、麦芽消痰导滞；脾虚者加茯苓渗湿健脾；痰多者加半夏燥湿祛痰；脾虚气陷者加升麻、黄芪益气升阳举陷。

6. 心理调理

（1）指导患者规律作息，傍晚可做放松活动，定时上床和起床，尽管晚上睡眠不佳，早晨仍要按时起床。白天的体育锻炼有助于睡眠，但傍晚锻炼可加重睡眠亚健康。应使亚健康人群明白由睡眠不足导致的暂时睡眠异常很常见，不必过分担心。

（2）可向亚健康人群介绍有关刺激控制法、时间控制法及睡眠限制疗法等方面的知识，学习通过饮食、锻炼、药物及环境因素（如光、声、温度）等来改善睡眠。而放松疗法、认知行为治疗主要针对导致多睡的不良认知方式。

第三节　呼吸性睡眠亚健康

一、原发性鼾症前期

原发性鼾症前期是指睡眠时出现鼾声，鼾声可轻可重，甚至影响同床伴侣，严重者可把自己惊醒，除打鼾外，没有相关的晨起头痛、疲乏、思睡等症状，是一种常见的睡眠亚健康。正常人睡眠期呼吸应该是均匀、无声的一个过程，打鼾是睡眠呼吸不畅的信号，而非"睡得香"的表现。原发性鼾症亚健康状态如及时调理，可恢复正常睡眠呼吸。若反复习惯性打鼾，极易发展为原发性鼾症，甚至出现睡眠呼吸暂停，目前认为习惯性打鼾是睡眠呼吸障碍疾病的起始。

原发性鼾症前期属中医学"息有音""鼾眠"范畴。

【形成原因】

1. 中医学认识

（1）饮食失节

由于饮食偏嗜，如嗜食肥甘，使脾失健运，不能运化与转输水谷精微，聚湿生痰，痰湿脂膏聚集，以致体态臃肿。《脾胃论》曰："能食而肥……滋生痰涎。"痰湿上阻于气道，壅滞不畅，痰气交阻，肺失宣降，入夜尤甚，而出现鼾声如雷、呼吸暂停等症状。

（2）外邪犯肺

感受风热之邪而伤津耗气，灼津成痰，阻于咽喉；或嗜烟成性，燥伤津液，气滞血瘀痰凝，肺失宣降而作鼾，甚则呼吸暂停。

（3）情志失调

情志不遂，忧思气结，肝失调达，气机疏泄失常，肺气闭阻；或肝郁犯脾，津液失布，痰蕴咽喉而眠时鼾鸣。

（4）久病劳欲

久病肺弱脾虚，气失所主，津液失布而成痰，痰气交阻而致鼾。

（5）先天不足

如先天性鼻中隔偏曲、下颌后缩、小颌畸形、巨舌等上气道生理结构异常，导致气道不畅，气滞痰凝，呼吸不利而暂停，具有一定的家族史。

此外，外感邪气或内伤脏腑均可导致本状态发生。外感邪气，侵袭肺卫，肺气失宣，肺窍不利而鼾眠。内伤与心失所养、痰饮上扰、五志过极有关。情志不舒，思虑过度耗伤心血，心神失养，或脾虚气血生化乏源，血不养心而致睡眠不酣。肥人多痰，或饮食不节，痰湿内生，肺为贮痰之器，气道不利，气机不畅而打鼾。

2. 西医学认识

鼾声是因为上呼吸道气流加速、出现紊乱或涡流引发上呼吸道周围软组织振动所致，如来自腭垂、软腭、舌和咽壁等组织的振动。一般都是由于睡眠时上气道塌陷阻塞引起的呼吸暂停和通气不足所致。很多因素都可导致上呼吸道的狭窄。

（1）外源因素

吸烟、酒精、药物、肌肉松弛剂、麻醉剂等，都可引起上呼吸道开放肌群的松弛而使上呼吸道塌陷，造成上呼吸道气流紊乱。吸烟能改变黏膜纤毛的功能，增加上气道阻力诱发打鼾；饮酒导致咽部黏膜水肿，或抑制在延髓的呼吸中枢和选择性降低扩张肌张力，从而堵塞呼吸道。

（2）个人因素

肥胖、妊娠等，成人打鼾现象和肥胖关联性较大。

（3）遗传因素

鼾症有家族遗传倾向。

【判断依据】

1. 睡眠时有鼾声，影响同室睡眠者，偶尔伴有短暂呼吸暂停。偶尔打鼾普遍存在，伴张口呼吸、反复憋醒等症状，成年男性相对多见。

2. 不伴有白天有嗜睡、晨起头痛、记忆力减退、困倦乏力等症状。

3. 不能用其他类型睡眠障碍、睡眠呼吸暂停、内科疾病、神经或精神疾病、药物或物质使用等解释。

4. 排除心血管和呼吸系统继发症，如高血压、心脏肥大、心律不齐。

【调理原则】

原发性鼾症前期是睡眠呼吸不畅的信号，主要是外源、个人、遗传等因素所引起。调理原则主要是消除诱因，培养科学的生活方式，注重睡眠健康教育，养成良好的睡眠习惯，防止症状的加剧和传变。治宜宣肺养心化痰。

【调理方法】

1. 保健调理

首先应减轻体重，身体肥胖者咽喉也会有脂肪堆积，可造成呼吸道狭窄、吸气不畅。另外，额外的体重会给肺部及颈部的组织施加压力，从而使得呼吸变得更加困难。减掉一些体重会有助于呼吸，体重减轻 10% ~15% 就能使鼾症严重程度大约减轻 50%。

抬高头部往往会减轻打鼾。使用特殊的枕头，或者用东西垫高头部。请注意，高度要合适，太高了对颈椎不好。采取侧卧位睡眠尤以右侧卧位为宜。

睡前4小时内请勿饮酒，酒精会使呼吸变得浅慢，还会使肌肉比平时更加松弛。这使得咽部的组织更容易阻塞气道，加重鼾症及睡眠呼吸暂停。戒烟，并避免服用某些药物，睡前禁止服用镇静、安眠药物，以免加重对呼吸中枢调的抑制。

定期锻炼、有规律的锻炼可以帮助患者减轻体重，增强肌肉力度，并使得肺功能更好。

2. 膳食调理

（1）双菇苦瓜丝

原料：苦瓜150g，香菇100g，金针菇100g，姜、酱油、糖、香油适量。

制作方法：先将苦瓜顺丝切成细丝，再将姜片也切成细丝。然后，将香菇浸软切丝，金针菇切去尾端后洗净。再用油爆炒姜丝后，加入苦瓜丝、香菇丝和盐，一起炒至苦瓜丝变软。将金针菇加进去炒，最后加入调味料炒匀就可以食用了。

（2）山楂陈皮汤

原料：山楂40g，陈皮10g，红糖适量。

制作方法：山楂去核打碎，陈皮切碎，加入2碗水，煎汤，水开后加入红糖，待煎至水剩下1碗时取出，温热服用。

服用方法：早晚2次温服。

功效：行气活血，化痰止鼾。适用于讲话费力，胸闷者。

（3）鼾症调养散

原料：冬虫夏草2g（研粉），神曲3g，泽泻36g，桂枝20g，天花粉20g，草果20g，牡蛎20g，豆蔻12g。

方法：共研细调匀，用竹沥适量调和成面块状，再用砂锅竹笼屉蒸3次，晾3次，再研细。

服用方法：每次用温开水冲服8g，每日3次，1个月为1个疗程。

3. 推拿调理

推拿部位以颈项部、背部膀胱经及任脉腧穴为主。揉揉、点按膀胱经、任脉、督脉等穴位，可以调理及预防原发性鼾症亚健康状态。

4. 针灸调理

（1）体针

针灸选穴：迎香、风池、肺俞、百会、水沟、足三里、合谷、三阴交，配以关元、天枢、丰隆。迎香、风池、肺俞三穴每次取一穴，三穴轮流交替。

针灸方法：平补平泻，留针，每日1次，10次为1个疗程。

对于体胖颈短的患者，可以取三阴交、丰隆、足三里等以化湿祛痰；打鼾严重者可以酌取列缺、照海、合谷等以通鼻利咽；白天嗜睡乏力者可酌取百会、风府、水沟等醒脑健神。某些头部穴位如曲鬓、率谷等，可以提高大脑皮层相应区域脑细胞的兴奋性，起到调整紊乱的脑功能的作用。

痰湿蕴肺型，治当化痰利湿，宣肺利窍，选穴太渊、丰隆、天突。痰瘀阻肺型，治当涤痰活血，健脾宣肺，选穴丰隆、天突、血海、阴陵泉。肺肾虚型，治当补肺利窍，活血养心，选穴太渊、通里、血海、人迎。肺肾亏虚型，治当补益肺肾，理气开窍，选穴太渊、太溪、廉泉。

（2）耳针

王不留行籽埋压肺、心、肝、胃、皮质下、鼻等耳穴，每天睡前按压，有胀感为佳，每 3 日换 1 次。

5. 中医辨证调理

（1）痰热内阻、肺气郁滞证

症状：睡时鼾声响亮，反复呼吸停顿，晨起口干口黏，咽中不适。舌红苔薄白或黄，脉弦滑。

调理法则：清热化痰，宣肺通窍，醒神止鼾。

方药：温胆汤合苍耳子散加减。陈皮、半夏、黄芩、竹茹、菖蒲、杏仁、胆南星、砂仁、沉香。

（2）痰浊内阻、心血瘀滞证

症状：睡时鼾声如雷，影响旁人睡眠，胸闷，胸痛，心慌，晨起口干口黏，易疲劳，注意力不集中。舌红暗或边有瘀斑，苔白腻，脉弦滑。

调理法则：活血通窍，宁心安神。

方药：通窍活血汤加减。

（3）痰瘀内阻、肝火旺盛证

症状：睡时鼾声如雷，影响旁人睡眠，晨起口干口苦、口黏口臭，性情暴躁易怒。舌红暗边有瘀斑，苔黄腻，脉弦滑。

调理法则：清肝泄热，安神通窍。

方药：龙胆泻肝汤合清心凉膈散加减。

（4）心失所养证

症状：睡时打鼾，咳嗽，心悸，怔忡，面色不华，头晕，气短，神疲乏力，或自汗出。舌质淡，脉细无力。

调理法则：养心益气。

方药：四君子汤加减。

若心火盛者加黄连、莲子心；痰蒙清窍者加石菖蒲、远志。

（5）痰瘀内阻、肺肾亏虚证

症状：极易入睡，睡时鼾声如雷，影响旁人睡眠，晨起口干口黏，睡不解乏，可伴腹胀，腰膝酸软，记忆力下降，反应迟钝。舌红暗，苔白腻或黄腻，舌底脉络迂曲，脉弦滑，尺脉弱。

调理法则：补益肺肾，醒神止鼾。

方药：金匮肾气丸加减。

（6）心肺两虚证

症状：睡时多梦易醒或有憋醒，或睡眠间断，打鼾时常自认为未睡着，鼾声轻微，时有间断，心悸怔忡，胸前不适，甚至胸痛，面色苍白，情绪不宁。舌质淡，脉细无力。多见于年老体弱、易感冒者。

调理法则：补脾益肺，宁心安神。

方药：参苓白术散加减。

6. 西药调理

保守调理：避免使用中枢神经系统抑制药，调理鼻充血，养成良好睡眠习惯，肥胖患者应鼓励其减轻体重等一般调理。

非保守调理：口服莫达非尼、帕罗西汀和氟西汀等药物调理；持续正压通气调理；口腔矫治器调理（或称阻鼾器调理），其原理是通过正畸作用，改变上颌骨、下颌骨和舌的相对位置，产生疗效等器械调理。

7. 其他调理

（1）氧疗

对于低氧血症患者可考虑低浓度氧疗，使 PaO_2 保持在 $8 \sim 10kPa$（$60 \sim 75mmHg$），除改善呼吸暂停时间和氧饱和度外，还可预防睡眠呼吸暂停引起的心动过缓、肺动脉高压和肺心病。

（2）戒烟、戒酒和避免应用镇静剂

烟酒是诱发鼾症的主要因素。酒精和镇静剂可降低上气道周围肌肉及颏舌肌活动，可诱发睡眠呼吸暂停。因此，应避免睡前饮酒和服用镇静剂。

二、成人阻塞型睡眠呼吸暂停低通气前期

成人阻塞型睡眠呼吸暂停低通气前期是指在睡眠过程中，由于气道等原因引起的通气呼吸受限，每晚 7 个小时的睡眠中，呼吸受限发作不足 30 次，或睡眠呼吸暂停低通气指数（AHI）不超过 5 次，伴有鼾声及夜间睡眠受影响，易醒或白天有睡意的状态，长期如此可导致多系统器官功能受损。成人阻塞型睡眠呼吸暂停低通气前期如及时调理，可恢复正常的睡眠质量；若反复发作极易发展为阻塞型睡眠呼吸暂停低通气综合征。

成人阻塞型睡眠呼吸暂停低通气前期可参照中医"鼾症""不寐""多寐"等辨证论治。

【形成原因】

1. 中医学认识

中医学认为，成人阻塞型睡眠呼吸暂停低通气前期的形成原因多为长期饮食不当，或久病失治、误治，以致脾肾二脏的气化功能失调，痰浊内阻，血瘀内停，痰瘀胶结，气机不利。脾居中焦，运化转输水谷精微，长期饮食不节，过食肥甘生冷，或嗜酒成癖，以致脾胃损伤，运化失健，转输无权，聚湿生痰，上贮于肺。肾处下焦，有蒸化水液之职责，久病迁延不愈，必及于肾，肾之蒸化失职，津聚为痰，上渍于肺。脾、肾二脏失司，均可导致肺气不利，壅滞不畅，使肺主气、司呼吸的功能失常，从而发生本病。痰阻脉络则气滞血瘀，肺气不利，通调失司，使痰浊内阻益甚，瘀血积滞。痰浊与瘀血交阻，更加重气机不畅，二者互为因果，相互影响。

2. 西医学认识

成人阻塞型睡眠呼吸暂停低通气前期是基因多态性和环境交互作用的结果，易感因素较多。

（1）危险因素

①年龄增大者，成年后随年龄增长其患病率增加；女性绝经期后患病者增多。

②肥胖者，尤其是超过标准体重20%或体重指数（BMI）≥25 者。

③颈围增粗者。

④上气道解剖结构狭窄和塌陷性增强是发生本状态的重要原因，包括鼻腔阻塞、Ⅱ度以上扁桃体肥大、软腭松弛、悬雍垂过长或过粗、咽腔狭窄、咽部肿瘤、咽腔黏膜肥厚、舌体肥大、舌根后坠等。

⑤不良生活习惯者，如长期大量饮酒、吸烟等。

⑥家族中有阻塞型睡眠呼吸暂停低通气综合征或有引起本病的其他遗传疾病。

⑦服用催眠药、抑制呼吸药物者。

（2）神经肌肉因素

因咽腔、鼻孔至会厌缺乏完整的骨性结构支撑，靠咽腔周围肌肉，如腭帆张肌、颏舌肌、颏舌骨肌的收缩来调节上气道大小，以及肌肉收缩时咽腔的开放，而这些肌肉具有肌纤维少，收缩迅速，血供丰富，易疲劳的特点。此类人群在睡眠时其上气道阻力较清醒时明显增加，变化较快；平时睡眠时其舌根与软腭容易后移，咽腔周围肌紧张性降低，致使肌肉功能不全，咽腔相对狭小，反射性出现神经功能的异常，加之有咽壁增厚、扁桃体肥大、巨舌、下颌或颈部受压等存在时，咽腔完全闭塞，从而引起睡眠呼吸受限。

3. 体液或内分泌因素

本状态多见于男性及绝经期后的女性。如肥胖、肢端肥大症、甲状腺功能减退、注射睾酮者，以及交感神经活性和瘦素、肾素－血管紧张素活性增加者，推测其睡眠呼吸暂停的发生可能与体液内分泌紊乱有关。

4. 体位因素

通过影响上呼吸道的结构和（或）重力对气道结构的作用方向，进而影响气道阻力及塌陷性。举例来说，仰卧位时舌体由于重力作用向后移位塌陷，造成舌后气道变窄，从而增加气道的阻力，使之易于塌陷阻塞，进而发生呼吸暂停或低通气状态。

【判断依据】

阻塞型睡眠呼吸暂停低通气前期介于正常睡眠与阻塞型睡眠呼吸暂停低通气综合征之间，但较阻塞型睡眠呼吸暂停低通气综合征的状态表现轻、持续时间短。

1. 多见于男性及绝经期后的女性。

2. 睡眠时打鼾，鼾声不规律，或大或小，并与呼吸受限间歇、交替出现。可同时出现醒后口干、日间思睡等相关表现。发生呼吸受限后憋醒，偶尔会有胸闷、盗汗、心慌、心前区不适等。

3. PSG 监测存在以下表现

①发生阻塞性呼吸暂停，但不足 5 次，每次持续时间不足 10 秒。

②多次睡眠潜伏期试验（MSLT）平均睡眠潜伏期 <10 分钟。

③每小时可因呼吸受限导致的唤醒、心搏快慢交替及血氧饱和度降低。

【调理原则】

成人阻塞型睡眠呼吸暂停低通气前期属于通气呼吸受限，是基因多态性和环境交互作用的结果。调理原则主要是消除诱因，培养科学的生活方式，注重睡眠健康教育，养成良好的睡眠习惯，提高生活质量，防止症状的加剧和传变。治宜健脾化痰，补虚开窍。

【调理方法】

1. 保健调理

减少危险因素，如控制体重；戒烟戒酒；白天勿过劳，睡前勿饱食及剧烈活动；侧卧睡眠，抬高床头等。

2. 食疗调理

（1）醒神开窍茶

原料：远志、益智仁、伸筋草各5g。

方法：泡水即可。

（2）健脾祛痰饮

原料：普洱10g，茯苓10g，陈皮9g，石菖蒲10g。

方法：上四味开水冲泡，代茶饮。

3. 推拿调理

患者取坐位，术者拿揉其两侧胸锁乳突肌，搽揉两侧骶棘肌（竖脊肌）及斜方肌各5分钟。按揉天鼎、中府、缺盆、天容、水突等穴。

或取俯卧位，搽揉、一指禅推两侧背腰部足太阳膀胱经、督脉，点揉肺俞、心俞、督俞、膈俞等穴；再取仰卧位，两手拇指交替分推上脘、中脘、下脘连线数次。每日1次，每次25分钟，20次为1个疗程。

4. 针灸调理

针刺取穴以经络辨证为主，脏腑辨证为辅，谨守病机，各司其属，兼顾兼证。选穴为膻中、内关、百会、四神聪、丰隆、太溪、廉泉等穴，每次选穴4~5个，每日针刺1次。根据每天的状态变化而变换穴位，大幅度提插，要求针感向上下走窜，每次留针15~30分钟，12~14次为1个疗程。

局部近取廉泉、旁廉泉（洪音）、天容以通利咽喉。廉泉和旁廉泉三针同施，形成齐刺之势，加强对颏舌肌、颏舌骨肌、下颌舌骨肌、茎突舌骨肌和茎突咽肌的肌张力的调整，天容下行舌下神经、副神经和迷走神经，刺之可维持神经肌肉兴奋性。

循经远取列缺、照海、公孙以疏通经络。列缺属肺经通任脉，照海属肾经通阴跷脉，公孙属脾经通冲脉，皆上至咽喉，或贯（或挟）舌本，或连（或散）舌下，经脉所过，主治所及，刺之则行气通经，同时调理肺、脾、肾三脏。

针对病理产物，取膻中、丰隆、血海，共奏行气通滞、化痰除湿、活血化瘀之功。

针对睡眠紊乱，取四神聪、神门、三阴交以安神定志。

5. 中医辨证调理

本病属本虚标实，实为痰浊、瘀血，虚为肺、脾、肾脏腑虚损。治疗上应根据不同证治分型以辨证论治。

（1）脾虚湿困、痰浊内阻证

症状：睡时鼾声如雷，时断时续，出现呼吸受限或憋醒，白天头晕昏沉，睡意浓浓，不分昼夜，时时欲睡，但睡不解乏，形体肥胖，伴咯吐黏痰，口干口黏，或口苦口臭，或梦多，或颈项汗出。舌体胖大，苔白厚腻或黄腻，脉弦滑。此证多见于年轻人。

调理法则：

白天：健脾醒神，化痰理肺。

晚上：豁痰通窍，理气宁神。

方药：

白天：二陈汤合四君子汤加减。

晚上：涤痰汤加减。

若白天昏昏欲睡，头晕昏沉者，二陈汤合四君子汤加石菖蒲、苏合香、胆南星等以开窍醒神。夜间睡眠鼾声如雷，喉中痰鸣，口唇青紫，憋醒等痰瘀交阻者，除积极紧急治疗外，用涤痰汤加桃仁、红花、丹参以活血祛瘀。

（2）心脾两虚、痰瘀蔽窍证

症状：鼾声轻微，呼吸短促甚至停止，胸闷胸痛时作，以刺痛为主，甚至夜间憋醒，不能平卧；白天神情淡漠，困倦乏力，口唇发绀，面色晦暗。舌质紫暗，舌底络脉迂曲、增粗，脉可见结代。此证多见于中老年睡眠亚健康人群。

调理法则：

白天：补益心脾，涤痰祛瘀。

晚上：活血通窍，扶正安神。

方药：

白天：归脾汤加减。

晚上：血府逐瘀汤加减。

若白天腹胀，脘闷，纳差者，归脾汤加藿香、厚朴、莱菔子、神曲以芳香化湿，消食除胀；若夜间容易憋醒，心悸怔忡者，血府逐瘀汤加石菖蒲、酸枣仁、人参、薤白以补气通阳，安神开窍。

（3）肾气亏虚、痰瘀互阻证

症状：鼾声轻微，呼吸浅促，甚至呼吸暂停，健忘，反应迟钝，伴夜尿频或遗尿，性功能减退，腰膝酸软，耳鸣头昏，或伴咯吐痰涎。舌淡苔白，舌底络脉迂曲，脉沉迟。此型多见于老年睡眠亚健康人群。

调理法则：

白天：补益肾气，固脱。

晚上：养心安神，通窍化浊。

方药：

白天：右归饮加独参汤。

晚上：养心汤吞服苏合香丸。

若夜间睡眠呼吸浅促，或呼吸暂停，为肾不纳气之象，宜补肾纳气，急者加生脉口服液或黑锡丹，用温开水冲服；缓者加用人参胡桃汤。

6. 其他调理

口腔矫治器：适用于单纯鼾症及轻中度的患者，特别是有下颌后缩者。对于不能耐受持续正压通气（CPAP）、不能手术或手术效果不佳者，可以试用，也可作为CPAP调理的补充或替代调理措施。

禁忌证：重度颞下颌关节炎或功能障碍、严重牙周病、严重牙列缺失者不宜使用。

第四节 特发性睡眠增多

特发性睡眠增多是以日间思睡、早晨或小睡后觉醒困难（宿醉睡眠）为基本特征的睡眠亚健康。此类亚健康人群通常主诉晨醒困难，难以被闹钟唤醒，会使用特殊手段来促醒。肥胖性人群多发，餐后空闲或看电视时是其高发时段，女性发病率高于男性。特发性睡眠增多若及时调理，可恢复正常睡眠；反之，极易发展为特发性过度睡眠。

特发性睡眠增多属于中医学"多寐""嗜眠""嗜卧"等范畴。

【形成原因】

1. 中医学认识

（1）痰湿困扰

久居潮湿之处，或长时间涉水冒雨，感受湿邪而致湿邪束表，阳气不宣；或过食生冷、肥甘，饮酒无度，以致脾胃受损，湿从内生，湿为阴邪，其性重着黏滞，使阳气闭阻，而成多寐。

（2）脾胃虚弱

脾胃虚弱，运化无权，则使谷不化精而成痰湿，痰湿壅滞，阳气不振，而成多寐。脾气不足，思虑劳倦，饮食不节，损伤脾胃，运化无权，化源不充，而致气血亏虚，亦成多寐。

（3）阳气虚衰

年老久病，肾气衰惫，脾肾不足，亦有亡血失精，肾阴亏虚，阴病及阳，而致阴阳俱虚，皆成多寐。

2. 西医学认识

特发性睡眠增多亚健康的发生机制尚不清楚。可能与脑干网状结构上行激活系统功能降低或脑桥尾侧网状核功能亢进有关。各种应激反应或压力过大等均可能成为其诱发因素。

（1）夜间睡眠差，或睡眠时间过短，或有睡眠呼吸暂停，即睡觉时打呼噜，并有呼吸间歇现象，影响了睡眠质量。

（2）营养不足，能量摄入降低。

（3）年龄：老年人嗜睡较多，老年嗜睡症可与环境因素、身体因素、药物因素、脑部因素等有关。

（4）肥胖：青少年或中青年肥胖、体重超重也会引起白天过度困倦。

（5）可继发于某些疾病，如抑郁症、糖尿病、甲状腺功能减退等。

【判断依据】

特发性睡眠增多亚健康的判断可参照特发性过度睡眠的诊断标准。特发性睡眠增多亚健康介于正常睡眠与特发性过度睡眠之间，出现日间思睡，但较特发性过度睡眠的状态表现轻、持续时间短。

1. 肥胖性人群多发，餐后空闲或看电视时是其高发时段。多见于青中年人，隐袭起病或21岁之前发生，有的自幼出现，女性发病率高于男性。

2. 主诉过度睡眠或过度睡意，夜间睡眠时间延长或常见日间睡眠发作。夜间入睡较快，总睡眠时间正常或稍增多，有的难以唤醒，如果被唤醒，常呈朦胧宿醉状态。日间经常出现瞌睡，每次可达 1 小时左右。

3. 过度睡眠症状存在不足 6 个月。

4. 不能用其他类型睡眠障碍、内科疾病、神经或精神疾病、药物或物质使用等解释。

【调理原则】

特发性睡眠增多的调理原则在于控制亚健康患者的症状（特别是嗜睡、发作性猝倒及夜间睡眠紊乱），改善其生活质量。根据不同病因采取相应的调理策略。睡眠不足者须采取措施养成良好的睡眠卫生习惯，保证睡眠的质和量。积极摒除或减少各种应激反应或压力过大等诱发因素，培养科学的生活方式，注重睡眠健康教育，养成良好的睡眠习惯，干预性小睡和支持对症应用，防止症状的加剧和传变。治宜健脾化痰温阳。

【调理方法】

1. 保健调理

（1）严格作息时间

对患者进行适当的解释，白天有意识地让患者小睡，养成良好的生活习惯。要克服嗜睡，首先生活节奏要把握好，不要三天两头一时冲动，要学习就熬通宵，睡觉时间时早时晚，应养成比较有规律的生活习惯。实践证明，对冬日里养成的生活习惯作适当调整，使机体逐渐适应气温上升的气候，是解除嗜睡的关键一环。例如，冬天为保暖，通常会关门闭户，到了春天就要经常开门窗，使室内空气流畅。起居方面也要注意保证一定的睡眠时间，足够的睡眠有助于消除疲劳。

（2）多运动

要多参加体育活动，每天不少于 1 小时，使自己的心身得到兴奋。进行一些适量的健身锻炼项目，可有效地改善生理机能，使身体呼吸代谢功能增大，加速体内循环，提高大脑的供氧量，嗜睡就会缓解。比如清晨信步漫行、做操、跑步、打太极拳，对于振奋精神十分有益。

（3）心理调节

要有积极的生活态度，每天给自己制订好生活学习计划，认真努力完成。对于因自尊、感情支持相关而产生的问题进行心理咨询是很重要的，尤其对那些嗜睡的人来说，因为他们不能完全发挥自己的潜能，可能被家人和同龄人认为懒惰、不愿意活动。这种情况多采用心理调理，去除与发病有关的不良心理因素，避免精神刺激，帮助患者建立正常的生活规律。

2. 食疗调理

（1）薏苡仁粥

干姜 10g，艾叶 10g，薏苡仁 30g。将前两味水煎取汁，将薏苡仁煮粥至八成熟，入姜艾汁同煮至熟。具有温经、化瘀、散寒、除湿及润肤等功效。适用于寒湿凝滞型痛经、经间期嗜睡。

（2）葱枣汤

葱白头连须 10g，红枣 50g。葱白头洗净加水煎汁，取汁去渣与红枣同煮，待枣熟后加红糖适量（或待凉后放蜂蜜适量），食枣喝汤。每日服之，补血养心，健脾提神。对工作时间过久，精神疲乏，头昏脑涨者服之有效。

（3）黄芪猪髓汤

将黄芪20g袋包后与猪（羊、牛）脊髓250g、枸杞子20g加水煮汤，待熟后加入生姜、黄酒及盐适量调味后，再煮10分钟左右即成。可喝汤食猪脊髓。常吃对头昏脑涨，记忆力减退，腰酸乏力等有益。但肥胖、血脂偏高者不宜食用。

（4）怀参猪脑羹

将山药30g泡软切片，海参50g弄净切条，猪脑筋膜弄净后斩碎。以上三味加鲜汤适量煮熟后，加酒、葱、姜末及盐调味，再加湿淀粉调煮成羹。可做菜肴服食，可常吃。

功用及适应范围：能补肾健脑，健脾养血。适用于神经衰弱、记忆不佳、易头痛、头晕目花者。

（5）冬瓜苡米粥

鲜冬瓜皮100g，洗净切块，加苡米50g，同煮成粥，可经常服用。能健脾利湿。适用于脾虚湿浊内盛者。

（6）姜枣苡米粥

苡米50g，大枣10枚，生姜5片，共煮成粥，可经常食用。能健脾温胃祛寒。适用于脾阳不足者。

3. 推拿调理

手法：以推、拿、抹、揉、点、按、叩等手法为主。

方法：先以拿法松弛患者肌肉，推法梳理头部督脉、膀胱经，抹揉胃经，对揉神庭到印堂穴，修耳郭并点压耳部穴位，抓头皮，以头部穴位为重点，叩打头部，上肢部先以拿法理手三阴三阳经，在各关处施以轻柔的舒筋理筋手法，弹拨各关处韧带，顺时针或逆时针旋转，活动肩、肘、腕、指关，点按手三里、外关，力度适中，下肢推拿手法同理，穴位以足三里、三阴交为主。

4. 针灸调理

（1）体针

取穴：①神门、内关、中脘、气海、阴陵泉、足三里、悬钟；②风池、百会、心俞、脾俞、胃俞。

操作：以上穴位常规消毒后，用毫针刺入得气，用电针调理仪连接，每日取1组，交替进行，用疏密波刺激，强度调至患者能耐受为宜，每次调理30分钟，15次为1个疗程，疗程间隔3～5日。

（2）耳针

取穴：兴奋点、皮质下、神门、肾、太阳。

操作：神门以针刺为好，其余各穴以王不留行籽贴压穴位，针刺每日1次，每日重按3～4次，每次3～5分钟。

5. 中医辨证调理

（1）湿邪困脾证

症状：头蒙如裹，日夜昏昏嗜睡，肢体沉重，或伴浮肿，胸脘痞闷，纳少泛恶。脉濡苔腻。

调理法则：燥湿健脾。

方药：二陈汤合平胃散加减。

（2）痰浊痹阻证

症状：精神委顿，昼夜嗜睡，胸闷脘胀，形体肥胖。脉滑，苔厚。

调理法则：化痰醒神。

方药：温胆汤加减。

（3）脾气不足证

症状：精神倦怠，嗜睡，饭后尤甚，肢怠乏力，面色萎黄，纳少便溏。苔薄白，脉虚弱。

调理法则：健脾益气。

方药：香砂六君子汤加减。

（4）阳气虚衰证

症状：久病或年高之人，精神疲惫，整日嗜睡懒言，畏寒肢冷，健忘。舌淡苔薄，脉沉细无力。

调理法则：益气温阳。

方药：附子理中丸合人参益气汤加减。

6. 其他调理

梅花针弹刺

器械：梅花针一枚，可调式吸罐一个，药酒 200mL，消毒干棉球若干。

方法：嘱患者俯卧，将药酒涂少许于患者颈、背部。以可调式吸罐进行拔罐，2 分钟后以消毒后的梅花针由上到下弹刺背部督脉、膀胱经，使之微出血，再继续走罐，等皮肤红紫后，用消毒干棉球擦去污血即可。完毕后消毒大椎、肾俞、关元等穴位，用梅花针重叩 2~3 下，吸罐拔出瘀血。本疗法 5 天 1 次，15 天为 1 个疗程。

第五节 节律性亚健康状态失眠

节律性亚健康状态失眠是由于睡眠－觉醒周期与人体的 24 小时生物节律失调所引起的一类睡眠问题。以失眠和（或）白天过度嗜睡，影响生活质量为主要临床表现。包括内源性昼夜节律系统变化和环境改变两大类。环境改变导致者主要包括时差和轮班相关的睡眠亚健康。

一、时差性失眠

时差性失眠是指在快速穿梭旅行多个时区时，机体原来的昼夜节律不能立即调整以适应新的环境周期而出现的一种临床综合征。表现为入睡困难或维持睡眠困难、过度睡意、白天主观觉醒和活动表现受到损害，以及出现各种躯体症状。

【形成原因】

时差性失眠发生在短时间内跨越多个时区旅行时，是内源性昼夜节律的时相与外界自然环境的时间之间不同步的结果。有 3 个主要因素会影响患者症状的严重程度和对新时区的适应能力，包括旅行的方向、跨越时区的数量和个体的敏感性。向东旅行（要求昼夜节律时相和睡眠－觉醒的时间提前）通常比向西旅行更难以调整适应，向东旅行时普遍会出现入睡困难，而向西旅行时则会出现睡眠维持困难。

中医学认为，时差性失眠主要责之于心、脑，为本虚标实之证，素体虚弱、环境不调、饮食不节等因素，导致脏腑功能失调，痰热内扰，胃气失和，发为此症。

【判断依据】

1. 有快速穿梭多个时区的经历，症状常伴有睡眠剥夺，而且朝东方飞行时所产生的症状持续的时间较长。一般人体需要 8 天或更多的时间，其生理功能才能适应这种变化。

2. 伴有白天不适、疲倦、反应迟钝、容易激动、工作效率下降、竞技状况不良（运动员）等。

3. 长期来回旅行穿梭不同的时区，如客机飞行员、外交官、国际跨国公司的行政管理人员等，可以出现慢性的睡眠剥夺、白天身体不适、激越、活动能力受损。

4. 临床表现的严重程度与跨越时区的数量、飞行速度、起飞和到达时间、飞行期间剥夺睡眠时间的长短及个体敏感性等因素有关。

【调理原则】

时差性失眠对活动能力和觉醒的影响，主要是由于在一个新的昼夜生物节律周期睡眠不适应的环境中所需要的睡眠数量和质量减少所造成的。要调这种亚健康状态，可以通过对饮食、心态和其他外界辅助方法的调节，使患者尽可能有较多的睡眠，以尽快适应新的昼夜规律。

时差性失眠主要从调心、调脑入手。脑为元神之府，是思维活动产生的场所，主宰人体的精神活动。

【调理方法】

1. 保健调理

使用可以帮助入睡的技巧，比如光照疗法，若在新时区的起床时间仍想睡时，则应强制起床并进行体育锻炼和日光浴，因为在暗时相后，暴露于阳光或明亮灯光之下有利于加速患者对新环境的适应。合理饮食，宜清淡饮食，以减少胃肠道症状。选择能够最大限度降低不适症状的飞行时间安排，以及在进行长途飞行途中模拟目的地新时区的作息时间、供应时差餐和改变授时因子（即睡眠与觉醒时的周围环境，包括光线、电视与广播）等措施。

2. 食疗调理

（1）桂圆蒸蛋

材料：鸡蛋 1 个，白糖或冰糖少许，桂圆肉 6 个。

做法：将鸡蛋打入小碗中，不用搅散，撒点白糖，水沸后，把小碗放蒸锅里，蒸半熟后放入桂圆肉，塞到蛋黄里，再蒸熟。

（2）牛奶冲鸡蛋

材料：牛奶 150mL，鸡蛋 1 个，红糖适量。

做法：红糖加少许水，煮化后打入鸡蛋，搅匀煮熟，等鸡蛋糖水稍微温热时，再冲进牛奶即可。

（3）燕窝蜜枣汤

材料：燕窝 25g，蜜枣 15g，红糖适量。

做法：将燕窝用清水泡开，除去杂质，然后与蜜枣（去核）同放入锅内，加水适量煮至蜜枣烂熟，再入红糖调味食用。

3. 推拿调理

首先将呼吸放缓，端坐，按摩以下穴位：

开天门，两拇指指腹紧贴于印堂穴（位于两眉眉头之间），双手余指固定头部两侧。左拇指先自印堂穴垂直向上推移，经神庭穴（位于人体的头部，当前发际正中直上 0.5 寸）推至上星穴（位于人体的头部，当前发际正中直上 1 寸），然后两拇指呈左下右上、左上右下同时交替推摩。手法由缓至速、由轻至重，反复推摩约 1 分钟，此时推摩局部产生热感，并向眉心集中。

摩百会，用右手拇指尖在百会穴（位于头顶，当前发际正中直上 5 寸，或两耳尖连线的中点处）点按，待局部产生重胀麻感后立即改用拇指腹旋摩，如此反复交替进行约 30 秒，紧接用掌心以百会穴为轴心，均匀用力按压与旋摩约 30 秒。

4. 针灸调理

主穴：百会（或四神聪）、神门、三阴交。

配穴：涌泉（灸 20～30 分钟）。

5. 中医辨证调理

（1）痰热内扰证

症状：不寐头重，痰多胸闷，恶食嗳气，吞酸恶心，心烦口苦，目眩。苔腻而黄，脉滑数。

调理法则：化痰醒脑，清热安神。

方药：清火涤痰汤。丹参 15g，橘红、胆星、僵蚕各 10g，菊花 15g，杏仁、麦冬各 10g，茯神 12g，柏子仁、贝母各 10g，竹沥半杯，姜汁 5mL。

（2）胃气失和证

症状：胸闷嗳气，脘腹不适而不寐，恶心呕吐，大便不爽，腹痛。舌苔黄腻或黄燥，脉象弦滑或滑数。

调理法则：和胃健脾，化滞安神。

方药：半夏秫米汤。半夏 9g，秫米 30g。

6. 其他调理

褪黑激素的疗效较好，相较东向跨时区而言，褪黑激素对西向跨时区型的疗效较差，在起程前几天及到达后的几天连续使用 0.5～5mg 的褪黑激素，可减轻时差反应。

二、轮班性失眠

轮班性失眠是指由于工作被安排在睡觉时间而产生的失眠或过度嗜睡。倒班工作的时间安排有几种类型，包括轮班、交叉轮班、晚上 19 点开始至早上 7 点结束的倒班等，凡是工作时间有一部分在夜间的都属于倒班工作。在夜间和凌晨工作的倒班最易出现睡眠障碍，包括总睡眠时间减少 1～4 小时，主观感觉睡眠质量不满意。睡眠障碍除了会影响工作中的操作能力外，还会使警觉性降低，甚至产生安全隐患。

【形成原因】

轮班性失眠是由于睡眠－觉醒周期的昼夜节律与需要的睡眠时间之间失调所导致的。

过度嗜睡很可能是长期睡眠剥夺的积累效应与这种不协调两方面共同作用的结果。对倒班工作的耐受程度因人而异，可能与昼夜节律适应程度不同有关，其他相关因素包括睡眠自稳态调节的影响、年龄、倒班工作的类型、家庭和社会的支持等。使用镇静安眠药和兴奋性药物也会对睡眠产生影响，加重轮班性失眠相关的症状。

中医学认为，这种失眠与心、脾、肾的关系密切。当入夜时机体阳气应收敛，气血应潜藏以滋润五脏，养五脏之阴，但因工作需要维持清醒状态，阳气不得潜藏，阴气不得滋长，反复如此，则易造成心神失养，阴阳失和，气血紊乱。

【判断依据】

1. 通常是在习惯睡眠时间内轮班工作或长期倒班、执勤、工作时间不规律等。

2. 通常在一个晚班后的第 2 天早上 6：00 ~ 8：00 无法维持正常睡眠，睡眠时间比正常时减少 1 ~ 4 小时。

3. 主观上感到睡眠时间不满意或不清晰，尽管患者努力想使自己适应睡眠环境，但还是出现失眠。

4. 此种情况可能持续整个倒班工作期间。进行清早工作的人（如早上 4：00 ~ 7：00 开始上班）可能出现入睡困难和醒来困难。持续上晚班的人可能出现在早上入睡困难。

5. 排除其他失眠的原因及相应的睡眠障碍。

【调理原则】

对轮班性失眠调理的目的是重新调整昼夜节律，使之与睡眠 - 觉醒 - 工作的时间节律更为协调，同时改善睡眠和工作的环境以提高睡眠质量。

中医调理轮班性失眠以和阴阳、调气血为主。泻其有余，补其不足，调整机体阴阳及营卫的平衡，使机体回到"阴平阳秘"的状态，安神醒神，使阴阳平衡，心神得安，精神乃治。

【调理方法】

1. 一般调理

推荐采用顺时针方向的倒班制度，即依次从白班到傍晚班再到夜班的工作安排。光线有利于患者适应环境，倒班工作者在工作之前先处于黑暗状态一段时间后，工作时再暴露于亮光之下，则有助于机体的再适应。养成良好的睡眠卫生习惯、改善睡眠质量和提高警觉性还有非常重要的一点，就是处理好个体、社会、心理因素的影响，如倒班工作耐受性的个体间差异、患者倒班工作的动机、社会和家庭的支持、倒班时间安排、工作的类型、工作中安全隐患发生的风险等。

2. 食疗调理

（1）茼蒿鱼头汤

材料：鲜茼蒿 250g，鳙鱼头 1 个（重约 250g），生姜 3 片，植物油、味精、食盐适量。

制法：先把鳙鱼头洗净，去鳃，用刀剖开；生姜洗净，切片；炒锅上火，放入植物油加热，再放入鳙鱼头煎至微黄色。砂锅内加水适量，用大火烧开，放入鳙鱼头、生姜片，用中火继续煲 10 分钟，再放入茼蒿，熟后加入食盐、味精即可食用。

食用：佐餐食用，吃茼蒿、鱼头，喝汤，每天 1 ~ 3 次，每次 150 ~ 200mL。

（2）红枣葱白汤

材料：红枣 20 枚，葱白 10 棵，红糖适量。

制法：先把红枣用温水泡发，洗净，放入砂锅中，加清水适量，上火煎 30 分钟；然后将葱白打扁，与红糖一起放入红枣沸水中，继续用小火煎 10 分钟即可食用。

食用：趁温食用，吃枣吃葱白，喝汤，每天 1～3 次，每次 150～200mL。

（3）百合芦笋汤

材料：鲜百合 100g，清水芦笋罐头 1 罐，食盐、味精各适量。

制法：鲜百合掰成片，去内膜，用食盐搓后洗净，放入砂锅中，加适量清水，煮至七成熟；开罐取出芦笋，切成段放入鲜百合汤中，加入食盐、味精即可食用。

食用：佐餐食用，吃百合、芦笋，喝汤，每天 1～3 次，每次 150～200mL。

3. 推拿调理

睡前 1 小时做穴位按摩：双合谷、内关、翳风、天柱、风池、风府、安眠穴，头面部按摩，手心擦足心，共做 60 分钟。按摩头部时，双手手指沿膀胱经、督脉向后梳头，双拇指沿耳后按摩三焦经及胆经，再按摩安眠穴、天柱、风池、风府。

4. 针灸调理

针灸取心脾经、心包经穴位及背俞穴，配合内关、合谷、神门、足三里、三阴交、阴陵泉、心俞、脾俞，均采用轻柔手法，避免患者惧针。合谷为大肠经原穴，对调节脑神经和改善失眠引起的头痛头昏有明显的效果；神门、内关镇静安神；足三里、三阴交、阴陵泉健脾胃以开化源，养血而宁心；心俞、脾俞能加强调心健脾的作用。

5. 中医辨证调理

（1）肝火扰心证

症状：不寐多梦，急躁易怒，伴有头晕头胀，目赤耳鸣，口干口苦，便秘溲赤。舌红苔黄，脉弦而数。

调理法则：疏肝泻火，镇心安神。

方药：龙胆泻肝汤。龙胆草 6g、黄芩 9g、栀子 9g、泽泻 12g、木通 6g、车前子 9g、生地黄 9g、当归 3g、柴胡 6g、甘草 6g。

（2）心肾不交证

症状：心烦不寐，入睡困难，心悸多梦，伴头晕耳鸣，腰膝酸软，潮热盗汗，五心烦热，咽干少津，男子遗精，女子月经不调。舌红少苔，脉细数。

调理法则：滋阴降火，交通心肾。

方药：六味地黄丸合交泰丸。熟地黄 24g、山茱萸 12g、山药 12g、泽泻 9g、牡丹皮 9g、茯苓 9g、黄连 15g、肉桂 1.5g。

（3）心胆气虚证

症状：不寐，多噩梦，易于惊醒，处事易惊，终日惕惕，胆怯心悸，伴气短自汗，倦怠乏力。舌淡，脉弦细。

调理法则：益气镇惊，安神定志。

方药：安神定志丸合酸枣仁汤。远志 6g、石菖蒲 5g、茯苓 6g、党参 9g、酸枣仁 15g、知母 6g、甘草 3g。

6. 其他调理

褪黑激素参与了生物节律的调控，暗刺激可以促进松果体释放褪黑激素。由于倒班工人暴露在黑暗环境的时间减少，因此褪黑激素水平下降。研究显示，接受褪黑激素调理后，可以改善倒班工人的睡眠质量，延长睡眠时间，工作期间的警觉性也得到了提高。该药的推荐剂量为每次 3~6mg，晚夜间服用，或者在进入昏暗环境前 3 小时服用。对于睡眠过多的患者可以适当给予咖啡、茶等。

第六节　不宁腿倾向

不宁腿倾向是指在睡眠中出现腿部的不适感，伴有活动腿部的欲望，并因此影响睡眠，但并未达到不宁腿综合征（restless legs syndrome，RLS）诊断标准的一种亚健康状态。不宁腿综合征又称多动腿综合征或不安腿综合征，是指夜间睡眠时，双下肢出现极度的不适感，如麻痹、胀痛、紧张、酸痛、瘙痒、灼热、蚁行感等，迫使患者不停地移动下肢或下地行走，从而导致患者严重的睡眠障碍。

【形成原因】

1. 不宁腿倾向的原因众多，常见的相关因素包括：

（1）营养缺乏性因素，如缺铁性贫血、叶酸缺乏、维生素 B_{12} 缺乏等。

（2）继发于某种疾病，如周围神经病、慢性肾衰竭（20%~70% 的慢性肾衰竭患者可出现不宁腿综合征）、糖尿病、脊髓病、帕金森病（3.8%~20.8% 的帕金森病患者可出现不宁腿综合征）、肿瘤、类风湿关节炎、甲状腺功能减退、周围血管微栓塞、下肢动脉粥样硬化等。

（3）部分妊娠妇女可出现不宁腿倾向，严重者可进展为不宁腿综合征。

（4）药物与化学物质所致，包括咖啡、酒精、三环类抗抑郁药、H2 受体阻断药、镇静催眠药、停用血管扩张药后等。

2. 中医学多将其归入"痹证"范畴，因素体阳虚，寒湿内生，或感受寒湿，致使气血闭阻，瘀阻脉络，筋脉肌肉失去濡养而产生的酸、麻、胀、痛等异常感觉。

【判断依据】

1. 异常感觉

由于肢体的难以形容的不适感，导致有运动肢体的愿望，主要是下肢。这些异常感觉常发生在肢体的深部，而不是在表面，如皮肤。

2. 运动症状

患者难以入睡，需运动肢体以缓解异常感觉，可表现为来回走动、晃动或屈曲伸展下肢，或者仅在床上辗转。

3. 活动（如捶打、按摩或行走）后不适感可有所缓解，甚至完全缓解。

4. 上述症状在傍晚或夜间加重，或者仅仅发生在傍晚或夜间。

5. 未达到不宁腿综合征的诊断标准，并排除其他有类似症状的疾病。

【调理原则】

对于不宁腿倾向的亚健康人群，调理原则为积极寻找并处理导致不宁腿倾向的原因，并调整好患者的睡眠。症状轻或发作频率低者以物理调理为主，症状严重或发作频繁者则需在物理调理的基础上加上药物调理。

中医调理以振奋督脉、膀胱经阳气，疏通下肢经脉，通络化瘀为主，可采用刮痧、艾灸、刺络、头针等方法综合调理。

【调理方法】

1. 保健调理

不宁腿倾向常常与睡眠密切相关，所以首先应告诉患者注意睡眠卫生，白天不宜过多睡眠和过多服用含咖啡因等影响睡眠的饮料。白天的体力活动过多，可影响晚间睡眠，双下肢过度疲劳可使不宁腿倾向明显加重。

入睡前可用温水洗脚，或用艾叶水洗下肢，按摩局部肌肉等。此外要消除和减少或避免发病因素，改善生活环境，养成良好的生活习惯，防止感染。注意饮食卫生，合理膳食调配。注意锻炼身体，增加机体抗病能力，不要过度疲劳、过度消耗，戒烟戒酒。保持平衡心理，克服焦虑紧张情绪。

2. 膳食调理

（1）当归荸荠薏米粥

将当归 10g 切成片，煮 30 分钟，去渣后加入荸荠 20g、薏米（薏苡仁）30g、大米 50g 煮粥，煮熟后加适量蜂蜜即可。

（2）桑枝鸡

将鸡肉 250g 洗净，加水适量，放入洗净切段的桑枝 60g 及绿豆 30g，清炖至肉烂，以盐、姜等调味即可。

（3）薏仁木瓜粥

将木瓜 100g、生薏苡仁 30g，洗净后放入锅中，加水用文火炖至薏苡仁熟烂，加入适量白糖调味即可。

3. 推拿调理

（1）患者俯卧位，医者在患者背部、腰部及患侧大腿下方到足跟部施以按揉法及滚法、掌推法，以舒筋活血，改善局部营养状况，促进血液循环。

（2）患者俯卧位，下肢伸直，医者以掌跟置于下肢股后方承扶穴处，自上而下按揉至委中穴。用拿捏法自小腿上部至跟腱处提拿小腿后侧肌肉，并点按承扶、殷门、委中、承筋、承山、阳陵泉等以松筋活血，疏经通络，止痛除酸。以上手法应反复操作 3～5 遍。

（3）患者俯卧位，医者用双手握空拳，手腕放松，以尺侧的小鱼际及小指部同时交替击打股后部及小腿后侧部，3～5 分钟结束。

4. 针灸调理

针灸选穴：太溪、太冲、三阴交、足三里、阳陵泉、悬钟、关元。

针灸方法：太溪、三阴交、足三里、关元诸穴行温针灸法，即针刺诸穴得气后以艾条灸针柄。余穴针刺得气后行平补平泻法。留针 30 分钟，每日 1 次，10 次为 1 个疗程。

5. 中医辨证调理

（1）气虚血滞证

主症：双下肢肌肉酸胀、麻木，困重无力，似痛非痛，有虫爬感，昼轻夜重，伴神疲乏力，纳差肢冷。舌质淡，舌苔薄，脉沉细弱。

调理法则：益气温经，活血通络。

方药：黄芪桂枝五物汤加减。

（2）阴虚血滞证

主症：双下肢肌肉酸胀，肌肤麻木，困重乏力，似痛非痛，腓肠肌处时有拘急发紧疼痛，或蚁行感，两眼干涩，伴口干咽燥，腰膝酸软，形瘦面黯。舌质红少苔，脉细数弦。

调理法则：滋补肝肾，舒筋缓急。

方药：芍药甘草汤合地黄饮子加减。白芍药、生甘草、熟地黄、麦冬、山茱萸、怀牛膝、丹参、枸杞子、木瓜、薏苡仁。

第七节　亚健康态意识模糊性觉醒

亚健康态意识模糊性觉醒是指睡眠向觉醒移行过程中，意识尚未完全清醒状态下出现的轻微行为障碍，又称睡眠酩酊、睡眠醉醉或朦胧唤醒。多发生在夜间前1/3深睡眠期，常见于儿童，好发于睡眠不足者。

【形成原因】

1. 中医学认识

中医学主要认为是魂魄不调，在睡眠障碍的病机变化中，魂的病机变化往往是与魄的病机变化同时存在的。一方面肝魂妄动，肝阳内扰，木火刑金，上犯于肺，会导致肺魄不宁；另一方面，魄病而气滞，气机升降不能调节，金郁伐木，肝损而疏泄失司，扰动其魂，以使肝魂妄动。此外，还有魂魄同病的情况，如邪气内犯，壅遏五脏，魂魄同病而不能内调，最终都会导致魂魄不调，使夜寐不得安宁。

2. 西医学认识

引起亚健康态意识模糊性觉醒的发病原因目前尚不明确，任何加深睡眠和造成觉醒困难的因素都可能成为其发生原因，常见于以深睡眠为特征的过度睡眠，可能与情绪、心理等因素有关。

【判断依据】

1. 多见于儿童，好发于睡眠不足者。

2. 患者自己或观察者发现其从睡眠中自行觉醒后常出现意识模糊及轻微的行为认知障碍，如时间和地点定向障碍、语速减慢、精神活动迟缓、反应迟钝、动作显得不协调等。

3. 多导睡眠图显示系从NREM睡眠期觉醒。

4. 排除其他睡眠障碍引起的疾病。

【调理原则】

中医以调脏腑、和阴阳为调理原则，可采取心理调节、行为干预、中医辨证调理、药物调理等综合调理方法。

【调理方法】

1. 保健调理

患者自我放松，缓解压力，养成健康的睡眠习惯，如待困时再入睡，不在床上接触电子设备等，并适量运动。

2. 膳食调理

原料：酸枣仁 30g，鸡蛋 1 个，花生 10 颗，红枣 6 个。

制法：将水烧开，打荷包蛋，放入红糖，依次放入花生、红枣。然后将包好的酸枣仁放入锅内，共同煨煮 30 分钟，在睡前服下。

功效：酸枣仁具有催眠、安神的效果，而鸡蛋清火，红枣、花生补血。适合先天不足、后天失调的睡眠症状。

3. 针灸调理

常用的穴位有足三里、百会、关元、三阴交及背部腧穴。按照常规针刺方法，辨证选穴进行操作。

4. 推拿调理

推拿常以头、背、腹三部的膀胱经、胆经、督脉为主。头部取穴以印堂、百会、四神聪、太阳、神庭、安眠、风池为主；背部取穴以心俞、脾俞、肝俞、肾俞等穴为主；腹部多摩腹，并按揉中脘、关元、气海。

5. 中医辨证调理

根据患者的临床特征及特点，辨证论治，灵活选择调理方药。

（1）中气不足证

症状：神疲乏力，气短懒言，自汗，食后困倦多寐，头晕健忘，身体发热，劳累后发生或加重，食少便溏。舌淡苔薄白，脉细弱。

调理法则：补中益气。

方药：补中益气汤。黄芪 15g，党参 6g，白术 6g，陈皮 5g，炙甘草 6g，当归 10g，升麻 4g，柴胡 4g。

（2）肝肾阴虚证

症状：形体虚弱，神疲无力，腰膝足跟酸痛，潮热盗汗，头晕头痛，耳鸣眼涩，心烦易怒，失眠健忘，口干咽痛，淋巴结肿痛，午后颧红，大便干结，遗精早泄，月经不调。舌红，少苔或无苔，脉弦细数。

调理法则：补益肝肾，滋阴清热。

方药：知柏地黄丸。熟地黄 18g，山茱萸 12g，山药 15g，泽泻 9g，茯苓 12g，牡丹皮 9g，知母 6g，黄柏 6g。

（3）心脾两虚证

症状：精神疲倦，四肢无力，劳则加重，神情忧郁，不耐思虑，思维混乱，注意力不能集中，心悸健忘，胸闷气短，多梦易醒，食欲不振，头晕头痛，身痛肢麻，面色不华。舌淡，脉细弱。

调理法则：益气补血，健脾养心。

方药：归脾汤。党参 20g，白术 15g，黄芪 20g，甘草 5g，茯苓 15g，远志 10g，酸枣仁 10g，龙眼肉 10g，当归 15g，木香 10g，大枣 10g。

6. 西药调理

患者于白天及晚间睡前服用中枢神经兴奋剂（如哌甲酯），对多数患者有良好的效果。也可以采用于睡眠初醒时服一次药，其后让患者再睡半小时，患者常可自然醒转，也容易被叫醒，而不出现意识模糊症状。

第八节 梦呓

梦呓是指在睡眠中发出的除鼾声以外的某种语言，通常清醒后本人不能回忆，为中医梦证的一种，又称"梦语""睡语""呓语"，对应西医学的"梦语症"。

【形成原因】

1. 中医学认识

（1）外邪侵袭

外感热邪，邪热内蕴，扰乱心神，心神不宁，发为梦呓，刘完素在《素问玄机原病式》中指出："寐而多言者，俗名睡语，热之微也。"

（2）情志内伤

五志过极化火，扰乱心神；或思虑劳倦，内伤心脾；或阳不交阴，心肾不交；或阴虚火旺，肝阳扰动；或心胆气虚，神魂不安，出现梦呓。

（3）饮食不节

过食肥甘厚味，脾胃损伤，湿热内蕴或睡前多食，胃中失和，卧而不安，发为梦呓。

病机："心主神、肝主魂、肺主魄、脾主意、肾主志"，故肝魂、肺魄二者与睡眠有着密切关系，"魂魄不调"是梦呓的重要病机，其具体的病机变化主要为肝魂妄动、肺魄不宁、魂魄不调，导致机体阴阳不和，内脏功能失调。

2. 西医学认识

梦呓是人在大脑普遍抑制的背景上，大脑的言语运动中枢仍保持着兴奋状态的缘故。有可能是压力过大、精神紧张诱发的。

【判断依据】

1. 睡眠中发出的除鼾声以外的某种语言，清醒后本人通常不能回忆。

2. 多伴有神疲乏力、失眠多梦、白天嗜睡、精神紧张等症状。

3. 梦呓反复发生，持续时间超过1个月。

4. 排除其他有梦呓症状的疾病。

【调理原则】

梦呓的发生多与阴阳不和，内脏功能紊乱有关，当以调阴阳、和脏腑为原则，多采取自我调节、药物调理、中医防治等多方面相结合的综合调理手段。

【调理方法】

很多人都偶尔会有梦呓的经历，这并不需要担心，但如果说梦话次数过于频繁，就会导致人体白天疲倦乏力、精神萎靡不振，而且还可能影响配偶、子女的睡眠，这时应寻求调理。

1. 保健调理

在日常生活中学会放松心情，调节精神压力，这样才有助于睡眠质量的提高和减少说梦话。可通过改变饮食习惯，如睡前不要吃得过饱或过分饥饿，不宜饮浓茶、咖啡等。增强体育锻炼，注意培养和改善自己的性格，多参加有益的集体活动，养成活泼、开朗、友爱、合群的性格。

2. 膳食调理

（1）雪梨百合炖冰糖

原料：鲜雪梨肉 150g，鲜百合 100g，冰糖适量。

制法：将雪梨、百合、冰糖同放炖盅内，武火炖 45 分钟即可。

功效：适用于阴虚型梦呓的患者，症见梦呓，心烦不寐，口干津少，五心烦热等。

（2）人参枸杞子桂圆汤

原料：人参 6g，枸杞子 10g，桂圆肉 15g，鲜猪心 1 个。

制法：人参洗净切碎，猪心洗净剖开，将人参、枸杞子、桂圆肉放进猪心内，然后将猪心放入炖盅内，加适量冷开水，用中火隔水炖 1.5 小时。调味，饮汤食肉。

功效：适用于心脾两虚型梦呓的患者，症见多梦易醒，面色少华，心悸健忘，体倦神疲，脉细弱等。

（3）灵芝蒸猪心汤

原料：鲜猪心 1 个，灵芝 20g（去柄），生姜 1 片，味料适量。

制法：猪心剖开，洗净切片，灵芝洗净切碎。同放于大瓷碗中，加入姜片、味料，加清水 300mL，盖好，隔水蒸至猪心肉软烂，放少许植物油。分 1~2 次，趁热食猪心喝汤。

功效：益气镇惊，安神定志。适用于心胆气虚型梦呓的患者，症见心悸多梦，时易惊醒等。

（4）核桃莲子粥

原料：核桃仁 50g，莲子（带莲子心）30g，大米 100g，白糖适量。

制法：将核桃仁撕去种皮，打碎成小颗粒；莲子浸水 30 分钟，去除外皮，大米洗净。以上三种材料同放入粥锅内，加清水 1000mL，先用武火烧开，转用文火慢熬成粥，加入白糖调匀。分 2~3 次空腹食用。

功效：交通心肾，平调阴阳。适用于心肾不交型梦呓的患者，症见精神不振，头晕心悸，体倦乏力，头昏脑涨，虚烦不眠，潮热盗汗，腰酸腿软等。

（5）山楂粥

原料：炒山楂 12g，大米 50g，陈皮丝 6g，砂糖适量。

制法：将炒山楂用温水浸泡片刻，煎取浓汁 150mL，再加水 800mL，与陈皮丝、砂糖一同煮成粥。分次食用。

功效：化痰清热，和胃安神。适用于梦呓，失眠，脘闷嗳气，腹中不舒，甚或胀痛等症状的患者。

3. 针灸调理

选穴：百会、四神聪、风池（双）、神门、内关、合谷、足三里、太冲等穴。

操作：将上穴分为两组，每组 4~6 穴，交替使用，10 次为 1 个疗程，疗程期间休息3~5 天。

4. 推拿调理

临床常以头面部推拿为主，配合脏腑辨证推拿。头面部以推揉印堂、太阳、百会及督脉为主。

辨证加减：心脾两虚者按揉中脘、天枢、气海、足三里、心俞、脾俞等，然后直擦督脉；阴虚火旺者按揉心俞、神门、劳宫、三阴交，擦肾俞、命门、三阴交、涌泉；痰热内扰者摩腹，按揉中脘、天枢、关元、足三里，沿膀胱经使用擦法，点按脾俞。

5. 中医辨证调理

（1）心经热炽证

症状：夜卧不宁，多梦呓言，或伴夜惊，睡行，面赤唇红，烦躁不安，尿赤便秘。舌尖红，苔黄，脉滑数。

调理法则：清心导赤，泻火安神。

方药：导赤散加大黄、灯心草、黄连、黄芩。

（2）心神不宁证

症状：呓语悲哭，睡中时作惊惕，梦多惊怕，神疲乏力，心情抑郁或恍惚。舌质淡红，苔薄白，脉数。

调理法则：镇惊安神。

方药：朱砂安神丸加磁石、柏子仁、钩藤、炒酸枣仁。

（3）胃中不和证

症状：脘腹胀满，嗳腐吞酸，恶心呕吐，便秘异臭，苔黄腻，脉弦滑。

调理法则：和胃导滞。

方药：枳实导滞丸。枳实、大黄、半夏曲、茯苓、白术、泽泻、黄芩、黄连等。

6. 西药调理

西医多从睡眠论治，予以艾司唑仑等精神类药物帮助睡眠。

第九节　梦魇

梦魇（nightmares）亦称噩梦发作或梦中焦虑发作，是发生于睡眠快速眼动期间，以恐怖不安或焦虑为主要特征的梦境体验，醒后患者可将噩梦详细记忆。患者在睡梦中自觉重物压迫感，身不能动，欲呼不能，惊恐万分，胸闷如窒息状，发作后可继续入睡。频繁的噩梦发作能给患者带来巨大的心理负担。就梦魇的流行病学而言，儿童梦魇的发病率远高于成人梦魇，据统计，约19%的儿童每周至少会有一次梦魇的经历，而成年人只有2%~6%的发病率。严重的梦魇亦是疾病的一种。作为亚健康状态的梦魇是指梦魇发作虽频繁，但不影响患者的日间功能，达不梦魇疾病诊断的状态。

本病可参照中医"卒魇""噩梦""鬼魇""魇寐"来辨证论治。

【形成原因】

1. 中医学认识

中医学认为，梦魇的外因是突受惊吓，导致心气内伤，心神不宁。受惊吓者脑中闪现可怕、恐怖的场景，挥之不去。本病的内因为压力过大，思虑过度，劳心伤神，使心火不能下温于肾气，阴阳难于相交，水火不济；或思虑过度，伤及心脾，致心脾两虚、心神失养而诱发梦魇；或惊恐过深，日久造成心胆俱虚，使脏腑之气失于平衡，气机逆乱，煎熬为痰，痰火扰心而诱发梦魇。

2. 西医学认识

（1）精神因素

经历了精神刺激或非同寻常的事情，会诱发梦魇。尤其是儿童时期，突遇恐怖事件或睡前观看恐怖电影电视，容易诱发梦魇。

（2）睡眠因素

睡眠觉醒昼夜节律紊乱，会增加梦魇的发作；另外睡姿不当而致呼吸不畅，也会诱发梦魇。

（3）遗传因素

有研究提示，高频率的终身性梦魇具有遗传性。

（4）药物因素

药物也可能导致或加剧梦魇，如左旋多巴、多巴胺受体激动剂、胆碱酯酶抑制剂、β受体阻滞剂（普萘洛尔）、某些抗高血压药物或抗精神病药物、苯二氮䓬类药物、REM睡眠抑制剂的戒断等。

（5）年龄因素

儿童在睡眠前阅读、听到或观看了惊险恐怖的故事或电影、电视后，加上睡眠姿势不当，如鼻子、胸口受到衣被的压迫等。

（6）其他因素

劳心伤神，心力交瘁，使患者大脑睡梦中枢传导失常，导致梦魇；或平素嗜酒过量，睡眠时产生一种幻觉、恐惧感而诱发。

【判断依据】

可根据患者的临床表现、主诉及发作次数进行判定。

1. 睡眠中进入梦境伴有强烈的恐怖、焦虑感，但却自觉重物压迫，身体不能动，欲呼不能，惊恐万分，惊醒后仍能回忆出部分可怕情景，使患者情绪紧张，心慌，呼吸加快；发作后不易迅速入睡，通常在习惯性睡眠的后半段发生。

2. 多导睡眠图示：梦魇发作时睡眠快速眼动期突然惊醒，可使心率和呼吸加快。

【调理原则】

梦魇主要由精神、睡眠、遗传、药物等因素所引起。调理原则主要是消除诱因，培养科学的生活方式，注重睡眠健康教育，养成良好的睡眠习惯，防止症状的加剧和传变。治宜宁心安神，化痰益气。

【调理方法】

1. 一般干预调理

保持积极的生活态度，使心态平和；平时注意生活规律，适当进行体育活动，睡前忌吸烟，不要看书、看电视或电影，创造安静舒适的睡眠环境，按时作息，养成良好的睡眠习惯。

2. 饮食调理

（1）瘦肉红枣粥

原料：红枣10个，猪瘦肉100g，粳米500g。

方法：共同熬粥服用。

（2）百麦安神饮

原料：取小麦、百合、莲子肉、大枣适量。

方法：一起炖服，连炖 2 次，取汁，随时饮用。

3. 推拿调理

梦魇发作时，取隐白、大敦、人中（水沟）、合谷等穴，逐渐用力按压，促其清醒。

4. 针灸调理

（1）体针

主穴为厉兑、隐白，左右交替取穴，局部常规消毒后，以 1 寸毫针快速刺入 0.5 寸，得气后平补平泻。心虚胆怯者刺神门；心脾两虚者灸气海；痰火内扰者泻丰隆；肝郁化火者泻太冲。留针 5~10 分钟，每日 1 次，10 次为 1 个疗程。

（2）耳针

用王不留行籽埋压心、肝、神门，每日加压，使之有胀感，3 天左右换 1 次。

（3）水针（穴位注射）

取内关、三阴交、神门、安眠、心俞、膈俞、肝俞、脾俞，每次取 2~3 穴，消毒后注射 0.1~0.5mL 清开灵注射液，每日或者隔日 1 次。

5. 中医辨证调理

梦魇属本虚标实，实为痰火、惊悸，虚涉及心、胆、脾、肾。治疗上应根据不同证治分型辨证论治。

（1）惊扰心神证

症状：因惊恐过度而做怪梦，梦中惊魇，魇发不止，或时做梦魇，可伴见心神不宁，夜寐不安。舌淡红，苔薄白，脉数。

调理法则：宁心安神，重镇安神。

方药：朱砂安神丸加减。

肝血不足者加熟地黄、白芍、炒酸枣仁；心火过盛加栀子、黄连；脾胃虚弱者可加党参、茯苓、山药。

（2）痰火内扰证

症状：眠中生魇，出现惊叫哭喊，挣扎躁动，醒后多伴有心悸，纳呆。舌红苔黄，脉弦滑。

调理法则：清热化痰，宁心安神。

方药：黄连温胆汤合清火涤痰汤加减。

心气闭结者加石菖蒲；痰热过盛兼血瘀者加丹参、瓜蒌；湿滞纳差者加砂仁、鸡内金。

（3）心虚胆怯证

症状：眠中生魇，心悸，精神恍惚，善恐易惊，少寐多梦，坐卧不安。舌苔薄白，脉弦细。

调理法则：益气定惊，养心安神。

方药：安神定志丸加减。

心神不宁者加龙骨、牡蛎、磁石、琥珀；心胆气虚者加黄芪、炙甘草；心阴不足者加五味子、酸枣仁。

（4）心脾两虚证

症状：眠中生魇，失眠多梦，心悸健忘，头晕，倦怠乏力，面色少华。舌淡苔薄，脉细弱。

调理法则：补益心脾，养血安神。

方药：归脾汤合柏子养心丸加减。

血虚者加四物汤；安神加夜交藤、合欢花。

（5）心肾不交证

症状：眠中生魇，心烦，精神不振，体倦乏力，失眠，多梦，心悸，善恐健忘。舌红，脉细数。

调理法则：滋阴降火，交通心肾。

方药：天王补心丹合交泰丸加减。

命门火不足者加锁阳、制附子；下引心火者加知母、车前子、通草。

6. 心理调理

给患者以关心和安慰，解释梦魇的性质，进行睡眠卫生教育，以消除恐惧感。

梦魇的心理治疗方法包括：认知行为疗法和渐进式肌肉放松疗法。认知行为疗法又包含意向排演法、清醒梦境疗法、系统脱敏法。其中，意向排演法是非药物治疗中的一线疗法，是基于梦是可习得性行为从而发展起来的，梦魇患者可通过反复练习想象积极欢乐的梦境从而取代噩梦。清醒梦境疗法是近年来发展的新技术，通过患者反复的自我询问，可达到在睡眠中发生噩梦的同时意识到这其实是梦境的目的，从而控制自己的梦境。系统脱敏法和肌肉放松法均结合了放松技术以达到缓解压力和焦虑的方式，二者应用较广泛，但循证依据不够充足。

第十节 夜间磨牙

夜间磨牙以夜间咀嚼肌节律性运动，发出磨牙声或叩齿声为特征，严重的夜间磨牙可引起牙齿面磨损、头痛、颌面痛、颞下颌关节紊乱综合征等。夜间磨牙作为亚健康状态是指患者有夜间磨牙的表现，引起同室居住者的注意，但尚未出现牙面磨损或仅有小面磨损（牙齿上有亮斑），未见咀嚼肌肥大等表现。此类亚健康人群大部分为儿童，随着年龄的增长其症状逐渐减轻，但小部分儿童其症状会持续存在。

【形成原因】

1. 中医学认识

（1）饮食不节

平素饮酒过度，多食辛辣肥甘厚味，导致胃肠积热，胃热上炎，扰乱心神，引动牙床筋脉，牵引抽动，磨牙随之产生。饮食不节，过饥过饱，胃失和降，饮食停滞不化，气机不利，胃不和则卧不安，则出现夜间磨牙。《杂病源流犀烛》曰："齿龂乃睡中上下相磨有声，由胃热也。"清代程杏轩《医述》引《指南续刻》曰："龂齿者，湿热化风，痉病也。"《医述》曰："咬牙者，胃热走络也。若咬牙而脉证皆衰者，胃虚无谷气内荣，虚则喜实也。舌本不缩而硬，牙咬难开者，非风痰阻络，即欲作痉也。"

（2）素体虚弱

素体虚弱，内风客于牙床筋脉之间，加之气、血、痰、火、湿、食等内生之邪扰动心神，引动牙床筋脉，牵引抽动，磨牙随之产生。《诸病源候论》曰："龂齿者，睡眠而相磨切也，此由血气虚，风邪客于牙车筋脉之间，故因睡眠气息喘而邪动，引其筋脉，故上下齿相磨切有声，谓之龂齿。"

（3）情志失调

忧郁焦虑过度，性格内向，心理受挫每致气机不畅，肝气郁滞，郁而化热，肝火上炎，扰乱心神。现代医学发现，人在激动、发怒、紧张及焦虑时会以面部肌肉活动来表现情感的变化，神经心理紧张会引起咀嚼肌肌张力增加，从而导致磨牙症的发生。

（4）肠道寄生虫

肠道寄生虫感染以儿童多见，蛔虫内扰，虫居肠胃，气机郁滞，湿热蕴蒸，循经上扰而发此症。寄生虫的活动及其分泌的毒素、代谢产物进入人体内，刺激熟睡者大脑的相应部位，引起咀嚼肌痉挛或持续收缩，反射性地引起夜间磨牙。

2. 西医学认识

本病发生原因复杂且尚未完全清楚，与遗传背景、药物影响、口腔解剖结构等有关。

【判断依据】

1. 睡眠时患者有典型磨牙或咬紧牙的动作，出现的磨牙声或叩齿声。

2. 无牙齿面的损害或仅有小面磨损（牙齿上有亮斑），未出现伴有颞下颌关节紊乱综合征，牙周、牙槽骨、牙龈萎缩，牙松动、移位改变，牙体组织、牙周组织和颞下颌关节损害等。

3. 晨起后可有短暂的颌骨肌肉的疼痛或疲劳，但无头痛，无醒后颞下颌关节锁结（开口度受限）等与夜间睡眠相关性磨牙所造成的功能障碍。

4. 多见于儿童、青少年男性患者。

5. 多导睡眠图监测显示睡眠期间咬肌和颞肌的肌电活动异常。

【调理原则】

临床上主要以防止磨牙给牙齿咬合面带来的破坏和减轻肌肉的症状为目的，阻断病因，减少损害，多采取心理调节为主的综合调理方法，培养科学的生活方式，注重睡眠健康教育，养成良好的睡眠习惯。调理原则主要是消除诱因，泻火行气，补虚安神，防止症状的加剧和传变。

【调理方法】

1. 保健调理

消除紧张情绪：解除不必要的顾虑，调节情志，保持心情开朗乐观，避免长时间的精神紧张。

养成良好的生活习惯：起居有规律，晚餐不宜吃得过饱，睡前不做剧烈运动，特别是小孩应养成讲卫生的习惯。

增加体能锻炼：每天至少进行 30 分钟有氧代谢运动，避免劳累，保证充足睡眠。

怀疑有肠道寄生虫者：在医师指导下进行驱虫调理，减少肠道寄生虫蠕动对肠壁的刺激。

2. 膳食调理

（1）百合粥

原料：百合 10g，粳米、糯米各 50g。

制法：上述原料共煮成粥，加适量冰糖食用。

功效：睡前服用可有清心安神的作用，可减少磨牙。

（2）曲米粥

原料：神曲 15g，炒谷芽、炒麦芽、焦山楂各 10g，大米 100g。

制法：将神曲捣碎，取煎汁适量，再放入大米煮粥服食。

功效：睡前服用可有清心安神的作用，可减少磨牙。

（3）荸荠柚子茶

原料：荸荠、鲜柚、梨适量。

制法：榨汁即可，代茶饮。

功效：随时服用，养心安神。

3. 推拿调理

睡前点按颊车、地仓、合谷、安眠、心俞等穴位，每穴 5 分钟，15 次为 1 个疗程。

4. 针灸调理

选穴：下关、颧髎、颊车、大迎。

操作：整体调整以镇静安神针法为主，主要取穴为四神聪、神门、三阴交，其余随证配穴。采用低频电子脉冲调理仪，选取疏密波，各穴留针 30 分钟，如当时能入睡，可适当延长留针时间，但不超过 1 小时。每日针刺 1 次，最好在傍晚进行，10 次为 1 个疗程。局部调理四个穴位可以调节面颊部经气，舒缓升颌肌。

耳针取王不留行籽埋于心、肝、胃、皮质下、上颌等耳穴，睡前按压，有胀感即可。

5. 中医辨证调理

（1）心肝火盛证

症状：每见睡眠中频频咬牙有声，唤醒后自己不觉，兼有心烦，口臭，口渴饮冷，睡卧不安等。舌红苔黄少津，脉滑。

调理法则：清热泻火，安神止齘。

方药：泻心汤加减。

（2）胃火炽盛证

症状：睡中啮齿，面颊发热，牙龈溃烂或牙宣出血，腮颊肿痛，呼气热臭，口干舌燥。舌红苔黄，脉滑数。

调理法则：清热凉血。

方药：清胃散加减。

（3）饮食积滞证

症状：睡中叩齿，脘腹痞满胀痛，嗳腐吞酸，或呕吐不消化食物，大便不爽。舌苔厚腻，脉滑。

调理法则：消积导滞。

方药：保和丸加减。

（4）蛔虫内扰、气机郁滞证

状态表现：睡中啮齿，心烦呕吐，胁痛或腹痛时发时止，或突然出现黄疸。舌苔白腻，脉滑。

调理法则：化积杀虫，健运脾胃。

方药：乌梅丸合肥儿丸加减。

（5）脾胃湿滞证

症状：四肢无力，倦怠嗜卧，头重如裹，脘腹胀满，呕吐恶心，嗳气吞酸，吐痰黏稠，口中无味，大便溏泻，夜间磨牙。舌苔白腻厚，脉濡而缓。

调理法则：健脾利湿，祛痰息风。

方药：二陈汤加味。

（6）气血虚弱证

症状：睡中啮齿，面色苍白，头晕眼花，困倦嗜睡，少气懒言，食欲不振。舌质淡，苔薄白，脉细弱。

调理法则：补气养血，调神止龂。

方药：八珍汤加减。

（7）阴虚火旺证

症状：睡中啮齿，齿衄，齿摇不坚。舌红少苔，脉细数。

调理法则：滋阴降火。

方药：滋水清肝饮加减。

6. 西医调理

牙合垫的使用：牙合垫是用塑料托膜成型机压制而成的塑料牙托，睡觉时戴在牙冠上，以阻止上下颌牙齿牙合面的继续磨损，引导患者改掉磨牙的不良习惯。对频繁夜间磨牙的患者，可考虑用牙合垫保护牙齿，以减少牙合面的磨损。

第十一节　夜间遗尿

夜间遗尿又称夜尿症，是生理发育已经超过了能够正常控制膀胱功能的年龄（5～6岁）后，排除器质性病变，睡眠期间的复发性无意识排尿，且至少每周发生2次，从未保持连续6个月的睡眠期间不尿床为特征的亚健康状态。可发生在睡眠的各个阶段，以儿童最为多见。本病男孩发病高于女孩，部分有明显的家族史。其病程较长，或反复发作，严重者白天睡眠时也会发生遗尿，可产生自卑感，影响身心健康和生长发育。

本状态属中医学"遗溺""遗尿"等范畴。

【形成原因】

中医基础理论中，肾为先天之本，封藏之本，主水液，司二便；膀胱为州都之官，津液藏焉，与肾相表里。肾气充足，固摄有权，膀胱可得肾阳之温煦，方能气化津液，开阖有度，尿液可得以约束。小儿脏腑娇嫩，形气未充，常处于"肾常不足"的生理状态，或病后失于调摄，导致肾气不足，固摄失权，则膀胱失于温煦，气化失司而出现遗尿。

中医学认为，遗尿多与肺、脾、肾功能失调及三焦气化失司有关。脾气散精，上归于肺，通调水道，下输膀胱，肺脾气虚，膀胱失约，则小便在睡中自遗。膀胱主藏溺，与肾相表里，肾主司二便，肾气不足，气化失司，或小儿肾气不固，膀胱失约，不能制约水道而遗尿。心肾不交，水火不济，夜梦纷纭，梦中尿床或欲醒不能，则小便自遗。此外，少数患儿也可因肝经郁热，疏泄失司，或湿热下注，移热于膀胱，使膀胱开合失司而致遗尿。

现代医学认为，其可能与遗传背景及儿童神经系统、泌尿系统发育有关。

【判断依据】

1. 年龄：多为 5 岁至 10 岁儿童，有少数患者可持续到成年期。

2. 频率：5～10 岁儿童每月至少 2 次以上，＞10 岁者每月至少 1 次，在不合适的或社会不能接受的时间和地点发生正常的排尿。

3. 尿量：可以将床单湿透，通常不会因尿湿而醒来，有遗传倾向。

4. 睡眠较深，不易唤醒，每夜或隔天发生尿床，甚则每夜遗尿数次者。

5. 排除相关神经系统、泌尿系统、内分泌系统疾病。

【调理原则】

夜间遗尿主要是由于遗传、心理、内分泌等因素引起。调理原则主要是消除诱因，通过生活管理、行为调理、药物调理、中医调理等综合调理，补虚益智，安神固摄，防止症状的加剧和传变。

【调理方法】

1. 调理生活习惯

避免睡前过度兴奋，睡前控制饮水，合理安排患儿白天的活动，建立规律的生活方式，避免过度疲劳和精神紧张。

2. 心理调理

夜间遗尿给患者带来了极大的心理负担，故心理治疗非常重要。可选用语言疏导法、认知疗法、行为治疗、暗示疗法及催眠法等治疗。与患儿父母积极合作，对患儿给予高度关心和鼓励，去除患儿的自卑心理。

3. 膳食调理

（1）山药甲鱼汤

原料：山药 15g，枸杞子 10g，甲鱼 1 只，生姜、盐、黄酒适量。

制法：甲鱼宰杀清洗干净后，与山药、枸杞子一同炖煮，熟后加入生姜、盐、黄酒调味即可。

功效：滋阴补肾，益气健脾。适用于阴虚体弱的遗尿患者。

（2）羊肉粳米粥

原料：羊肉 50g，豌豆 100g，粳米 200g，盐、味精、胡椒各适量。

制法：羊肉洗净切成小块，加豌豆、粳米及适量清水，用武火烧沸后，转用文火炖煮至熟烂，放入盐、味精、胡椒粉调味即可。

功效：补中益气。适用于预防及调理中气虚弱的遗尿患者。

（3）薏仁玉米须粥

原料：薏苡仁 5g，玉米须 2g，白米 50g。

制法：白米洗净后放入药材，加 500mL 水，以大火煮开，转小火煮约 30 分钟至软烂。

功效：清热利湿。适用于湿热下注的遗尿患者。

（4）芡实核桃粥

原料：芡实粉30g，核桃肉15g，红枣7枚。

制法：将核桃肉打碎，红枣去核，芡实粉用凉开水打成糊状，放入沸水中搅拌，再入核桃肉、红枣，煮成粥，加糖食用。

功效：益肾固本。适用于肾气虚弱的遗尿患者。

4. 推拿调理

（1）患儿取俯卧位，暴露背部，双上肢置于身体两侧，下肢伸直。医者先轻揉背脊部数遍，以放松患儿背部肌肉，再以双手拇指、食指捏起皮肤从长强穴沿督脉向上提捏至大椎穴，采用捏三提一法，重复5遍，结束后以屈曲的右掌面轻拍脊背2遍。每日1次，6次为1个疗程，疗程间休息2~3天。

（2）补脾经、补肾经、补肺经、推三关、揉外劳宫、按揉百会、揉丹田、按揉肾俞、擦腰骶部、按揉三阴交。

5. 针灸调理

（1）体针

选取百会（透前顶，即顶中线）、印堂、关元、中极、膀胱俞、肾俞、太渊、三阴交、足三里。针前嘱患儿排空小便，以75%的酒精棉球消毒局部穴位后，选用1.5寸的毫针刺入。

百会与印堂静置留针；关元与中极要求针感向前阴部传导；膀胱俞与肾俞穴要求向脊柱方向斜刺以加强针感；太渊注意避开动脉刺入，得气后轻刺激；三阴交与足三里刺激稍强，留针20分钟。留针期间体针每隔5分钟施以捻转补法1次，并以TDP灯照射局部以防受凉。

（2）皮内埋针

取麦粒形皮内针，消毒后斜刺列缺、三阴交，以胶布固定，夏季埋4天左右，冬季埋1周左右。

（3）耳针

取王不留行籽埋于膀胱、肾、皮质下，每日按压，使局部有胀感，10次为1个疗程。

6. 中医辨证调理

（1）肺脾气虚证

症状：睡梦中遗尿，白天尿频，易感冒，或气短自汗，面色少华，四肢无力，食欲不振，大便溏。舌质淡，脉沉无力。

调理法则：补益肺脾，固涩小便。

方药：补中益气汤合缩泉丸加减。

（2）脬气不固证

症状：多见于年龄较小的儿童，经常夜间睡中遗尿，醒后方知，偶有夜晚不安，夜惊，夜梦如厕，醒后已晚。舌淡红苔薄白，脉和缓。

调理法则：益智健脑，固脬止遗。

方药：缩泉丸加减。

（3）肾气不足证

症状：睡中遗尿，醒后方觉，每晚1次以上，小便清长，神疲乏力，肢冷畏寒。舌淡苔白，脉沉无力。

调理法则：温补肾阳，固涩缩泉。

方药：缩泉丸合桑螵蛸散加减。

（4）心肾不交证

症状：梦中遗尿，寐不安宁，烦躁难免，白天多动少静，难以自制，或心中烦热，形体消瘦。舌尖红有刺，苔薄，脉沉细而数。

调理法则：清心滋肾，安神固涩。

方药：导赤散合交泰丸加减。

（5）湿热下注证

症状：夜间遗尿，小便黄而味臊，或伴白天尿频尿急，或伴见肛门痒，烦急易怒，大便不爽。舌红苔黄，脉弦数。

调理法则：清利湿热，固摄止遗。

方药：龙胆泻肝汤加减。

7. 其他调理

（1）膀胱训练疗法

对膀胱容量较小的患者可以做一些增加功能性膀胱容量的训练，如在日间嘱患儿尽量延长排尿间隔时间。

（2）条件反射治疗

安装遗尿的警报装置，与患者身下电子垫相连，遗尿时警报声响，可惊醒患者起床排尿。

第七章　睡眠专科建设与运营

第一节　睡眠专科建设方案与要求

一、建设背景

（一）国家政策支持

近年来，国家高度重视和大力支持中医药健康服务业的发展。《国务院关于扶持和促进中医药事业发展的若干意见》《国务院关于促进健康服务业发展的若干意见》等一系列国家政策的出台，把提升中医药健康服务能力放在了突出重要的位置。《中医药健康服务发展规划（2015—2020 年)》的发布，为中医药健康服务业的发展创造了良好的政策环境，并指出了明确的工作方向。《中共中央国务院关于深化医药卫生体制改革的意见》以文件的形式明确指出："加强中医临床研究基地和中医院建设，组织开展中医药防治疑难疾病的联合攻关……采取扶持中医药发展政策，促进中医药继承和创新。"其中，中医专病专科建设作为继承发扬中医特色优势的突破口，中医药事业发展的重要环节，受到了国家及各省、市中医药管理部门的高度重视。

（二）睡眠健康状况

随着生活节奏的加快和生活方式的改变，越来越多的人处于睡眠亚健康状态。世界卫生组织在 14 个国家进行调查发现，约 47% 的人有睡眠问题。《2015 年中国睡眠指数报告》显示，有失眠问题的人数明显上升，2014 年有 22% 的中国人存在严重的睡眠问题；而 2015 年这一比例上升为 31.2%，有过失眠经历的人占比也从 2014 年的 6.4% 上升为 2015 年的 16.8%。因此，人们对睡眠亚健康的调治需求巨大。所以睡眠专科建设是必要的切实的，其发展也必将受到所有期盼健康睡眠的人们的热情欢迎。

（三）睡眠专科建设现状

目前我国有 2000 余家医院成立了睡眠中心或实验室。除少数医院设立了独立的睡眠专科外，多数依托于各相关专科，如呼吸科、耳鼻喉科、口腔科、中医科、儿科等。在我国部分地区的三级综合医院中，已经开始进行睡眠呼吸疾病的治疗，以及睡眠医学专科的建设和探索，为睡眠障碍的新型诊治树立了里程碑，代表性的有北京协和医学院睡眠呼吸障碍诊疗中心、中日友好医院睡眠专科、广东省中医院心理睡眠专科、中国中医科学院广安门医院睡眠专科、南京市中西医结合医院睡眠健康工程、深圳市第二人民医院治未病中心失眠亚专科。

但在建设过程中存在一些问题，主要包括：起步较晚，尚未形成规模；基础条件有待改善；缺少专业评估和调理人才；缺少睡眠专科建设方案；缺少配套的评价和调理技术标准规范或指南；临床能力有待提高；中医特色优势有待发挥；科学研究能力偏低。

（四）建设睡眠专科的意义

1. 有利于群众就医

睡眠专科的设置，因其自身的优势，让一些睡眠障碍患者能就近得到优质诊疗，既方便了群众就医，也填补了医院空白。

2. 有利于提高两个效益

通过设置睡眠专科，有利于打造医院品牌，树立医院形象，通过其辐射、带动，吸引更多的患者就诊。一方面扩大了医院和中医药的影响；另一方面也增加了经济收入，促进了社会效益和经济效益的共同提高。

3. 有利于中医药走向世界

睡眠专科因其疗效高、有特色，有参与涉外服务的优势，可让世界进一步了解中医药。

二、建设内容与要求

（一）科室名称

原则上以"睡眠专科"作为科室名称，或以"睡眠科"及中医特色的"不寐科"为名称。

睡眠专科是以中医理论为基础，结合现代睡眠医学理论，针对睡眠障碍人群，运用中医药和现代医学的诊疗技术和方法，结合现代健康管理手段和方法，系统调理和治疗睡眠障碍，以达到预防失眠、防治疾病、健康长寿目的的科室。

睡眠专科的服务特点是以睡眠亚健康状态及睡眠障碍的辨识、评估和干预为主，突出非药物方法的运用，注重整体调理，必要时采用西药、手术等干预；重视连续、动态、全程的管理，力求治疗规范、效果明显。

睡眠专科具有以下管理职能：

一是统筹并整合资源，构建睡眠障碍诊疗服务链。充分利用医院现有资源，实现睡眠质量评估、干预、追踪管理等一条龙服务。相关科室独立存在，但可纳入睡眠障碍诊疗服务链，或为睡眠障碍诊疗服务提供技术支撑。

二是协调各相关专科介入睡眠障碍治疗，协助各专科选择合适的治疗方案，做好睡眠亚健康人群的管理。

三是基层辐射。为社区卫生服务中心等基层医疗机构培养睡眠障碍诊疗人才，支持开展睡眠障碍诊疗相关业务，延伸拓展睡眠障碍诊疗服务，提高基层睡眠障碍诊疗服务水平。

四是家庭医生。可对辖区内的睡眠障碍患者开展上门服务，提升服务水平，完善服务方式，保证治疗质量。

（二）服务对象

睡眠专科的服务对象主要有以下三类：

一是关注睡眠的健康人群。部分人群没有睡眠问题，但是关注睡眠，希望得到睡眠指导。还有些人因需要跨时区旅行、前往高海拔地区等需要睡眠指导。

二是睡眠亚健康人群。睡眠亚健康人群是指有一定的与睡眠有关的不适感觉，但达不到睡眠障碍诊断标准的人群，是亚健康人群的一部分。睡眠亚健康状态涉及的范围主要有以下两个方面：一方面是失眠，表现为入睡困难、睡眠维持困难，或日间精神不振等；另一方面是其他睡眠亚健康状态，如多梦、惊醒等。

三是睡眠障碍人群。已达到睡眠障碍诊断标准的人群，已成为一种疾病状态，需要进行治疗，如常见的失眠、睡眠呼吸暂停综合征等。

（三）科室区域划分

睡眠专科应开设独立的专科门诊。可以根据睡眠专科建设特点开设独立病房或与其他相关科室共建病房。

睡眠专科门诊应设置健康信息采集与睡眠评估区域、睡眠咨询与指导区域、睡眠干预区域、健康宣教等辅助区域，各区域布局合理，工作流程便捷，保护服务对象的隐私。区域设置只需体现相关功能即可，不要求对各区域对应挂牌命名。建筑格局和设施应符合医院感染管理的要求。

健康信息采集与睡眠评估区域：主要用于采集和录入服务对象的健康状态信息，分析和评估健康状态信息与睡眠质量。健康信息采集与睡眠评估区域应当满足设备与功能需要，也可整合本单位的其他相关资源。健康信息采集与睡眠评估应涵盖中、西医学指标，从躯体到心理，体现局部与整体结合、主观与客观结合、宏观与微观结合、功能与结构结合的特征，从而实现多维、综合、连续性、个性化的评估。

睡眠咨询与指导区域：主要用于根据服务对象的健康状态辨识及睡眠评估结果，制定睡眠干预方案，指导服务对象进行睡眠干预，接受服务对象的健康咨询，为服务对象量身打造一整套个性化的调养方案，包括膳食疗法、起居作息、情志调理、药物膏方、保健技术等。睡眠咨询与指导区域应当相对独立，若因条件限制，也可与健康信息采集与睡眠评估区域合用，但区域面积应当满足开展业务工作的需要。

睡眠干预区域（如特色疗法干预区）：主要根据睡眠干预方案为服务对象提供各种中医特色的健康干预服务，如针刺、灸法、拔罐、推拿、刮痧、膏方等。健康干预区域应当相对独立，区域面积应当满足开展业务工作的需要。各种干预方法的服务区域应当相互隔开，能有效保护服务对象的隐私。

健康宣教等辅助区域：主要用于服务对象的等候休息，开展健康宣教等，包括影像播放、宣传手册及宣传栏等设施，使服务对象更深入地了解睡眠相关知识，开展服务管理等。区域面积应当满足开展业务工作的需要。

健康管理区：有条件的单位可增加，完善健康追踪与管理功能。基层单位如社区卫生服务机构等，在满足上述服务功能要求及开展业务工作需要的前提下，相关服务区域可以整合，但至少应分为健康状态信息采集与管理、健康咨询指导与干预两个区域。

（四）设备配置

睡眠专科设备设施配置，应与医院级别、科室功能相适应，设备配置应与医疗卫生机构的中医服务功能、医技人员医技水平、开展的服务项目及工作量相适应，在达到中医医院医疗设备配置标准要求和具备相应急救设备、药品的同时，选择性配备有助于提高中医诊疗水平的设备及相应的睡眠治疗设备。根据《中医预防保健服务提供平台建设基本规范》《中医诊疗设备评估选型推荐品目》，结合睡眠专科自身特点，应配置以下相关设备：

一是睡眠健康信息管理设备。如办公桌、办公椅、计算机、打印机、电话、专用文件柜等。

二是健康状态辨识及睡眠评估设备。如中医体质辨识系统、中医亚健康辨识系统、红外检测、CPC睡眠测评仪、多导睡眠监测分析仪、睡眠健康管理系统、心理量表检查计算机系统、舌像仪、脉象仪、体重仪、身高仪、血压计、心电图、血糖监测仪，以及常规的理化、影像等辅助检查设备（可整合本单位资源）。

三是健康咨询与指导设备。如健康教育宣传栏、影像等演示设备及信息网络系统设备等。

四是睡眠干预设备及器具。如音响、音乐治疗床、生物反馈治疗仪、多功能催眠治疗仪、经颅磁刺激仪、便携式呼吸机、鼾症治疗器具、针具、灸具、罐具，以及中医电疗、磁疗、热疗、足疗等设备。

此外，可根据本单位开展睡眠专科需要，配置其他相关的设备、设施。

（五）人才队伍

1. 人员结构

睡眠专科应根据医疗需要及其工作量，合理配备不同类别与一定数量的专业技术人员。睡眠专科人员包括中医执业医师、医技人员、中药师、护理人员、管理人员等。专职医护人员数量，二级中医医院应当不少于5人，三级中医医院应当不少于6人，中医类医护人员比例不低于70%。医技人员和中药师可整合本单位的其他相关资源。

专科团队还应具备合理的结构，既要有顶层的名医、名家，在学术上掌舵，在社会上有影响力，在团队中发挥指导作用，也要有来自不同学科、毕业于不同院校、各有所长的中青年学术骨干，这样在学科的交融中可擦出创新的火花。睡眠专科中高级、中级、初级专业技术职务任职资格的人员比例应合理，年龄及学历构成基本均衡，具有支撑科室可持续发展的人才梯队。二级中医医院睡眠专科应当有一名具备副高级以上专业技术职务任职资格的中医执业医师；三级中医医院副高级以上专业技术职务任职资格的中医执业医师占科室医师比例不低于20%。二级中医医院睡眠专科应当有中医专业本科及以上学历人员；三级中医医院睡眠专科中医专业硕士以上学历人员占科室医师比例不低于20%。

2. 人员资质

睡眠专科医师应接受睡眠障碍诊疗服务的专业培训，掌握中医睡眠障碍诊疗的基本理论、基础知识和基本技能，熟练掌握睡眠专科常用健康评估技术、干预技术操作、常用的预防调养方案或常见健康状态的高危人群中医预防保健服务技术指南等，积累一定的健康评估及干预经验，如健康状态调养经验（包括药养、食养和非药物疗法等）、健康宣教经验等。

睡眠专科副高级以上专业技术职务任职资格中医医师还应具备较高的健康评估、健康咨询与指导、健康干预的能力，并能指导下级医师开展睡眠障碍诊疗服务工作。

睡眠专科负责人应由从事中医专业工作的中医类别执业医师，并具有一定行政管理能力者担任。二级中医医院睡眠专科主任应具备从事中医专业学习和工作 10 年以上经历，同时具有中级以上专业技术职务任职资格；三级中医医院睡眠专科主任应具备从事中医专业 10 年以上工作经历，同时具有副高级以上专业技术职务任职资格。

执业医师人数在 10 人以上的三级中医医院睡眠专科和有条件的二级中医医院睡眠专科，可建立学术带头人制度。

学术带头人应从事中医工作 20 年以上，具备正高级专业技术职务任职资格，在睡眠障碍诊疗专业领域有一定的学术地位。学术带头人负责组织研究确定本科室的学术发展方向与发展规划，指导本科室的科研创新工作，指导重点项目的制定与实施。

学术继承人应有从事中医专业学习和工作 10 年以上的工作经历，二级中医医院睡眠专科学术继承人应具有中级及以上专业技术职务任职资格，三级中医医院睡眠专科学术继承人应具有高级专业技术职务任职资格。学术继承人培养应充分利用本科室、本院以及本地区的资源，通过跟师学习、进修、学术交流等方式，着重进行中医理论、老专家学术思想、临床经验、睡眠障碍新进展等方面的培训。

睡眠专科护理人员应接受睡眠障碍诊疗服务的专门培训，熟悉健康管理和中医预防保健基本知识，掌握睡眠专科常用中医护理技术和中医特色护理技术操作规程，掌握睡眠障碍咨询技术或相关护理知识，能为患者提供具有中医药特色的护理服务和健康指导。

睡眠专科护士长是睡眠专科护理质量的第一责任人，二级中医医院护士长应具备护师及以上专业技术职务任职资格，并具有 1 年以上临床护理工作经验，三级中医医院睡眠专科护士长应具备主管护师及以上专业技术职务任职资格，并具有 2 年以上临床护理工作经验。

3. 人才培养

在睡眠专科初期建设阶段，医院应给予扶持，在人才引进、职称晋升、评先评优、绩效考核等方面给予优惠政策。在睡眠专科发展阶段，医院应建立激励机制，促进其进一步发展，人员收入不低于医院平均水平。同时尽可能从医院层面为睡眠专科从业人员提供可预期的职业发展前景，以保证人员的积极性与稳定性。

加强专科人才培养，积极开展科内业务讲座（＞1 次/月），积极选派专科优秀中青年骨干到上级医院进修学习。建设省中医学院较高层次专业人才培养基地，具有培养研究生、访问学者、进修生的能力；积极开展省内外学术交流，通过有计划、有组织进修培训等多种方式，为基层培养技术带头人；积极开展继续医学教育，承办省级继续医学教育项目，推广新技术及农村适宜技术，提高基层医疗卫生单位技术水平。

重视名医效应，培养名中医。增强睡眠专科名中医工作室的辐射范围，同时做好睡眠专科名老中医专家学术经验继承，采取师带徒、名医讲堂、老专家工作室等方式，整理、传承名老中医专家的学术经验。

（六）服务技术

1. 服务项目内容

睡眠障碍诊疗服务项目主要包含以下几类：

一是健康状态辨识及睡眠评估项目。如中医体质辨识、中医经络、脏腑功能、睡眠状态、睡眠质量、CPC睡眠测评、心理健康状况、睡眠健康管理等。

二是健康睡眠调养咨询服务。如开具健康睡眠处方、养生功法示范指导、中药调养咨询指导等。

三是睡眠干预技术。包括中药治疗、音乐疗法、正压通气疗法、能量养生疗法、心理治疗、针刺、灸法、拔罐、推拿、药浴及红外理疗技术等。

四是产品类。如膏方、养生调养茶饮、睡眠枕、扶阳罐、足浴粉等。

此外，睡眠健康档案建立、慢性病健康管理、健康信息管理及干预效果评估等也可纳入服务项目。睡眠专科开展的服务项目应当不少于5项。

2. 技术能力建设

技术能力建设是睡眠专科内涵建设的基础工程，要突出"人无我有，人有我优"的特点。

（1）提高诊疗服务水平

睡眠专科应按照相关要求，规范应用相关中医技术，建立有关工作制度、服务规范和技术操作规范。睡眠专科应结合本科室实际，制定本科室主攻方向或常见健康状态的高危人群中医预防保健服务技术指南，定期对指南的实施情况和效果进行分析评价，不断优化指南，提高中医睡眠障碍诊疗服务水平。

（2）继承与创新相结合

睡眠专科应注重继承发扬中医传统诊疗技术，积极开展中医特色疗法，强化中医辨证论治规律研究，不断总结整理老中医的临床经验，形成独特的治疗法则。在保证医疗安全和患者利益的前提下，根据专科发展方向和建设规划，引进吸收新的健康信息采集、评估、干预技术，并以干预效果为核心，在技术方法、干预手段、产品研发等方面积极探索，大胆创新。积极研制专科制剂，筛选出一批疗效高、质量好、毒副作用小、价格相对便宜的专方专药，逐步形成系列，进一步提高临床疗效。

（3）睡眠养生健康科普

睡眠专科在充分满足睡眠障碍患者治疗的同时，要利用中国传统文化的优势，积极开展睡眠障碍的预防工作，把"治未病"工作作为中医医院睡眠专科的重要工作之一，开展多种形式的睡眠健康科普知识宣传，以积极的健康生活方式引导大众。三级中医医院睡眠专科要深入基层和社区，对基层和社区医生进行广泛的中医学理论、方法和技术培训，积极支持社区开展中医防治睡眠障碍工作。

（4）加强横向联系

要加强交流，建立起睡眠专科的学术网络，不断促进技术水平提高。要积极加强国内外知名学院、医院的学术交流与合作，建立持久性协作关系，定期或不定期开展学术交流、科研合作、医疗会诊及技术协作等。要积极参与协作组的各项活动，以促进专科的学术发展，不断提升学术水平。

（七）文化宣传

应加大睡眠专科宣传力度，提高科室的社会知名度和信誉度，努力扩大专科在省内、市内的辐射面和影响面，使服务半径进一步延伸。

医院应根据本单位和睡眠专科的实际情况，在环境形象建设上注重体现中医药文化特点，在睡眠专科、医院广场及有关区域加强中医睡眠亚健康调理、睡眠障碍诊疗理念和中医药养生保健知识的宣传，介绍中医药养生保健的方法及专家特长，彰显中医药睡眠调理的特色和优势。睡眠专科环境形象建设的重点应包括走廊和候诊区、治疗室等区域，通过内部装饰，根据不同的区域、内容，可以采用有关名医名言警句的书画作品、本科室名医照片、招贴画、橱窗展柜、实物、触摸屏、视频网络、宣传折页等方法。

医院网站应设立内容规范的睡眠指导专栏（专题），以健康讲座、疾病预防保健沙龙等形式，加强门诊及住院患者养生睡眠卫生宣教。组建专家团队和中医健康讲师团进社区、进单位、进校园，开展中医药健康睡眠巡回宣讲。编制实用性的中医科普养生资料，通过电视、广播、公众服务号、报纸等多种传媒方式传播睡眠卫生理念和养生保健方法，营造良好的中医药"睡眠专科"文化氛围。

（八）学术能力

1. 加强科室实验室、研究室建设，为科室临床开展科研工作打下基础。根据本地的常见病和多发病的特点，积极开展临床研究，逐步提高科研能力。

2. 一方面积极争取国家级、省市级的科研项目，另一方面加强与省级以上医院、中医学院的协作与合作，争取科研课题，联合举办继续教育项目，召开全国性及国际性学术会议。每年承办省市级医学继续教育项目，积极申办省市级医学继续教育项目。

3. 对开展临床科研，申报院内制剂，编写临床专著，撰写临床学术论文，医院给予一定的资金支持。

（九）管理制度

1. 睡眠专科应为医院兼具管理与临床职能的一级科室，设立专职的科室负责人，安排专职的医务人员。

2. 睡眠专科应遵照《国家中医药管理局关于积极发展中医预防保健服务的实施意见》及《"治未病"健康工程实施方案（2008—2010 年）》等政策的有关要求，研究制定有关工作制度。

3. 各级中医药管理部门应加强对中医医院睡眠专科的指导和监督，中医医院应加强对睡眠专科的规范化建设和管理，在中医学的理论指导下开展诊疗活动，突出中医特色优势，不断提高临床诊疗水平，保证医疗质量和安全。

4. 睡眠专科应建立健全并严格执行各项规章制度、岗位职责、诊疗规范与技术操作规程，保证医疗质量及医疗安全。

5. 应建立绩效考核制度，将中医药及其他中医治疗技术治疗率、中医睡眠障碍治疗率、门诊中药饮片处方的比例以及开展各项中医传统身心健康项目情况等纳入医师绩效考核，以完善激励机制和职称晋升制度。

6. 提高专科的信息化管理水平，建立科室图书信息室和数据库，科内配备微机，并开通外网，掌握最新专科发展动态，加快知识更新。

7. 加强科室医德医风建设，"以患者为中心"，全心全意为患者服务，坚持"合理检查、合理用药、合理治疗"，杜绝收受红包、回扣现象。规范医疗行为，努力降低平均住院费用，减少平均住院日。

8. 加大专科资金投入，做到专款专用，专项核算，为专科发展配备必须设备。

第二节　睡眠专科运营模式与范例

一、睡眠专科运营模式

睡眠医学学科建设在发达国家比较成熟。20 世纪 70 年代中期以来，欧美等发达国家的医学界对睡眠疾病的研究日益重视，每年召开睡眠年会，学术刊物种类及睡眠专著出版量较大。特别是在美国，睡眠医学已经成为一个独立专科，睡眠专业医师考试正式纳入内科医师执业考试；睡眠医学会通过认证、制定诊断及治疗指南，形成了规范的诊疗体系，建立了完整的继续教育及培训制度。

以美国的睡眠疾病诊疗中心实验室为例，作为医院中独立的临床科室，其以多导睡眠监测（polysomnography，PSG）为核心，进行睡眠医学研究和睡眠疾病诊断。设备方面，使用的 PSG 设备可以检测所有的项目，还具有录音和录像监测的功能。同时，便携式睡眠监测设备也得到大力推广，其优势在于费用低、人性化（患者得以家中睡眠），减少了对诊所的设施要求。人员方面，该中心多是由呼吸科和神经科医生组成，还有一些心脏科和内分泌科的医生，科室的住院医生必须到睡眠疾病诊疗中心轮转 3 到 6 个月学习睡眠知识，同时配备数名技术员。患者方面，睡眠呼吸障碍（SDB）患者占就诊者的 80% 以上，也是睡眠中心的主要收入来源。健全、有效的睡眠医学中心不仅能满足日常睡眠检查需要，更能协助各科医师把握各类患者的睡眠状态，提供全面的数据以支持临床诊断。

我国的睡眠医学的发展受益于美国及其他发达国家的启蒙和帮助，目前大部分地区三级综合医院已经开始进行睡眠呼吸疾病治疗与睡眠医学专科建设。代表性的有南方医院睡眠医学中心，其是独立科室建制的睡眠疾病诊疗中心，拥有多间独立单人标准睡眠监测室，并配备先进的多导睡眠监测仪及初筛睡眠仪，开展了全夜多导睡眠监测、便携式睡眠呼吸监测、多次小睡试验、动态视频脑电监测和睡眠呼吸事件时的呼吸努力评价等多种检测项目，并配备呼吸内科、神经内科等专业的优秀医务人员，拥有如耳鼻喉科、心血管内科、内分泌科以及心理科、中医脑科等相关科室著名专家组成的"睡眠医学专家组"，能够全面细致地对睡眠疾病患者进行监测、诊断，并针对睡眠疾患及其共病制定合理而全面的治疗方案。

在国内外睡眠专科蓬勃发展的同时，也暴露出了一些问题：局限于呼吸睡眠障碍类，对神经心理障碍类失眠缺少足够重视；局限于治疗，缺乏健康宣教、干预及健康管理等预防方面的内容；局限于西医治疗，对中医特别是中医外治缺少足够重视；缺乏简便权威的睡眠质量及治疗匹配度的测评方法；治疗手段单一，治疗效果难以令人满意。

中医在睡眠相关性疾病方面具有一定的优势，中医学的非药物治疗、药物治疗均较少产生不良反应，更不会产生药物依赖，深受老百姓喜欢，中医特色的治疗方法为睡眠障碍的新型诊治树立了里程碑。

中国中医科学院广安门医院睡眠专科拥有多方面的专家，同时又以催眠心理与中医气功等非药物疗法治疗抑郁症、焦虑症、糖尿病等疾病伴睡眠障碍著称，较好地解决了安眠药物依赖性患者的心理依赖和药物依赖，在国内外有一定影响。同时他们自主研制的医用睡眠治疗仪获得国家专利，为诊治睡眠障碍水平的提高创造了条件。

广东省中医院心理睡眠专科年门诊量 6 万人次，采用各种精神心理睡眠量表来评估患者的精神心理睡眠状态，结合多导睡眠监测系统评估客观睡眠，临床治疗重视躯体治疗及心理治疗，采用中药、针灸、各种心理治疗及各种物理治疗，纯中医治疗率达95％，有效率达78％，已形成具有鲜明特色的、国内具有相当影响的、相对成熟的郁证与不寐临床诊治方案。

南京市中西医结合医院率先在江苏地区引进美国哈佛医学院 BID 医学中心最新研发的 CPC 睡眠监测技术，开展中西医结合睡眠检测，同时联合南京脑科医院发挥中西医结合诊疗失眠的优势，采用中医音乐疗法、中药疗法、针灸、刮痧、拔罐、推拿、中药穴位贴敷、香薰疗法、中药足浴与西医疗法等联合治疗失眠，并把服务延伸到院外，实现入院治疗与居家治疗有机结合，让失眠患者享受到中西医结合多学科一体化的失眠诊疗服务。

在新形势下，如何规范化建设和发展，形成具有标杆示范作用、值得推广的模式，是睡眠专科运营的一项艰巨的任务和挑战。借鉴国内外睡眠中心及睡眠专科建设经验，完善的专科运营模式应当包括以下几个方面：

（一）做好评估工作，与相关科室做好衔接

医院是否有必要、有能力开设睡眠专科，保证睡眠障碍诊疗服务工作的有效开展，需先做好两方面的评估工作：一是市场调查，判断是否有足够的睡眠障碍人群需要及接受相关诊治；二是医院能否提供相对应的场所、设备设施、人员队伍、技术力量和资金投入等。

睡眠专科不是孤立的，很多睡眠问题与其他疾病（包括心理和躯体疾病）密切相关，因此，睡眠专科要注重与相关科室的协调，必要时可邀请相关科室协助诊治。另外，许多睡眠障碍的患者是到其他内科或耳鼻喉科、口腔科初诊的，如果不注意和相关科室的协调，患者将大量流失。

（二）培养高素质人才队伍

睡眠专业医师的培养是睡眠专科建立的前提，美国已于 2007 年开始纳入独立的睡眠专业医师考试，建立了独立的认证体系，我国还没有就睡眠专业医师进行论证、批准，影响了睡眠医学的发展。为克服专业人员不足的困难，构建由学科带头人、主任医师、副主任医师、主治医师、医师、技术员、专科护士等组成的人才梯队，专科可采用以下方式培养合格人才：

1. 邀请全国知名专家到医院进行系统的全员培训，以提高医院医务人员对睡眠障碍的认识水平，进而不断学习现代睡眠医学的新进展、新技术。

2. 采取科内培养模式，不断地由各个方面的临床医师长期进行讲课，进行相互培养。

3. 安排科室人员轮流到相关的科室转科、进修，有条件的可以派遣到国外进修学习。

4. 派遣医务人员参加全国性学术会议，了解国内外睡眠医学的最新进展，促进学术信息交流。

（三）提升核心技术与服务质量

医疗技术、诊治水平是医疗质量的内在核心，睡眠专科应参考《美国睡眠医学学会睡眠及其相关事件判读手册：规则、术语和技术规范》《中医预防保健服务提供平台建设基本规范（试行）》和《中医药健康服务发展规划（2015—2020年）》等有关文件，建立工作制度、服务规范和技术操作规范。根据专科发展方向和建设规划，引进吸收新的睡眠数据采集、评估及干预技术，并以干预效果为核心，在技术方法、干预手段、设备研发等方面积极探索。

同时，实施对患者满意度调查，通过对患者满意度、表扬、投诉及医疗纠纷处理等调查，制定对质量体系的整改措施。

（四）加强文化宣传

当前，睡眠上存在三大问题：第一是不重视睡眠；第二是不知道睡眠；第三是不容易睡眠。而前面的两大问题必须通过睡眠的健康教育来帮助民众重视睡眠，掌握健康睡眠的必备知识。睡眠专科可通过电视、广播、报刊、互联网、自媒体等媒介，面向公众进行睡眠科学讲座、义诊，同时编制实用性的睡眠养生材料，提高人们对睡眠的认识，倡导健康睡眠的生活方式，纠正不良睡眠习惯等。在"3·21"世界睡眠日等特定日期，举办丰富多彩的公益活动，邀请相关专家进行主题演讲等。

二、深圳市第二人民医院治未病中心失眠亚专科建设现状

深圳市第二人民医院治未病中心从2015年3月开始积极筹建失眠亚专科，于2015年12月1日正式成立失眠亚专科门诊。

（一）科室区域划分与设备配置

专科目前用房面积350㎡，其中睡眠检测室30㎡，专家门诊30㎡，治疗室233㎡，音乐疗法室37㎡，辅助区域20㎡。

睡眠检测室：采集和录入患者的健康状态信息，通过中医体质辨识、中医四诊、西医理化指标检查、心理测评等，形成综合性的辨识体检报告。报告不仅给出受检者的体质类型、易患疾病和健康状态，还根据中医辨证、亚健康状态评估等提出相应的养生保健的指导原则和建议。

专家门诊：接受患者咨询，根据患者的健康状态辨识及睡眠评估结果，制定睡眠干预方案，指导患者进行睡眠干预治疗。

治疗室：根据睡眠干预方案为患者提供各种中医特色的健康干预服务，如针刺、灸法、拔罐、推拿、刮痧、熏蒸、中药热奄包、穴位贴敷、耳穴压豆等。

音乐疗法室：技术人员采用音乐治疗仪、体感振动设备，将音乐循经推拿、五音体感振动放松、音乐静养、音乐导引融合在一起，使患者达到静心安神、调畅情志的目的。

辅助区域：用于患者等候休息，开展健康宣教，摆放宣传手册及宣传栏等设施。

目前专科配置的设备包括：中医体质辨识自助监测健康管理系统、中频激光综合治疗仪、中药熏蒸治疗仪、多功能脉冲调制中频治疗机、CPC 亚健康睡眠检测仪、音乐治疗仪、扶阳罐等亚健康监测调理设备。常规的 PSG 设备、理化、影像等辅助检查设施与本单位资源共享。

（二）人员队伍

失眠亚专科以名中医为学科带头人，包括主任医师 2 名，副主任医师 1 名，医师 2人，主管护士 1 人，共有博士 1 名，硕士 3 名。

（三）核心技术及特色项目

1. 诊断方面——CPC 睡眠测评技术 + 量表测评 + 体质辨识 + 中医四诊

睡眠检测室在诊断方面，将 CPC 睡眠测评技术、量表测评与中医体质辨识、传统中医四诊相结合，对失眠患者进行全面测评，做到辨体、辨证与辨病结合。

CPC 睡眠测评技术是美国哈佛医学院 BID 医学中心 Rey 研究所研发，通过采集心电信号获得人体自主神经系统对内外环境改变所产生的映射效果，利用 CPC 睡眠质量检测分析技术、人体整体健康度测评分析技术、匹配度测评分析技术分别对人体睡眠品质、人体整体健康度、干预方法与被干预对象整体生理状态间的匹配关系及程度进行检测，为亚健康的早期发现及之后的干预效果，提供科学依据。

2. 治疗方面——中医内调 + 中医外治 + 心理咨询 + 运动导引

（1）中医内调

包括汤方、成方、膏方、药膳调理等。

（2）中医外治

失眠音乐综合调理及干预方案，包括特色音乐身心同调调理技术、针刺、正骨推拿、扶阳灸、药物灸、药物罐、平衡火罐、扶阳罐、中药热奄包、砭石、沐足、熏蒸、耳穴贴豆、穴位贴敷等特色服务项目，研制了热熨包、足浴粉等睡眠健康产品。失眠亚专科采用的特色音乐身心同调调理技术，是利用音乐声波的五音 - 经脉腧穴 - 五脏的谐频共振效应，以达到疏通经络、改善气血紊乱和脏腑功能失调、静心安神的目的。

（3）心理咨询 + 运动导引

充分发挥中医诊疗优势与养生调理之长，结合心理调理、运动导引（包括气功、八段锦、易筋经、五禽戏等），个性化全面解决睡眠问题。

3. 远程会诊——汇聚权威医疗资源

失眠亚专科充分协调各相关科室，如呼吸内科、神经内科、耳鼻喉科、心血管内科、内分泌科，以及心理科、中医脑科等介入失眠诊疗；还与国内著名医院、专家合作，通过疑难病症会诊、绿色转诊通道、学术交流等，使治疗更精确、更及时、更有效。如：与广东省中医院心理睡眠专科建立合作关系，合作范围广泛，包括双向转诊通道、科研学术交流、人员进修培训、专家会诊义诊等，已有医生护士在该科完成了学习进修工作。

（四）健康宣教

深圳市第二人民医院作为承办单位成功举办了"深圳市健康教育与健康促进协会健康睡眠分会成立大会""百城百万睡眠健康大数据公益活动"深圳启动仪式。借助"中国失眠网"这一媒体支撑，以提供睡眠健康咨询教育，举行中医名家健康讲座、中医养生义诊；举办热点健康话题、睡眠养生沙龙；心理咨询；举办太极拳、传统导引吐纳术培训；举办中医药膳、食疗知识培训等。

深圳市第二人民医院治未病中心失眠亚专科成立以来，旨在打造睡眠健康工程，提供"一三五"全方位服务。

一即一条龙，指预防、检测、诊断、治疗、远程会诊、双向转诊、睡眠健康管理一条龙。

三即三支撑，包括中美共建睡眠健康专家委员会远程会诊提供技术支撑；与本院相关科室、广东省中医院心理睡眠专科双向转诊，提供临床支撑；借助中国失眠网提供媒体支撑。

五即五结合，包括检测与四诊相结合；以中医为主，中西医结合；内调与外治相结合；心理咨询与音乐治疗相结合；医、教、研相结合。

专科在积极发挥中医传统项目优势的基础上，引进现代检测技术，一体两翼，特色鲜明，形成"个性化失眠诊疗－内调外治－健康管理"的新型健康服务模式。